U0235588

"十三五"国家重点图书出版规划

中国古典
针灸学大纲

Discovery and Re-construction of
Traditional Chinese Acupuncture

黄龙祥　著

人民卫生出版社

图书在版编目（CIP）数据

中国古典针灸学大纲 / 黄龙祥著 . —北京：人民
卫生出版社，2019
ISBN 978-7-117-28872-9

Ⅰ．①中…　Ⅱ．①黄…　Ⅲ．①针灸学　Ⅳ．①R245

中国版本图书馆 CIP 数据核字（2019）第 201764 号

人卫智网	www.ipmph.com	医学教育、学术、考试、健康，
		购书智慧智能综合服务平台
人卫官网	www.pmph.com	人卫官方资讯发布平台

中国古典针灸学大纲

著　　者：黄龙祥
出版发行：人民卫生出版社（中继线 010-59780011）
地　　址：北京市朝阳区潘家园南里 19 号
邮　　编：100021
E - mail：pmph @ pmph.com
购书热线：010-59787592　010-59787584　010-65264830
印　　刷：北京顶佳世纪印刷有限公司
经　　销：新华书店
开　　本：710×1000　1/16　印张：26
字　　数：374 千字
版　　次：2019 年 10 月第 1 版　2024 年 1 月第 1 版第 4 次印刷
标准书号：ISBN 978-7-117-28872-9
定　　价：155.00 元

打击盗版举报电话：010-59787491　E-mail：WQ @ pmph.com
（凡属印装质量问题请与本社市场营销中心联系退换）

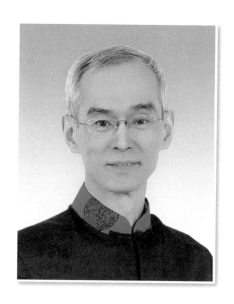

黄龙祥,中国中医科学院首席研究员。

主要研究领域:针灸理论研究;针灸学术史研究;针灸文献研究。

代表作:《中国针灸学术史大纲》《中国针灸史图鉴》《实验针灸表面解剖学》《中国针灸四大通鉴》《针灸腧穴通考——中华针灸穴典研究》《经脉理论还原与重构大纲》等,曾先后荣获国家图书奖、中国图书奖、中华出版物(图书)贡献奖、"三个一百"科技原创图书奖,以及中华中医药学会科技进步一等奖,并被翻译成英文、韩文、日文出版。

引言　催我梦醒的追问

一

一遍遍与《黄帝内经》①对话,总是"不知其要,流散无穷",而一种"窗纸将破"的预感让我依然不急不躁地一遍遍读。不知是这份真诚感动了上帝,还是打动了《黄帝内经》的作者,在一次不期然的阅读中,我找到了打开《黄帝内经》之门的钥匙——读出了《灵枢》的开篇和结语篇,即第1篇《九针十二原》和第73篇《官能》。按捺住内心的激动,我又用近乎挑剔的眼光一遍遍研读这两篇,最终得出这样的判断:绪论篇和结语篇皆由同一人创作于汉代,尽管绪论篇《九针十二原》的创作素材有取自前代文献者。

《九针十二原》开篇即给出了针灸定义,明确以"血气"为理论原点构建针灸学理论体系名曰"针经",并表达了"令可传于后世。必明为之法,令终而不灭,久而不绝,易用难忘,为之经纪"的坚定决心。作者在这具有绪论性质的第一篇,阐述了以下主题:

针灸学定义;

九针的形制及功用;

针道输穴的概念;

针灸治疗原则;

脉刺法;

---

①唐宋以后"黄帝内经"被用作传世本《灵枢》《素问》的总书名,名曰"黄帝内经灵枢""黄帝内经素问"。然而这样的命名极易误导人们将传世本《灵枢》《素问》等同于《汉书·艺文志》著录的《黄帝内经》,相比而言最早著录《灵枢》《素问》二书的官修目录书《隋书·经籍志》的命名"黄帝针经""黄帝素问"更可取,笔者将在另一部新书中专门阐述这一主题,而在本书仍沿用通行说法——以"黄帝内经"作为《灵枢》《素问》的总书名,只于此特别强调:此《黄帝内经》非《汉书·艺文志》著录之《黄帝内经》,前者(主要是《灵枢》部分)为理论创新之作,而后者为文献整理之作。

五色脉诊;

补泻失误及救误;

针效的判定标准;

十二经脉、十五络脉及其本输;

五藏十二原。

古典针灸学的理论要素一一在列。

而结语篇《官能》则总括约 20 篇要点(只可惜没有标明篇名,我花费很长时间逐条考定其出处),重点强调了以下要点:"经络""本输""九针十二原""标本诊法""五色诊""刺法""刺禁""毫针补泻""治则""设方""治神""针灸定义"等,与绪论篇《九针十二原》首尾呼应。

二

不久,我又发现了这两篇中耐人寻味的不寻常之处,即在本应粗描轮廓、提纲点睛的绪论《九针十二原》却详细描述了新旧两种"脉刺"法,甚至连"持针之法""注意事项"这类细节都一一交待。如果说开篇中不惜笔墨于技术"细节"已显得很不合常理,那么在惜字如金的结语篇《官能》再次出现,则更令人费解。后来我通过细心研究《黄帝内经》的设计与表达,发现该书作者(或主编)是一位写作技巧极高的写手,不可能出现这样不可理喻的失误(或"败笔"),我唯一能想到的解释:这是作者特意的精心设计。正是从作者这一故意露出的明显"破绽"中我读出了其内心期待——期待读者将目光聚集在"毫针刺脉 / 输补泻调经法",从开篇到结语,一遍遍不厌其烦地反复阐述,特别是具有特殊意义的篇章《调经论》总论针灸理论纲要,最后也是落脚于"毫针刺脉 / 输补泻调经法"。

为了使后人不错过这道藏在深处的"风景",《黄帝内经》作者真是费尽心思设下层层铺垫:开篇即埋下吸睛的伏笔:"知其要者,一言而终",接下来又借黄帝之口,精心设计出一个个关于针灸要道的追"问"——从不同角度问针之要、刺之要、身之要、脉之要、诊之要,不露声色地一步步将读者的眼光引向针灸之道的起点"血气"。

对于黄帝关于针灸之"要"的一个个追问,岐伯明确答道:九针之要在毫针,刺法之要在毫针补泻调经法,诊法之要在脉诊,治法之要在治神,身体之要在五脏四末,所以然者皆因于"血气"。

为了确保读者领悟这环环相扣的铺垫,《黄帝内经》作者又精心设计了一组黄帝、岐伯间的君臣对话,更直白地表达其最想让人领悟的"一言"之要:即整个针灸学大厦建立在"血气"这块基石之上,"血气"是打开《黄帝内经》的密钥:

帝曰:善。余欲临病人,观死生,决嫌疑,欲知其要,如日月光,可得闻乎? 岐伯曰:色脉者,上帝之所贵也,先师之所传也……欲知其要,则色脉是矣。色以应日,脉以应月,常求其要,则其要也。

帝曰:愿闻要道。岐伯曰:治之要极,无失色脉,用之不惑,治之大则……帝曰:余闻其要于夫子矣,夫子言不离色脉,此余之所知也。岐伯曰:治之极于一。帝曰:何谓一? 岐伯曰:一者因得之。

——《移精变气论》

正是这段黄帝带着不耐烦口气问出,而岐伯仍坚定不改的对答引起了我的注意,得此"一言"而"知其要",将《黄帝内经》中的一颗颗"珍珠"寻按其原本的次序一以贯之串联成一条完整的珍珠链。当最后一颗珍珠准确置于这条链上时,几十年读了不知多少遍的《黄帝内经》仿佛一下子活了,也分明感受到书的作者在对我微笑。

我在前一部《大纲》——《经脉理论还原与重构大纲》提出的问题:"世界上没有哪个民族像中国人那样对于血脉观察之细微,也没有哪个学科像中国古典针灸学对于脉象思考之深刻。脉象究竟能给我们提供什么关于健康与疾病的信息?"在这一刻有了明确的答案:在以血气为原点延伸出的各条路径中,血气的度量是至关重要的一环,这使得中国针灸人在长时间内对脉的色泽、形态、搏动等进行了极为细密的观察,获得了极为珍贵的脉症关联数据和规律。

在针灸发展史上,毫针的发明具有里程碑意义,"毫针"在九针之中一枝独秀,成为九针之灵,正因为毫针是唯一一种兼具补虚泻实调血气之功的针具,将一个个从理论原点"血气"推出的理论要素连成一体,并落实到"调血气令和"这最后的"临门一脚"的正是"毫针刺脉 / 输调经法",它既是针灸要道之所归,也是针灸之道"欲以微针通其经脉,调其血气,营其逆顺出入之会"的完美诠释。由此"血气 – 脉 – 毫针"紧紧联系在了一起,构成了整个古典针灸学理论体系的主线。

三

这时,一个更大胆的问突然冒出:如果《黄帝内经》构筑的针灸学大厦都建立在"血气"这块基石之上,那为什么不能用公理化方法将这个大厦呈现出来? 我真的被这个大胆的想法吓到了,真不知道这一问最终将我引向无限风光的险峰,还是难以生还的深渊。我问自己:为什么几十年与《灵枢》《素问》一遍遍对话,都不曾生出这样的念头? 只因为在我接受的所有教育中,被一遍又一遍地灌输,并被一次又一次地强化:公理化的演绎体系不可能生长在中国古典文化的土壤中。直到我学习了分析心理学的精神分析法后,才恍然悟到实际上我早已被这个权威的话语深度催眠了。是《黄帝内经》中黄帝的一次次追问把我从催眠中唤醒,梦醒忽至的问又引发了下面一连串迟到的问⋯⋯

四

东汉时,张仲景从一个病"热病"、一个主症"寒热"和一条主线"六经"构建了简明实用的理法方证一体的方药诊疗体系,千百年来被后世医家遵循,至今不能易。那么,有没有可与《伤寒论》媲美的针灸学经典?

对《针灸甲乙经》几十年执着的研究,让我十分自信做出这样的判断:《针灸甲乙经》之于针灸,犹《伤寒论》之于方药。然而令我困惑的是,历代研究《伤寒论》者数百家,而研究《针灸甲乙经》者无一家,是什么吸引人们对《伤寒论》趋之若鹜,又是什么拒人于《甲乙经》门外?

《甲乙经》成书虽晚于《伤寒论》,但成名更早,早在唐代即被公认为后学宜遵用之"医人之秘宝",后人也把《甲乙经》作为中国针灸学诞生的标志。这些评价也绝非溢美之虚言,该书充满智慧之光的理论创新实例可参见本书第5章"示例";相反,《伤寒论》在宋代才得到公认。可是为什么《甲乙经》对于针灸学科的推动和引领作用远不及《伤寒论》对于中医方药的贡献?究竟是什么制动了《甲乙经》理论创新作用的发挥?

更耐人深思的是中医四大经典,有两种主要说法:其一,《黄帝内经》《难经》《伤寒杂病论》《神农本草经》;其二,《黄帝内经》《伤寒论》《金匮要略》《温病条辨》。两种说法皆榜上有名的为《黄帝内经》《伤寒论》,无可争议;而《温病条辨》的入选多少让人感到意外。

是什么让晚至清代问世的《温病条辨》取代汉代的中医奠基之作,并力压中医史上久享盛名的《甲乙经》而跻身"四大经典"之列?即便是仅就温病学的贡献而言,在此之前还有吴又可《温疫论》、叶天士卫气营血辨证等诸名家经典,《温病条辨》凭什么既超越前代不同领域的开山之作,又超越同时代同门类名著而脱颖而出?一句话,《温病条辨》的入选是偶然还是必然?

五

要回答以上这一个个从未有人提出的问恐怕需要一本专著才能阐明,故以下只给出笔者的研究结论而略去所有的论证过程——这个任务留待日后用一组论文或专著去完成吧。

从中医四大经典说起,第一种入选名单中的四部医籍均为汉代或汉以前的著作,入选的理由看起来很明显——传统说法认为此四书皆为中医学或中医学分支门类中的奠基之作。现在看来,这个理由可能不够实也不够硬,以最无争议的《黄帝内经》《伤寒论》为例,出土文献和传世文献双重证据皆表明,在《黄帝内经》之前已有扁鹊学派关于中医学理论的医籍流行;同样在《伤寒论》之前,也有扁鹊学派传人华佗构建的理法症方统一的伤寒诊疗系统。或许有人会说,这四部经典是现存最早的各自门类的奠基之作,可是《神农本草经》又并非"现存"。

再看人们看不懂的第二种说法的"四大经典"——《黄帝内经》《伤寒论》《金匮要略》《温病条辨》四部虽在影响力上有高下之分，但都表现出以下四个共同的特征：第一，皆为理论创新之作；第二，理论构建皆从一个基本假设出发，通过提炼一系列基本概念和基本命题，推导出一个环环相扣，有机联系的理论体系；第三，四部经典的基本假设是相同的；第四，理论构建皆以或主要以命题表达。凭借这四条标准，《温病条辨》实现对汉代两部经典的"逆袭"跻身四大经典无可争议；同样根据此四条标准，针灸学的奠基之作《甲乙经》的落选也不再冤枉。

——符合四条标准中前三条者还有一部清代王清任的《医林改错》，该书对《黄帝内经》针对针灸学提出的"人之所有者血与气耳""血气不和，百病乃变化而生"命题给出了方药路径的诠释和应用示例。虽然自出版以来《医林改错》引起广泛而持久的关注，但应当说人们对此书的价值和意义的认识还远不到位，而且不论是点赞者还是抨击者皆未说到点上，这个话题有点超出本书的边界，不在此展开。

不知从何时起人们形成了这样的印象：中国古代医学多是归纳性的事实陈述和经验总结，理论化程度不足，然而熟悉演绎科学公理化方法的读者读到以上中医经典的四个共性特征一定会发现形式逻辑公理化的要素——基本概念、基本假设和公理以及由此导出的结论（命题）——在列，不禁惊叹：原来公理化的思想一直流淌在两千年间最能代表中医学理论创新的经典之中。

——这一极有说服力的事实表明：尽管中国古代没有形成专门的公理演绎方法的形式逻辑，但应用其原理和方法构建医学理论体系却比西方在经验科学引入公理化方法早得多，这一情形很像表面解剖学的发展，作为一门专门的学科，表面解剖学诞生于西方；然后世界上最早的表面解剖学的应用和最丰富的表面解剖学的经验总结却出现在中国古代的针灸学。

在以上四部经典中，真正体现原始性创新之作为《黄帝内经》，其他三部经典都是对该书构建的理论体系的某分支的延伸或移植改造。而且可以确认的是，自觉探寻并成功应用公理化方法构建理论者也是《黄帝内经》作者。然而就理论体系本身的研究而言，后世医家对于《伤寒论》的研究却远远超出对《黄帝内经》的研究,甚至对晚至清代问世的《温病条辨》的研究也比对《黄帝内经》更多更深入。为什么会出现这种不寻常的现象?一个重要的因素在于:四大经典从理论形式的内在逻辑性衡量,《温病条辨》最高,而《黄帝内经》最低。后者好像盖了一座奇美的大楼,却没有楼梯也没有脚手架,后人既不能一级一级地拾级而上领略其结构美,也难以借助于脚手架对其进行修缮,于是只能就文本文字解读而难以从理论本身研究。从这个实例也可以得到这样的启示:理论的结构形式在一定程度也影响到理论价值的呈现以及其后的发展命运。

两千年中医学最有代表性的理论创新之作皆走了同一条路——公理化之路,中医理论创新都通过这条路获得成功。或许还不能由此断言公理化路径为中医理论创新的必由路,但至少提示这是一条理论创新的主干道。

今天笔者的这本小书也选择此路径,非求有朝一日跻身"四大经典",实为圆一个萦绕心间已久的梦:遵循《黄帝内经》"治不能循理,弃术于市"的理念,将古典针灸学"血气说"公理化方法挖掘出来,并借鉴西方形式逻辑公理化方法的合用部分,探索一套更适用的针灸学理论创新的结构形式化规范,让古典针灸学的原理从公理到推论的逻辑链条清晰呈现,使得《黄帝内经》构建的针灸理论体系体现出明确的可检验性;更充分释放出其对针灸诊疗实践的引领和推动作用,并为后人完善或重构这套理论体系提供一套合用的"脚手架",让更多针灸人的智慧得以渗入理论之中,从而赋予其更加旺盛的生命力。

——毋庸讳言,不论是结构还是内容,《黄帝内经》都存在这样或那样的不足,而只有将《黄帝内经》建构成理论的逻辑过程清晰呈现出来,后人才能走进她,才能正确理解,才能客观评价,才能接着说——不断完善而赋予其更旺盛的生命力!

六

关于本书的具体编排设计,有以下几点说明:

1. 以命题的形式阐述理论体系。命题几乎都辑自传世本《灵枢》《素问》，兼及汉代《难经》《伤寒论》，以及保存于《脉经》《备急千金要方》《千金翼方》中的汉以前医论佚文。命题下间附"推论"，实与"命题"性质相同，其内容或隐含于《黄帝内经》等经典中，但没有以命题形式表达；或不见于经典，乃笔者从公理或已经证明的命题中推导而出。

2. 关于命题的"证明"。同类命题采用集中论证和解读的方式，在满足严谨性的前提下提升可读性。

3. 为方便引用，命题及正文所引经文按如下体例处理：第一，命题编号，同一章出现的命题皆连续编号，采用两级编码，第 1 个数字代表章节号，第 2 个数字表示命题的序号，例如"命题 1–1"表示第 1 章的第 1 个命题；第二，如同一命题在不同章节重复出现时仍标注其首次出现时的原编号；第三，同一或同类命题从不同角度表述者，则酌情分别列出，单独编号，如此处理，一是因为这些命题多为《黄帝内经》作者认为重要的命题，从不同角度阐述可提示其重要性，二是避免笔者在多选一时难免的主观性；第四，凡出自《灵枢》《素问》的命题皆以简略形式注明原文出处：以字母 L 表示《灵枢》，S 表示《素问》，以阿拉伯数字表示篇数，例如《九针十二原》标作 L1；第五，正文引《素问》《灵枢》经文只标篇名，不出书名。所引《素问》《灵枢》均据人民卫生出版社 1979 年排印本；凡可确认的底本中错字，用圆括号"（　）"标出正字；脱字补齐并外加方括号"［　］"；衍文则字外添加方框"□"。

4. 各章首"术语"有两点说明：第一，所述多为今人未解和误解的概念，众所周知且理解无误的术语多从略；第二，术语的定义和解释限定于本书讨论的范围，而不似辞书那样面面俱到包罗术语千百年流变的所有义项。

5. 关于刺灸处的表述，本书统一规定：刺灸处的统称曰"输穴"，有固定位置和名称的刺灸处曰"经俞"，无固定位置的刺灸处曰"奇俞"，脉输统一作"输"字。除特别强调，不用后出的"腧"表达刺灸处的统称。

6. 全书第 2~6 章呈现的是针灸学理论框架，在章节编排上尽可能按照针灸学理论从原点出发实际延伸的路径阐述，以体现出理论构建中内在的逻辑力量。为更清晰更自然地展现这一点,全书特设"要略"一章,力求对整个针灸学理论体系形成及构成以总览式的整体呈现,并以附录的形式汇集全书中出现的所有命题和推论,可视为全书的一个大摘要。建议非针灸专业读者,第一次读笔者作品的读者,以及没有时间从容阅读全书的读者,可以先读或只读这一章。

目录

公理

基于"通于无穷者,可以传于后世"的认识,《黄帝内经》作者借黄帝之口在不同的篇章一次又一次追问针之要、刺之要、身之要、脉之要、诊之要,最终目的在于寻求"通于无穷"的终极之理——"余知其合于天道人事四时之变也,然余愿杂之毫毛,浑束为一,可乎"?这的确是一个穿透现象的终极之问,明确表达了欲求万事万物之理于"一言"、不可胜数之九针之理为"一纪"之至理的追求。

得此"一",不仅能贯穿已知的生命现象和规律,而且能将天人、古今连接起来,整合各家之说通古今之变成一统。

如果当年《黄帝内经》作者真是基于一个基本假设和若干公理一步步推导出一个完整的理论体系,那么今天就应当能从书中一个个命题反推出基本假设和公理,而整个反推过程本身也是对整个理论体系的独立性、完整性和相容性一个极好的逻辑检验。

关于公理化

1. 公理化的要素

定义一系列的概念;确立一个基本假设及基本命题(公理);推导出整个理论体系。衡量公理体系的三个标准:独立性、完备性和相容性。一个命题系统只要满足这三个条件——或者满足"独立性""相容性"两条,即可视为公理体系。

——理论构建的公理化方法从一些假定的公理出发,然后进行逻辑推演。通常在选择公理的数目和具体命题上有一定的自由空间,但这种自由与主观臆想和纯粹的自由构造是完全不同的两回事。相反,它是科学研究中创造性的一种表现。理论上说确定为公理的数量在满足理论推导的前提下越少越好——公理的数量是衡量一个演绎系统结构美的重要标志，然而如果少到一定量则难以推导出完整的理论或使得证明的复杂性陡增。可见确立合适数量的公理需要智慧和反复的测试，有时甚至需要几代人的测试。因此，笔者不敢说以下确立的13条公理就是最适量的最合适公理。

2. 公理化的形式

公理化思维是人类思维活动的共性，而对于公理化的表现形式，东西方由于文化的差异而表现出不同的特征：西方基于演绎方法构建理论很看重形式，概念的定义、公理的表述和命题的证明皆有规范要求；而中国古代医学的理论构建更注重内容，虽然在理论构建过程中也循公理、讲规则，但一般只是将这些内容隐含或穿插于理论论述中，而不会专门、集中阐述概念的定义、理论推导的公理及规则，一般也不会一步一步证明一个显然的命题。也就是说，中国古代医学应用公理化方法构建理论，虽然也有逻辑起点以及串连理论推导的"逻辑链"，但这条"链"多半隐而不见，链上所系的命题也可能没有按逻辑序列严格"对号入座"。你可能会说：《伤寒论》已经体现出明显的理论的形式化规范。其实，这是经过了后世诸多具有公理化思维的医家或理论家不断自觉"对位""复位"的结果，并非张仲景一人的智慧结晶。

在理论的形式化方面，西方公理化形式值得借鉴的是概念的定义、理论逻辑原点的确立和公理的集中论述。而那种"一步一步证明一个显然的命题"的形式不符合中国人的书写和阅读习惯——其实牛顿《自然哲学的数学原理》也没有照搬欧几里得《几何原本》证明形式。

3. 理论的形式化与非形式化

经验科学公理系统的建立是以大量的事实为基础，以丰富的经验和已有的科学知识为前提，因此在建立公理化理论之前需要有一个长期的非形式的发展阶段，积累大量的经验、数据和资料，对这些经验资料进行分析归纳，使之系统化，最后上升为理论。对于针灸学这样的经验科学，理论的形式化与非形式化也是两条相辅相成的路径，没有非形式化路径大量积累的事实、经验，就不可能走上理论形式化的路径。

以公理化方法完成理论创新的四部中医经典中有三部出现于汉代不

是偶然的,从整个社会发展的大背景看,文化大一统的构建正完成于汉代;从中医学自身的发展背景看,中医学发展到汉代不仅积累了大量的经验和知识,而且出现了众多学派的不同学说,要整合这些不同的学说使其能在同一个操作系统下运行,就必须找到一个理论原点并据此确立若干基本命题作为评价取舍诸说的依据,才能达到"百虑一致",构建出一个和谐自洽的理论体系。清代《温病条辨》也是在同样的背景下诞生——宋以后,特别是明代医家在热病诊疗方面的长期实践发现,热病的发展规律不能完全用《伤寒论》六经体系解释,于是提出了不同的新学说,如何整合这些不同的新学说,并找到与《伤寒论》对接口形成一个完整的理论体系,清代医家吴瑭通过增加新的公理实现这一理论整合的创新。

——如果说针灸理论传统的非形式化方法是"正的方法",则公理化方法则为"负的方法",二者是相辅相成犹如阴阳互根的关系。而从负的方向更容易看清古典针灸学的亮点和暗带,以及未来发展的方向、路径和路标。中国能成为世界上最早确立"负数"概念的国家并非偶然,直觉加上阴阳对偶思维提供了必然性。

4. 公理化的意义

演绎科学(以逻辑和数学为代表)与经验科学所采用的公理化方法的根本区别在于:演绎科学的公理化系统只讲形式,不讲内容,只要前提为真则结论一定为真;而经验科学的公理化理论系统不可能不讨论内容,其推导出的结论必须经过理性检验和事实检验两个阶段方能成为科学理论。

采用公理化方法构建古典针灸理论的意义在于:提供了一个阐释针灸学本质的独特视角,清晰揭示出针灸学理论系统及其分支的内在规律性,并为后人的进一步理论整合及创新指明方向,提供工具和方法。

同样为理论创新之作,第二种说法的中医四部经典与《难经》《甲乙经》以及《删繁方》《备急千金要方》《医学纲目》为代表的临床医学经典的根本区别在于:其一,前者不仅有理论,而且理论自成体系,构成整个理论体系各命题间的逻辑关系密切而清晰,能够通过理论推导和技法的移植实现技术创新或旧技术的新应用(本书即提供了诸多这类创新的示例);其二,前者的诊疗与理论联系紧密,所立之方皆据理而设,为临证设方提供一个模板,因而可以极少数量的"方"应对其理论所覆盖的各种病症。例如《医林改错》仅以 33 首方而治百病——从临床各科百病中提炼出共性"无论外感、内伤,要知初病伤人何物,不能伤脏腑,不能伤筋骨,不能伤皮肉,所伤者无非气血""治病之要诀,在明白气血"。《医林改错》中的这 33 首方针对临床百病所致"血气不和"的各种形式而设,因而通过调血气而治百病——绝非仅用于血瘀证的治疗,如果补上临床各科特征性的环节则完全可用于临床各科的治疗。

术　语

【血气】

其一,指行于脉中的血和气。脉中之血气是一体的,**故在特定的语境下,"血气"可简称曰"血"或"气"**。又,脉为血气之府,血气为脉之用,故在《黄帝内经》也用"血气"指代"脉"。

其二,"血气"="血"+"气"。指荣养周身之血和正气,包括荣血、卫气、原气、宗气、营气等。

【正邪】

邪气:伤人、致病的虚风,包括风、寒、暑、湿、燥等四时不正之气。
正气:养人、抗病的血气、卫气等,又曰"真气"。

公　理

阴阳五行说以哲学直观与思辨作为公理基础,不依赖事实经验并摆脱经验事实而存在,中国传统的各门学术几乎无一例外地都把阴阳五行引为构造理论学说的基本工具。古典针灸学在构建理论体系时也引入了"阴阳""五行"的基本定律作为公理——创造性地引进而非直接照搬。

【阴阳公理】

公理 1 阴阳者,天地之道也,万物之纲纪。(S5)

——此为阴阳对偶定律,阐述阴阳的普遍性,也如《太平经》所言:"天下凡事,皆一阴一阳,乃能相生,乃能相养。"

公理 2-1 阳中有阴,阴中有阳。(S66)

公理 2-2 凡阴阳之要,阳密乃固。故阳强不能密,阴气乃绝,阴平阳秘,精神乃治,阴阳离决,精气乃绝。(S3)

——从此条公理不难看出阴阳之中更偏重于阳。"重阳"的理念在古典针灸学中留下了深深的烙印:"血气说"的重心由"血"向"气"的偏移;在身形的实体与虚空之间,同样也表现出从实体向虚空的偏移。因而古典针灸学的身体观更注重虚空结构——经脉行虚空,气行虚空,邪客虚空,针游于虚空,气穴在虚空,落实在针灸上则表现为更注重"气"的调节。

公理 2-3 阴阳表里上下内外左右雌雄相输应也。(S4;S75)

——这一命题在《黄帝内经》凡两见,一见于《金匮真言论》曰"阴阳表里内外雌雄相输应也",又见于《著至教论》作"阴阳表里上下雌雄相输应也"。《太素》传本作"阴阳表里外内左右雌雄上下相输应也",此表达最为完整,故以此为据。

此组公理阐述的是阴阳互根律,体现在人体有如下应用:

夫言人之阴阳,则外为阳,内为阴。言人身之阴阳,则背为阳,腹为阴。言人身之藏府中阴阳,则藏者为阴,府者为阳。肝心脾肺肾五藏皆为阴,胆胃大肠小肠膀胱三焦六府皆为阳。所以欲知阴中之阴阳中之阳者何也?为冬病在阴,夏病在阳,春病在阴,秋病在阳,皆视其所在,为施针石也。故背为阳,阳中之阳,心也;背为阳,阳中之阴,肺也;腹为阴,阴中之阴,肾也;腹为阴,阴中之阳,肝也;腹为阴,阴中之至阴,脾也。此皆阴阳表里内外雌雄相输应也,故以应天之阴阳也。(《金匮真言论》)

故邪在府则阳脉不和,阳脉不和则气留之,气留之则阳气盛矣。阳气太盛则阴不利,阴脉不利则血留之,血留之则阴气盛矣。阴气太盛,则阳气不能荣也,故曰关。阳气太盛,则阴气弗能荣也,故曰格。阴阳俱盛,不得

相荣,故曰关格。关格者,不得尽期而死也。(《脉度》)

公理 2-4 圣人南面而立,前曰广明,后曰太冲,太冲之地,名曰少阴,少阴之上,名曰太阳;中身而上,名曰广明,广明之下,名曰太阴,太阴之前,名曰阳明;厥阴之表,名曰少阳。(S6)

——此即"人体三阴三阳纵向分部律"。其阴阳分部原则为:四肢以内、外侧分阴阳;躯干以表、里分阴阳;头面无内外表里之分故而只有三阳之分部。

"人体三阴三阳纵向分部律"是阴阳公理在针灸中最重要的应用,主要用于规范十二经脉循行路径的描述以及"关""阖""枢"的确定。

公理 3 重阴必阳,重阳必阴。(L74;S5)

——此为阴阳转化公理。四时的寒暑变化是体现阴阳从量变到质变的极佳实例,所谓"阴阳之往复,寒暑彰其兆"也。从表示一年四时变化的十二月卦的卦象中可以非常清楚地看出四时交替中阴阳消长的规律,故《黄帝内经》言阴阳常与四时并举,如"阴阳四时者,万物之终始也,死生之本也,逆之则灾害生,从之则苛疾不起,是谓得道"(《四气调神大论》)。

以上阴阳三公理阐述天地万物的总规律:万物对偶存在,有阴必有阳,有阳必有阴;万物的消长变化是阴阳二气从量变到质变的过程——重阳必阴,重阴必阳。

三条阴阳公理,作为天地万物之道,是中国古代百科皆通用的公理。但古典针灸学在引用时根据实际需要进行了调整,将原有二值阴阳演为六值的三阴三阳,并总结出"人体三阴三阳纵向分部律"。

【五行公理】

公理 4 肝生筋,筋生心;心生血,血生脾;脾生肉,肉生肺;肺生皮毛,皮毛生肾;肾生骨髓,髓生肝。(S5;S67)

——此为五行相生律:木生火,火生土,土生金,金生水,水生木。

公理 5 木得金而伐,火得水而灭,土得木而达,金得火而缺,水得土而绝,万物尽然,不可胜竭。(S25)

——此为五行相克律:金克木,木克土,土克水,水克火,火克金。

公理 6 声合五音,色合五行,脉合阴阳。(S17)

——此为五行阴阳相合律。

以上三条五行公理,古典针灸学引入用以说明五脏、五脉、五输。

五输应五行:六阴脉五输,井应木,荥应火,输应土,经应金,合应水;六阳脉五输,井应金,荥应水,输应木,经应火,合应土。

五行通过与四时阴阳、五脏、五色的结合而应用于针灸的五色、脉诊、设方补泻等。

关于五行在古典针灸学的具体应用,《九针论》《宣明五气篇》有总括性的专论,此外《五阅五使》《五色》《五味》《五味论》《五音五味》《五禁》《阴阳二十五人》等篇也从不同角度加以论述。

【血气公理】

公理 7 人之所有者,血与气耳。(S62)

——此条公理可视为古典针灸学的元命题。所谓阴阳在天为日月,在人为血气。"血气"为古典针灸学的元范畴,围绕"血气"提出了"色脉""经络""营卫""形神""虚实"和"补泻"等范畴,这些范畴皆由"血气"层层展开,构建了一个以"血气"为核心的针灸学理论体系。论证详见本书第7章第3节。

公理 8 血气者,喜温而恶寒。(S62)

——此为血气属性公理。

公理 9 气行虚空,正气不行则邪气客之。

——气行虚空,道家又称元气为"空气"。

公理 9-1 肉分之间,溪谷之会,以行荣卫,以会大气。(S58)

公理 9-2 卫者,循皮肤之中,分肉之间,熏于肓膜,散于胸腹。(S43)

公理 9-3 卫气不营,邪气居之。(L68)

气行虚空,阳气行表卫外而为固,阴气行里藏精而起亟。此据常识即可理解。正如血行有道,气行也有道。

所谓"气行虚空"不仅是正气所行,也是邪气所客之处。正气不充,邪必凑之,这是古典针灸学对气与虚空认识的重要理念。

躯体最大的两处虚空"分腠之间"和"分肉之间"既是卫气之行处,也是邪气所客处。体表卫气出入门户也是正邪共用的通道,若正气不足或不行而不能充虚空则邪气入而客之,所谓"邪循正气之所出入也"。

【平人平脉公理】

公理 10-1　脉之盛衰者,所以候血气之虚实有余不足。(L55)

公理 10-2　九候若一,命曰平人。(S62)

——遍诊法以诊察独小独大独疾独迟独坚盛独陷下之"不与众同"之脉为"有过之脉",是谓"诊独法"。

公理 10-3　所谓平人者不病,不病者,脉口人迎应四时也。(L9)

——人迎脉口及寸口诊法以脉顺四时为平脉,以脉逆四时为病脉。

【生气通天公理】

公理 11-1　夫人生于地,悬命于天,天地合气,命之曰人。(S25)

公理 11-2　自古通天者生之本,本于阴阳。天地之间,六合之内,其气 九州 九窍、五藏、十二节,皆通乎天气。(S3)

公理 11-3　人以天地之气生,四时之法成。(S25)

——人以天地之气生,故有五藏。五藏以四时之法成者,应四时之气而养身。故曰:"苍天之气,清净(静)则志意治,顺之则阳气固,虽有贼邪,弗能害也,此因时之序"(《生气通天论》)。"气之逆顺者,所以应天地、阴阳、四时、五行也"(《逆顺》)。此乃《黄帝内经》"生气通天""藏气法时""四气调神"诸篇阐述之理也。

【选取刺灸处公理】

公理 12-1　因病所在刺之。(老官山出土汉简 643)

公理 12-2　[视]其病所居随而调之。(S62)

——这两条公理意思相当,只是公理 12-1 原文出自针方书,故只言"刺之",而不及"灸"。

公理 12-3　视有过者取之,损有余,益不足。(L21)

——从字面上看,此条与公理12-2相同,只是从原文的语境看,这里的"视有过者取之"系特指诊有过之脉所在,即刺或灸此脉调其虚实以治其所诊之病,类似的表述在《黄帝内经》作为一条非常重要的定刺灸处的原则被反复强调,例如"察其所当取之处。病至,视之有过者泻之""治之取手阳明、太阳、太阴、舌下少阴,视之盛者,皆取之,不盛,释之也"等,皆是"诊-疗一体"理念的具体体现。

公理13 治病之法,视先发者而治之。数脉俱发病,则择其甚者而先治之。(张家山汉简《脉书》)

——此条公理阐述针灸"治病求本"之理。古人发现,辨"标本"在很大程度上落实到辨"先后",或者说从病症之先后来把握病之标本。由此确立了一条重要针灸治疗原则——先治先病处。先后难辨者则先取其甚者,例如诊得多个脉位有异常先取其甚者;痛有多处者先取最痛者。

在今人看来最为复杂的选穴设方,古人却只用两条原则全部概括,看似十分简单,然而随着诊疗经验的不断积累,对于"病所"的认识也不断深化,形成不同的诊法和分部理论以更精细地辨识"病所",特别是经络学说流行后,辨"病所"要根据脉象结合病症特点定位在经在络在脏在腑,以及在哪一经哪一络哪一脏哪一腑,落实到选穴设方则有多种不同模式。

接下来,就让我们从"血气"这个逻辑起点出发,依据这13条公理一步一步地再现出两千年前中国针灸学理论大厦的构建过程。为满足不同读者的需求,特于上路之前提供本次探索之旅的导览图——**"血气说"逻辑之链**(图1)。

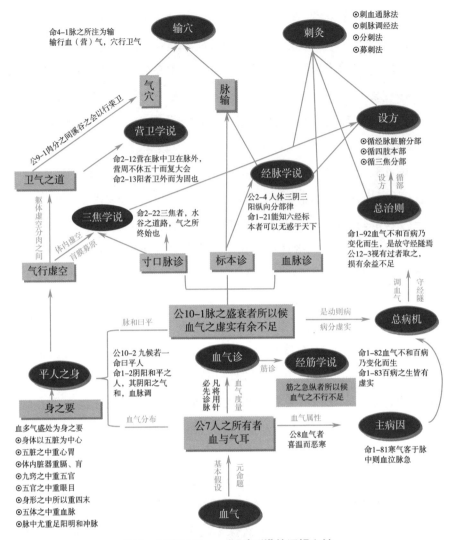

图1 思维导图——"血气说"的逻辑之链

图例:数字编号前"公"＝公理,"命"＝命题;"公"/"命"＋数字为本书中公理及命题的编码。

图解:"血气说"以血气为地基;公理7为逻辑起点;以血气的度量为连接各延伸路径的枢纽;以输穴为血气调节开关;以经络、三焦为血气运行通道,以刺灸为调节手段,以毫针补泻调血气法为核心一以贯之。

第1章　身体观
——本于血气极于神

1. 在古典针灸学身体观中,如何观看? 观看什么? 突出什么? 淡化什么? 放弃什么? 古人处理这些难题的根本法则是什么?

2. 为什么《黄帝内经》记载了不少今天看来在那个时代不大可能获得的发现,同时又缺失了不少今天看来很有意义且那个时代完全能够获取的发现?

古典针灸学的鲜明特征首先反映在身体观上，基于"人之所有者，血与气耳"这一元命题，古人构建了形气合一、形神合一的身体观。

身体是形神合一的，五脏也是形神合一的，故有"五神藏"之说。

古典针灸学论身体、疾病、诊疗有共同的理论原点——血气，有着紧密的内在联系，构成了一个环环相扣的知识体系。

此外，古典针灸学有极丰富的治身养生内容，完整的古典针灸学应当包含"养生观"，考虑到这部分极为重要的内容自《黄帝内经》之后被越来越边缘化，为引起人们的重视，不得不多费些笔墨，故特设一章专门论述。

术　语

【气】

古人以无形之至精至微物质以及化生运化之力皆曰"气"，是对无形的物质、不可见的状态和功能的概括。用于医学领域，则"气"指营养周身的精微物质和化生物质、维持生机、护卫人体的功能。可见，"气"兼具了阴和阳的双重特性，故阴阳也曰"阴气""阳气"。气，又被进一步分为"清""浊"两种构成，其精微营养部分为"清"，慓悍厚滑者为"浊"。其清者为营，浊者为卫，所谓"荣者，水谷之精气也"（《痹论》）。"卫者，水谷之悍气也"（《痹论》）。

气，又因其所在部位和功能不同，而有不同命名，所谓"气有定舍，因处为名"。例如起于肾间命门行于三焦者曰元气（原气），积于胸中贯心脉者曰宗气，周行于脉中者曰营气，行于脉外者曰卫气，五脏者曰脏气，六腑者曰腑气；谷之精微曰谷气，或"水谷之气"；行于脉者曰"脉气""经气""血气"等等。

【神】

在《黄帝内经》中，"神"的基本含义有三层：

第一，生命的源动力，生命的象征。在《灵枢》中，"神"的这层意义也用"精"表达,故曰:"两神相搏,合而成形,常先身生,是谓精"(《决气》),"生之来谓之精,两精相搏谓之神"(《本神》)。

第二,指神志,精神意识思维活动,所谓"意、志、魂、魄、思、虑、智"也。其中"神魂魄志意"被称作"五神",分别由五脏所藏。"心神"在五神之中处于核心地位,常用作"神"的统称。而"志意"能"御精神,收魂魄",是在魂魄基础上形成的,也是更复杂的思维活动"思""虑""智"的基础,起承启作用,故在《素问》中"神"也用"志意"表达,或径用"志"来表达,例如《阴阳应象大论》将五脏所藏五神相应的"喜怒忧思恐"总归于"志"。形神关系在《血气形志》篇中表达为"形志"关系,而有"五形志"之说。

第三,指血气之华,这种意义上的"神",可以色脉察之,所谓"理色脉而通神明"。诊脉察色皆能知血气之盛衰,而更进一步则为察神。脉为血气之府故能察神;目为血气之聚故能察神,正是从这个意义上说"血气者,人之神"。

【虚风　实风】

气,在人曰正气,邪气;在天曰实风,虚风。《九宫八风》曰:"风从其所居之乡来为实风,主生,长养万物;从其冲后来为虚风,伤人者也,主杀主害者。"是以风雨寒暑四时之正气为实风,而以风寒暑湿等一切四时不正之气为"虚风",又曰"贼风""虚邪"——"虚邪之风"之略。

【气口　气门　气穴】

气口,早期名曰"脉口",为诊脉之处。随着"血气说"的重心从"血"转向"气",诊脉的重点也渐渐从诊脉形、脉色转向了诊脉动、脉气,诊脉处的名称也从"脉口"变为"气口";又随着寸口脉诊的盛行,"气口"则渐渐专指寸口脉。

气穴之义有三:其一,是指卫气出入之口,同时也是虚风邪气出入之口,所谓"邪循正气之所出入"是也,这一意义的"气穴"与"气门"类似,后者也指天之实风与虚风的出入之口,只是更多用于指脉输;其二,春夏秋冬四时之气所在;其三,有固定位置和名称的刺灸处统称。

"生气通天"乃《黄帝内经》一个重要的命题,身体通天之门除口鼻之外,即为"气门""气穴",其开合由卫气掌控,并与一日及四时阴阳之气的沉浮相应。

气穴,既是正气入口、卫气出口,也是邪气的出入之门。

关于作为刺灸处的"气穴",详见第 4 章"刺灸处与刺灸法——血气的开关和调控"。

【气街】

气街,古医籍也常写作"气衝",是指连接阴脉与阳脉的交通要道。

在人体的头部、胸部、腹部和下肢部各有气街,故又曰"四街"。在经脉通畅,血气运行正常时,气街并不开放。而当经脉不通,血气运行受阻时,则经脉不通区域的"气街"开放,血气改道由"气街"循环往复,待经脉恢复通畅时,气街再次关闭。

具有现代医学血管解剖学知识背景的人读到这里必定会冒出一个很大的疑问——难道两千多年前的中国人就已经发现了血管吻合支或侧支循环的概念?没错!**现代医学的血管吻合,特别是动静脉吻合的结构与功能描述与两千多年前中国人发现的"气街"如出一辙。**《黄帝内经》中保留了大量确凿的证据。考证从略。

《黄帝内经》关于"气街"结构与功能的主体论述见于《卫气》和《动输》两篇。如果说"气街"的意义在专论经脉标本的《卫气》篇还看得不很清楚的话,那么其在非常情况下维持血气循环往复的重要功能,在《动输》篇则昭然若揭了。

面对确凿而有力的证据,关于中国人早在两千多年前已认识到血管吻合在维护血液循环中的重要意义这一判断,已毋庸置疑。然而以现代西医学视角看问题的人们心中一定还有一个很大的问号:在两千多年前如何能做到这一点?许多研究中国古代文明的中外学者都曾提出这样的问,然而都没有给出答案。其实答案很简单:日常生活的经验 + 诊疗经验 + 天才直觉。

【孙脉】

孙脉，又曰毛脉。孙脉虽是脉系中最低一级的脉，然而经脉的"所以行血气而营阴阳，濡筋骨，利关节"功能却是最终通过孙脉实现的，脉输与气穴的跨界也是通过孙脉沟通，在营卫学说中也扮演了十分重要的角色，特别是针灸最大的一类针方"缪刺"的主体框架也是由孙脉支撑。之所以能以极微极细的结构承载极多极大的功能，主要在于古典针灸学重"虚空"的理念，以及"血气说"重"气"的发展趋向。只有结构的极微极细才能与"气"和"虚空"关联，才能无所不至，也才能解释更多的生命现象。

【肌　肉　肌肉　分肉　肉肓】

肌，指皮下、肉上的部分，俗语称作"白肉"，《析骨分经》曰："肌肉，白为肌，赤为肉，营血之分也，属脾。"

"肌""肉"各有所指，所主之脏腑也不同：脾主肌，胃主肉。

在传世本《黄帝内经》中仍可见"肌"字这一用法的实例：如《官针》所载"以应五藏"五刺法中之"脾之应"的定式刺法曰"合谷刺者，左右鸡足，针于分肉之间，以取肌痹"，以"脾主肌"故也。同篇又曰"浮刺者，傍入而浮之，以治**肌急**而寒者也"，也是用的"肌"之本义。

"肌"与"肉"之分界曰"分肉之间"，简曰"分肉"，乃表里、营卫之分界——肉之上至皮曰表曰卫，肉以下曰里曰营也。肌、肉之间的肓膜又曰"肉肓"，系卫气常规循行路径的主干道，也是经脉之所在。

汉以后，"肌"字也用于表达"肉"之义，并且出现了"肌肉"一词。在"肌"与"肉"分立的年代，"肌肉"一词应理解为"肌"和"肉"，传世本《黄帝内经》仍可见这样的用例，例如《天年》"肌肉解利"即是，杨上善也明确注曰："谓外肌内肉各有分利"（《太素·寿限》卷二）。然而更多的"肌肉"实例主要有两种用法：其一，指"肌"；其二，指"肉"。随着藏象学说脾完全替代胃的位置，《黄帝内经》中也可见"脾主肉""脾主肌肉"的说法。甚至不同的篇章，一作"脾主肌"，一作"脾主肉"。大量的"肌""肉"混用之例，使得后人忘却了二者的本义，以至于常常误解了传世本《黄帝内经》保留的

"肌""肉"本义的用法。

第1节 血气的身体

古典针灸学的身体观认为身体是身心一如的身体,通天的身体,而血气恰好是连接身与心,人与天的纽带。

一、血气定平人病人

命题 1-1 六经调者,谓之不病,虽病谓之自已也。(L75)

命题 1-2 阴阳和平之人,其阴阳之气和,血脉调。(L72)

命题 1-3 阴阳匀平,以充其形,九候若一,命曰平人。(S62)

——此即公理 10-2。

命题 1-4 察九候独小者病,独大者病,独疾者病,独迟者病,独热者病,独寒者病,独陷下者病。(S20)

证明:基于公理 10-2"九候若一,命曰平人",若诊六经之脉上下左右应动若一,则知其"六经调"。六经调者,血脉调;血脉调者,阴阳之气和,是谓"平人"。反之,诊脉九候不一者,是谓"独动",独动者病,故曰:"察九候独小者病,独大者病,独疾者病,独迟者病,独热者病,独寒者病,独陷下者病。"

二、血气定体质体型寿夭

命题 1-5 足阳明之上,血气盛则髯美长;血少气多则髯短;故气少血多则髯少;血气皆少则无髯,两吻多画。足阳明之下,血气盛则下毛美长至胸;血多气少则下毛美短至脐,行则善高举足,足指少肉,足善寒;血少气多则肉而善瘃;血气皆少则无毛,有则稀枯悴,善痿厥足痹。(L64)

命题 1-6 美眉者,足太阳之脉,气血多;恶眉者,血气少;其肥而泽者,血气有余;肥而不泽者,气有余,血不足;瘦而无泽者,气血俱不足。(L64)

——此命题也可像前一命题读作"其血气有余者,肥而泽……"

命题 1-7 众人皮肉脂膏不能相加也,血与气不能相多,故其形不小不

大,各自称其身,命曰众人。(L59)

　　命题 1-8　气血正平,长有天命。(S74)

　　命题 1-9　数中风寒,血气虚,脉不通,真邪相攻,乱而相引,故中寿而尽也。(L54)

　　证明:基于公理7"人之所有者,血与气耳",可知人的外形特征、气质、寿夭都由血气的多少盛衰以及和与不和所决定,所谓"二十五人之形,血气之所生",故血气正平,则其人之身形"不小不大,各自称其身,命曰众人",长有天命;"其肥而泽者,血气有余;肥而不泽者,气有余,血不足;瘦而无泽者,气血俱不足"。

　　这组命题表达了这样的理念:既然人之身形的差异是由血气多少所决定,那么根据人的外形特点则可对其内在的血气有余不足、平与不平的状态做出判断,《黄帝内经》有大量这方面的应用实例,例如若见皮肤涩紧,用手指夹提皮肤提不起来,说明此人皮下分肉之间空隙很小,卫气通行迟缓,由此可知其卫气多留于肠胃,则肠胃大;相反,如果皮肤缓则分肉之间空间大,卫气通利,留于肠胃的卫气少,则此人肠胃小。故临证施针"必先度其形之肥瘦,以调其气之虚实"(《三部九候论》)。

三、血气定身形

　　身形结构可分为两类——"实体"和"虚空",针灸学的身体观在有形与无形之间更重于无形;实体结构与虚空结构之间更重于虚空,**古典针灸学的特有概念几乎都是关于不同形式和功能的虚空结构的描述。**

(一)气合而有形

　　在古典针灸学中,一个完整的身体分为形、神、志、气等诸多范畴,但择其要者,则可归纳为形与神、形与气的组合形式。生命之躯曰形,构成生命的元素和活力曰气,生命的主宰曰神,而"气"又是沟通"形"与"神"的中介。这是古典针灸学关于身体的基本认知。

　　命题 1-10　人生有形,不离阴阳。(S25)

　　证明:由阴阳公理的"阴阳对偶律"可知,世界万物都以对偶的形式存在,且人生于天地之间,亦当合于阴阳之道,故曰"人生有形,不离阴阳"。

从大宇宙看,天地相对,日月相偶。水与火,上与下,内与外等概念也都表现为对偶的形式;从人的小宇宙看,男与女,血与气,营与卫,虚与实,补与泻,寒与热,形与神等也都对偶存在。

命题 1-11　论理人形,列别藏府,端络经脉,会通六合,各从其经,气穴所发,各有处名,溪谷属骨,皆有所起,分部逆从,各有条理,四时阴阳,尽有经纪,外内之应,皆有表里。(S5)

命题 1-12　气合而有形,得藏而有名。(L44)

命题 1-13　气合而有形,因变以正名。(S9)

证明:根据阴阳公理,万物之终始皆由阴阳之气的聚散,"人以天地之气生",故人之形也始生于天地阴阳之气,与谷气并而充身也。类似的命题也见于《庄子》曰:"人之生,气之聚也。聚则为生,散则为死。"又基于公理7"人之所有者,血与气耳",既是"血气"的身体,则其身形结构必然表现为以下特征:

第一,"血气"乃人身之阴阳,阴阳对偶存在,故身形结构也表现为对偶的特征。即使一时没能发现相对的另一半,古人也坚信它的存在,而且通过已知的"这一个"的结构与功能可推知与之相对的"另一个"的结构与功能。

第二,身形结构有"实"有"虚",且虚实之间更注重虚空结构。

第三,"合人形以法四时五行而治"(《藏气法时论》)。

以上三个特点在命题 1-11 中得到充分的体现。

(二)实体之形

对于实体观察的目的是直接用于指导针刺治疗,或者说在疾病的诊疗中涉及某结构,古人才观察、研究它,并将观察所见,研究所得用以解释疾病现象或指导疾病的诊疗。古典针灸学研究身形结构一定要与诊断、治疗对接,而不会盲目地研究结构——不论是实体结构,还是虚空结构,都是如此。故古人观察皮肤更关注其纹理;观察肌肉更关注其附着点及肌束的分开和交会处;观察骨骼更关注两节之交及骨肉形成的特定的构型,因为这些部位与针灸的诊疗密切相关。

命题 1-14 心者,五藏六府之大主也,精神之所舍也。(L71)

命题 1-15 心者,生之本,神之变也,其华在面,其充在血脉。(S9)

命题 1-16 心者,君主之官也,神明出焉。(S8)

证明:已知"血气"的身形结构在身体中的重要度取决于其与血气关联度,又知五脏为血气之源,故论理人形,较之于躯体,更注重五脏;又知五脏之中心主血藏神,与血气的关联度最高,故为"五藏六府之大主""生之本"也。

命题 1-17 五藏者皆禀气于胃,胃者五藏之本也。(S19)

命题 1-18 胃为五藏六府之海。(L62)

证明:基于元命题公理 7 可知论理人形以血多气盛者为大要,又知胃为血气生化之源,谷入于胃,脉道以通,血气乃行,故胃为"五藏之本也"。

在早期的藏象学说中,胃为五脏之一,寸口诊五脏常脉,皆以胃气立论,诊宗气之脉曰"胃之大络"。可见,古典针灸学身体观中,一身之中重五脏,五脏之中重心胃,胃的重要性在有些方面甚至超过了心。

命题 1-19 目者,五藏六府之精也,营卫魂魄之所常营也,神气之所生也。(L80)

证明:基于元命题公理 7 可知论理人形以血多气盛者为大要,又知目为宗脉之所聚,"诸脉者皆属于目",故论理人形于五官之中独重目也;色诊诊面部五脏之部外,独诊目者,也因其得血气最多,而能为五脏六腑之外候,所谓"五藏六府之精气皆上注于目而为之精"。

命题 1-20 夫四末阴阳之会者,此气之大络也。四街者,气之径路也。故络绝则径通,四末解则气从合,相输如环。(L62)

命题 1-21 能知六经标本者,可以无惑于天下。(L52)

证明:已知论理人形以血多气盛者为大要,今身形之中所以重四末者,因为:其一,在"阳入阴出"的血气说中,四末为阳脉之所出,所谓"阳受气于四末,阴受气于五脏",故曰"四肢者诸阳之本也",又,四末之端为阴阳脉之会,而为"气之大络",也是刺奇邪之络的"缪刺法"常用部位;其二,手足腕踝部诊脉处为经脉之本,为十二经遍诊法重要的诊脉处,持针纵舍"必先明知十二经脉之本末,皮肤之寒热,脉之盛衰滑涩";其三,卫气者"先行于四末分肉皮肤之间而不休者也";其四,常用的刺灸处如皮部之络,溪谷之分,气穴之会都集中于四末,故曰"皮之部,输于四末。肉之柱,在臂胫诸阳分肉之间,与足少阴分间";其五,五脏之原,六腑之合皆出于四末,针灸最常用的五输穴也皆位于四末,所谓"五藏有六府,六府有十二原,十二原出于四关,四关主治五藏"。

对于四末在身体中的特殊意义,孙思邈《备急千金要方》有这样的概括:"臂脚手足者,人之枝干,其神系于五藏六府、随血脉出,能远近采物,临深履薄,养于诸经。"

命题 1-22　夫十二经脉者,人之所以生,病之所以成,人之所以治,病之所以起,学之所始,工之所止也,粗之所易,上之所难也。(L11)

命题 1-23　经脉者,所以能决死生,处百病,调虚实,不可不通。(L10)

证明:已知论理人形以血多气盛者为大要,又知脉为血气之府,且据公理 10-1 诊脉之盛衰可知血气之虚实,故皮脉肉筋骨五体之中独重"脉","论理人形",经脉紧接脏腑之后,位列第二。

命题 1-24　阳明者,十二经脉之长也,其血气盛。(S31)

命题 1-25　冲脉者,五藏六府之海也,五藏六府皆禀焉。(L38)

命题 1-26　冲脉者,为十二经之海。(L33)

——冲脉起于肾间动气,其内者前循于腹里,后行于脊里;其外者出于气街,并足阳明之经,挟脐上行,至胸中;其下者出于气街,循阴股内廉,并少阴之经下行,故为经络之海也。

证明:已知论理人形以血多气盛者为大要,又知十二经脉中足阳明脉"脉大血多气盛",故以阳明脉为"十二经脉之长也";又知诸脉之中以冲脉起于肾间动气,其脉最大气最多,故以冲脉为五脏六腑、十二经脉之海,又为三焦原气之道也。

命题 1-27　膈肓之上,中有父母。(S52)

——"膏(膈)之原,出于鸠尾,鸠尾一。肓之原,出于脖胦,脖胦一"(《九针十二原》)。

命题 1-28　腰脊者,身之大关节也。(L75)

命题 1-29　脐下肾间动气者,人之生命也,十二经之根本也,故

名曰原。三焦者,原气之别使也,主通行三气,经历于五藏六府。(《难经·六十六难》)

命题 1-30　诸十二经脉者,皆系于生气之原。所谓生气之原者,谓十二经之根本也,谓肾间动气也。(《难经·八难》)

——"此五藏六府之本,十二经脉之根,呼吸之门,三焦之原。一名守邪之神"(《难经·八难》)。

证明:已知论理人形以血多气盛者为大要,而身形之中以腹背中央部为要者,在于:其一,血气行于肓膜,而膈、肓为胸腹中最大的肓膜,膜之大者气之盛也,故以膈上膻中为气海,下肓也曰气海,因此膈与肓皆被贵奉为"脏",而且是比五脏更重要的"脏",膈之原、肓之原皆出于腹中线;其二,上中下三焦之"治"皆位于腹中线;其三,脏腑之募也有半数在腹中线;其四,脏腑、经脉之海的冲脉起于"肾间动气",前循于腹里,后行于脊里。要之,血气之源在脐下肾间,原气由此发生以冲脉沿腹背中央而灌百脉,故论理人形于躯干之中重腹背中央也。

出于诊疗的需要,**古人对某些特定的实体结构进行了极为细密的观察——甚至比今天的西医学观察得还要细微,**例如阴囊积液的切口位置的确定,操作的规程等都达到非常精细的程度。对于鼓膜的观察则直接用于鼓膜穿刺点的确定,以指导鼓膜穿刺治疗耳聋耳鸣眩晕。其手术之精准,疗效之高,即使在今天,也足以令中医乃至西医惊叹和尊敬。然而,两千多年前的中国针灸人并没有沿着这一方向继续前行,创造更多更大的辉煌,而是将目光迅速转向了与实体相对的虚空——血气所注所聚之处。

(三) 虚空之形

以阴阳对偶的视角看人体,必然于实体之外看到虚空,且受"无用之用是为大用"道家观念的影响,会更自觉发现虚空的意义,更关注那些作为气之所游行出入会聚之处的虚空如"气府""气海""节""溪""谷""穴""分""原""募""命门""丹田"等。

虚空又分为体壁虚空和体内虚空。体壁虚空有两类:第一,体表"视而可见,扪而可得"的虚空,是由肌肉肌腱的起止、骨节间、肌肉之间、肌肉与骨骼之间、肌腱与骨骼之间所形成的大小不同、形态各异的凹陷;第二,视而不见的虚空——皮下肉上之间"分腠之间""分肉之间",此为躯体的最大虚空之处。这里的"分肉之间"在体表不可见,只能借助于灵敏的触觉以及针刺时针尖反馈的手感感知,与前面提到的体表"视而可见"之"分肉"或"分肉间"不是同一个概念。

(四)卫气循行之虚空

命题 1-31　卫气之在身也,常然并脉循分肉。(L35)

——"并脉循分肉",经脉伏行于分肉之间,故此处的"分肉"是分肉之间,而不是体表视而可见的"分肉",命题 1-33 也指明了"分肉之间",足证。

命题 1-32　卫气者,所以温分肉,充皮肤,肥腠理,司关合者也;卫气和则分肉解利,皮肤调柔,腠理致密矣。(L47)

命题 1-33　卫者,循皮肤之中,分肉之间,熏于肓膜,散于胸腹。(S43)

——此即公理 9-2。

命题 1-34　故阳气者,一日而主外,平旦人气生,日中而阳气隆,日西而阳气已虚,气门乃闭。(S3)

——输穴亦曰"气门""门户"。例如《海论》论四海有上下输,治则也曰"审守其输而调其虚实",而《官能》则引作"上下气门";《风论》曰"风中五藏六府之输,亦为藏府之风,各入其门户"。

命题 1-35　陷于肉肓,而中气穴者也。不中气穴,则气内闭;针不陷肓,则气不行;上越中肉,则卫气相乱,阴阳相逐。(L35)

——杨上善注曰:肉肓者,皮下肉上之膜也(《太素·胀论》卷二十九)。"肉肓",指分肉之间的筋膜,也即卫气所行之气道,针如果越过此界即"中肉",相当于刺破了卫气之道,不仅造成"卫气相乱",还可导致表邪入里以致"阴阳相逐"。

命题 1-36　此八虚者,皆机关之室,真气之所过,血络之所游,邪气恶血,固不得住留。(L71)

——八虚者,两肘、两腋、两髀、两腘之节解虚空。

命题 1-37　节之交,三百六十五会。(L1;L3)

——"所言节者,神气之所游行出入也,非皮肉筋骨也"(《九针十二原》)。

命题 1-38 肉之大会为谷,肉之小会为溪,肉分之间,溪谷之会,以行荣卫,以会大气。(S58)

命题 1-39 人有大谷十二分,小溪三百五十四名,少十二输,此皆卫气之所留止,邪气之所客也,针石缘而去之。(S10)

命题 1-40 凡三百六十五穴,针之所由行也。(S58)

证明:基于公理 9"气行虚空,正气不行则邪气客之",又知卫为清阳之气,以表里分阴阳则表为阳,里为阴,故卫气当行于表之虚空,在躯体表里分界在"分肉之间",故从分肉之间直至肤表虚空处皆卫气所行。

"气之不得无行也",行而不得无道也,卫气运行路径有三:主干道为表里之分的"分肉之间",即所谓"常然并脉循分肉"的常规路径;其二,皮下肌上的分腠之间;其三,从分肉之间这一卫气的主干道上又发出众多的细小的通道外达于肤表,名曰"气穴"。气门、气穴、气道构成卫气运行的完整路径,同时也是邪气出入路径和驻留之处,是古典针灸学中极为重要的概念。

卫气所行此三类虚空之处也是最常用的刺灸处,《官针》所载刺法绝大多数是在前二类虚空处;第三类"气穴"则是刺气穴法的所在。在体内所行之肓膜乃"募刺法"的操作地带。具体刺法详见第 4 章"刺灸处与刺灸法——血气的开关和调控"。可见,**古典针灸最主要的针刺部位都在卫气所行之虚空"分腠之间""分肉之间""气穴"和脏腑"募""原"**。

体壁"视而可见,扪而可得"的虚空,即两骨之交曰"节""节之间",骨会、肉会又皆可曰"溪""谷",以及筋肉骨诸分间的凹陷处"气穴"等,也皆为卫气所行所止之处,同时也是邪气所客之处,故曰"此皆卫气之所留止,邪气之所客也,针石缘而去之"(《五藏生成篇》)。

需要说明的是,作为人形结构,气门,也指口鼻;气道,也指呼吸之道;气穴,也指有固定部位和名称的刺灸处,但在言卫气运行路径这个特定语境下,气道为分肉之间卫气运行主干道;气穴,乃卫气从分肉间气道外达于肤表的细小通道;气门,乃卫气出入之口,其开合由卫气司控。

既然气穴的体表定位在诸"分"之凹陷,那么如何在活体上清楚地显示出"分"对于确定气穴的正确位置就显得十分重要,古人以极丰富的想象力和非凡的智慧,再加上千万次的表面解剖学的实验,发现并总结出了大量巧妙、简便的显示诸"分"的方法和技巧。这方面的成果集中体现在传世本《灵枢》《素问》,以及输穴经典《黄帝明堂经》中。两千年前中国针灸人关于人体表面解剖学的实践和伟大发现重发现的成果集中体现于《实验针灸表面解剖学》一书①。

> **诸"分"经文摘录**
>
> - 形充而大肉䐃坚而有分者肉坚,肉坚则寿矣;形充而大肉无分理不坚者肉脆,肉脆则夭矣。(《寿夭刚柔》)
> - 刺解脉,在膝筋肉分间郄外廉之横脉出血。(《刺腰痛论》)
> - 膝下三寸分间灸之。(《骨空论》)
> - 所谓跗之者,举膝分易见也。(《针解》)
> - 髀关,在膝上伏兔后交分中。(《黄帝明堂经》)
> - 承山,在兑腨肠下分肉间陷者中。(《黄帝明堂经》)
> - 下廉,在辅骨下,去上廉一寸,怒辅齐兑肉,其分外邪。(《黄帝明堂经》)

(五) 体内虚空

命题1-27 膈肓之上,中有父母。(S52)

——这里的"膈肓"指膈膜,而不是膈和下肓。

命题1-41 其大气之抟而不行者,积于胸中,命曰气海。(L56)

命题1-42 膻中者为气之海,其输上在于柱骨之上下,前在于人迎。(L33)

命题1-43 天以候肺,地以候胸中之气,人以候心。(S20)

命题1-44 三焦者,主五藏六府往还神道,周身贯体,可闻而不可见,和利精气,决通水道,息气肠胃之间,不可不知也。(出《删繁方》,转引自《备急千金要方》卷二十)

证明:基于公理9"气行虚空,正气不行则邪气客之",又知体内之虚空比躯体虚空更大,则体内虚空"三焦"也聚气更多。如果说体表之虚空为卫气之道,则体内虚空为原气、宗气之道;体表虚空为"气穴",体内虚空为"气海"。

随着"血气说"的重心由血向气的偏移,藏象学说的重心五脏也从"形"向"神"转向,较之于血肉之五脏,更注重血气之"脏";较之于脏腑本

---

① 黄龙祥.实验针灸表面解剖学[M].北京:人民卫生出版社,2007.

身,更注重脏腑的包膜、膈膜和系膜,更注重脏腑之府,例如五脏之心肺居于胸中,而心肺之府的"胸中"也是一脏,且是更重要的"脏",五脏六腑出于背皆曰"输",独"胸中"之输曰"大输",也是"胸中"比其他脏腑更重要的一个旁证;心是一脏,心之府的"膈中"(又曰膻中)也是一脏,且五脏六腑之气聚于胸腹者皆曰"募",独"膈""肓"二脏曰"原",且远比脏腑之"募"概念出现为早。五脏以心为之主,而心之病取心之包络。**将"胸中""膈中""心包"这些虚空结构的地位贵等于"脏",甚至高于"脏",表现出这样一种理念:膜越大,其功能越大;虚空越大,其功能也越大。**胸腔之中膜之大者以膈膜为最;腹腔之中膜之大者以肓膜为巨,而这两个最大的膜也正是古人最先认识的,并在此基础上形成专门的"三焦膜-原学说"以阐述体内虚空的结构与功能,凸显体内虚空的特殊地位。

实体之外都为虚空,而古典针灸学只关注那些与针灸诊疗密切相关的特定虚空:实体之间的空隙——"分间""节间""分肉之间";或实体离合形成的凹陷"分中""陷中""节之交""溪谷";以及脏腑的包膜、膈膜、系膜、"募""三焦",这些针灸学中特有的基本概念都是关于不同部位、不同类型"虚空"的描述。

关于古典针灸学对"虚空"的阐释与利用,以及以此为基点构建的理论体系、输穴系统、刺灸法,详见第 2 章"分部理论——根于脉归于血气"和第 4 章"刺灸处与刺灸法——血气的开关和调控"。

四、血气运行总图

作为"血气说"的核心,血气运行路径对于古典针灸学至关重要,古人以坚定的信念和超凡的智慧对此进行了不懈的探索,提出多种不同的学说,其最终成果集中体现于针灸学的两大核心理论——经络学说和三焦膜-原学说。

从一开始古人就提出了一个远远超越那个时代认识水平的深邃之问——关于血气的出入之路径:

气之过于寸口也,上十焉息? 下八焉伏? 何道从还? 不知其极。(《动输》)

——杨上善注曰:"肺气循手太阴脉道下手至手指端,还脉之时,为从本脉而还?为别有脉道还也?吾不知端极之矣也"(《太素·脉行同异》卷九)。意思是说,十二经脉血气之行,从肺出循手太阴脉下行至手,返回时是从原脉道返回,还是另有别道返回?

两千多年前中国古人能提出这样充满智慧之光的问题真是令人难以置信,而更难以置信的是古人还进一步给出了直到300多年前哈维证明血液循环后人们才能理解的答案。

命题 1-45 在阳者主内,在阴者主出,以渗于内,诸经皆然。(S56)

——虽然不能把命题中的"阳""阴"与"动脉""静脉"画等号,但古人显然认识到了脉气的出入,阴阳之气交换后再"渗"入脉内,并且通过比对其他经文可以判定,古人已经明确认识到阴阳之气(营卫之气)交换的场合在四末溪谷孙脉处。

命题 1-46 脉之屈折,离而入阴,别而入阳。(L71)

——此说阳脉有离而入阴脉处,阴脉有别而入阳脉处。也就是说,阴阳脉除了在四末交会外,还有其他的路径交通。

命题 1-47 阴者主藏,阳者主府,阳受气于四末,阴受气于五藏。(L9)

命题 1-20 夫四末阴阳之会者,此气之大络也。四街者,气之径路也。故络绝则径通,四末解则气从合,相输如环。(L62)

——这一命题分明在说:第一,阴阳之脉在四末交会;第二,脉不仅有纵行的干道,还有横行的辅路,干道不通,则辅路开放,血气仍然能循环往复。也就是说古人此时已经明确认识了阴阳脉间的交通支"气街"在维系血气循环中的重要意义。

命题 1-48 藏真散于肝,肝藏筋膜之气也;藏真通于心,心藏血脉之气也;藏真濡于脾,脾藏肌肉之气也;藏真高于肺,**以行荣卫阴阳也**;藏真下于肾,肾藏骨髓之气也。(S18)

——这段文字我们平时很少深究,"藏真高于肺"下,若按照其他四藏体例,应作"肺藏皮毛之气",而这里作"**以行荣卫阴阳**",突出了肺在血气运行上的重要作用,其重要程度丝毫不低于主血脉的"心"。

证明:古人如何提出以上这些命题?从逻辑学的角度看,可从公理以及已经证明了的命题推导出来。可是我们这里如果止步于逻辑的论证,那么针灸作为一门应用科学的意义很可能就会被遮挡。在《经脉》篇之前,论血气运行的经络学说是关于血气由外返回的外行路径,三焦膜-原学说则论述的是血气由内始生传输于外的内行路径,二者拼合才能形成一个"阳入阴出"血气生成、运行的完整路径,而这个完整路径的简版见于《经脉别论》。当我们继续发掘,细心将离散的经文碎片正确地拼合在一起,一幅令人难以置信的画面展现眼前:

食气入胃,散精于肝,淫气于筋;食气入胃,浊气归心,淫精于脉。脉气流经,经气归于肺,肺朝百脉,输精于皮毛;毛脉合精,行气于府,府精神明,留于四藏。(《经脉别论》)

这段文字大意是说:五谷气味入胃→经胃的运化后输其精微于肝→经肝的泌化,其清者输布于筋膜,其浊者归于心→化其精微,上注于肺→化而为血,肺朝百脉,输血气于周身四末→血气在四末再次化合,复经孙脉、络脉、经脉至心→从心流于其他四脏,完成一次完整的循环。

此段文字只描述了血气循环的粗略轮廓,结合其他经文以补充其略去的细节,考证从略:

(1)肝有"生血"之功,胃运化五谷,注之于脉,输其精微至肝,此时的精微是"清浊"相混的,经肝的运化后,分别清浊,其清阳之气发四肢腠理,其浊阴之精走脏腑;

(2)浊阴之精经心所化后,上注于肺脉,在此形成"血",再通过朝于肺的百脉敷布周身;

(3)溪谷之孙络乃通行营卫之处,即营出于外,卫入于内。促成这种脉内外营卫、津液交换的动力是阳气,如果"阳气衰,不能渗营其经络",则脉内外的物质交换受阻,导致疾病。

可见,在肤表和四末,通过孙脉(毛脉)的渗透性,营出于脉,卫入于脉,营卫和溪谷间的液体与脉内的营血进行交换后再"渗"入孙脉,完成血气返回内脏前的第二次运化。然后再通过孙脉、络脉、经脉逐级返回到内脏,完成一次完整的血气循环。见图2。

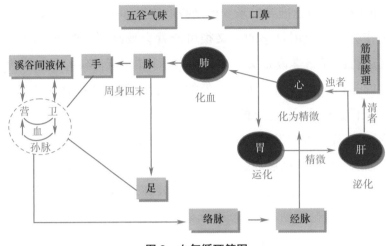

图2 血气循环简图

从现代解剖学的视角看,构成血气循环的要素"心""肺""腹主动脉"(伏冲之脉)、"出血管""回血管""毛细血管"(毛脉、孙脉)、"血管吻合支"(气街)、"血液组织液交换"(营卫交会)等,除了"静脉瓣"(有人认为"静脉瓣"也发现了,但至少其在血液循环中的意义没有被捕捉到),似乎一个都不少。

当然,站在现代医学最高点回看,这幅血气运行总图,仍然有不少细节不够清晰,比如血气从内脏出于肤表四末,进行营卫物质交换后再回到内脏,是同一套脉道,还是不同的脉道?从零散的经文看,古人明确提出的这一问题,也知道血气是通过不同脉道出入,知道出血之阴脉与回血之阳脉在四末交会,但并没有清晰呈现。古人也很自信地坦承,对于血气循环路径的细节"莫知其纪""孰能穷之"。

换一个角度看,假设两千年前具备了发现血液循环路径细节的全部条件,古人会发现并载录于《黄帝内经》吗?有可能发现,但不大会为此构建理论,更不会载入《黄帝内经》。考察经络学说形成的轨迹可见,随着十二经脉流注"如环无端"的血气循环说盛行,关于血气运行路径的其他诸说,或被整合,或被丢弃。血气运行的完整路径轮廓的描述被置于"别论"实际上就是通过理论整合被边缘化了。从《本输》《经别》《经脉》《根结》《动输》等篇来看,仍然可看出"回血道"在头面、四肢远端还有独立的脉道,而在头面部回血道自颈并入经脉,在四末自肘膝并入经脉,从而使得经脉成为出血和回血的共用主干道,实际上将原本分行的出血与回血脉道整合为一了。这一结局,今人看来无不扼腕痛惜——已经触摸到真理而又撒手而返,而从古人逻辑来看,理论的研究一定落脚于实用,如果不能具体指导针灸诊疗,便毫不犹豫地"剪枝"。在这里"鱼"和"熊掌"难兼得,我们不能以现代医学的价值观为古人的选择而惋惜。

第 2 节　关系的身体

因为虚空的存在,实体之间的联系自然受到关注。基于"分部理论"归属于一定"分部"的结构至少与一个部位关联,**古典针灸世界似乎不能容忍人体中有一个部件孤立地存在,属于同一分部的身形结构存在着关联,或表里相关,或上下相应。**

在特定的生理、病理条件下观察实体之间的关联现象,并总结常见的形与形之间表里、上下、前后的关联规律,再构建出相对应的理论假说以解释规律,指导临床诊疗,便成为古典针灸学理论构建和学术发展的主要模式。

"形神合一"的身体观更提供了形神相关的观察视角,且在"形"与"神"之间,神被更多关注。血气神三者之中,"气"生血养神而曰神气,在不少情况下"气"也用作"神"的代名词,"形-神"关系也用"形-气"关系表述,例如《痈疽》"血气已调,形气乃持",《太素》"形气"作"形神",《刘涓子鬼遗方》《千金翼方》同。

一、形形相关

(一)表里相关

命题 1-49　足阳明太阴为表里,少阳厥阴为表里,太阳少阴为表里,是谓足之阴阳也。手阳明太阴为表里,少阳心主为表里,太阳少阴为表里,是谓手之阴阳也。(L78)

命题 1-50　五藏者,故得六府与为表里。(S62)

命题 1-51　五藏皆有合,病久而不去者,内舍于其合也。(S43)

证明:由公理 2-3"阴阳表里上下内外左右雌雄相输应也"和公理 2-4"人体三阴三阳纵向分部律"可知,躯体与躯体之间、躯体与内脏之间,以及内脏的脏与腑之间存在着空间分布上的表里关系。这种表里关联取决于内外结构在形态上的相似、位置上的对应,以及在疾病中表现出的病症的内外相应。

> ### 脏腑之外候
>
> - 五藏六府,心为之主,缺盆为之道,骷骨有余以候𩩲骬。
> - 肝者主为将,使之候外,欲知坚固,视目小大。
> - 脾者主为卫,使之迎粮,视唇舌好恶,以知吉凶。
> - 肾者主为外,使之远听,视耳好恶,以知其性。
> - 六府者,胃为之海,广骸、大颈、张胸,五谷乃容;鼻隧以长,以候大肠;唇厚、人中长,以候小肠;目下果大,其胆乃横;鼻孔在外,膀胱漏泄;鼻柱中央起,三焦乃约。此所以候六府者也。
>
> ——《师传》

"表里"是相对的概念,以身体内外言,则体表为"表",体内为"里";在体表、体内又各分表里,在体表,以肢体内侧为"里",外侧为表;在躯干,以体壁为表,以壁内为"里"。在体内,又以五脏为"里",六腑为"表"。在古典针灸学的身体观中,相表里的部位之间相互关联,例如行于上肢内侧(里)的手太阴经脉与行于外侧相对应部位的手阳明经脉为表里关联;在内,手太阴经脉所属之肺与手阳明经脉所属之大肠为表里关联;体表与体内,肺与手太阴之原太渊、大肠与其下输"上巨虚"形成上下表里关联。

此外,在内之五脏六腑在体表皆有其外应如"肺应皮""心应脉""脾应肉""肝应筋""肾应骨",根据其外应的大小、长短、形态、坚脆等可以推知内脏的形态、位置。所谓"视其外应,以知其内藏,则知所病矣"。

(二)上下前后相关

命题 1-52　五藏有六府,六府有十二原,十二原出于四关,四关主治五藏。(L1)

命题 1-53　五藏五输,五五二十五输;六府六输,六六三十六输。经脉十二,络脉十五,凡二十七气以上下。(L1)

命题 1-54　胃者水谷之海,其输上在气街,下至三里。冲脉者为十二经之海,其输上在于大杼,下出于巨虚之上下廉。膻中者为气之海,其输上在于柱骨之上下,前在于人迎。脑为髓之海,其输上在于其盖,下在风府。
(L33)

命题 1-55 胸气有街,腹气有街,头气有街,胫气有街。故气在头者,止之于脑。气在胸者,止之膺与背输。气在腹者,止之背输,与冲脉于脐左右之动脉者。气在胫者,止之于气街,与承山踝上以下。(L52)

推论 1-55 凡血气之汇或"府"皆有上输下输,或近输远输。

——作为血气之府,脉有标输本输;而作为血气之源,五脏六腑有上输下输,水谷、脉、气、髓之四海有上输下输,原气之道三焦亦有上输下输。也正因血气之输有上下,才有"刺腑输"的"远道刺"定式刺法,这里的"腑输"乃指腑之下输也。

命题 1-56 五藏募皆在阴,而输在阳者。(《难经·六十七难》)

——"然:阴病行阳,阳病行阴,故令募在阴,输在阳"(《难经·六十七难》)。

证明:由公理 2-3"阴阳表里上下内外左右雌雄相输应也"和公理 2-4"人体三阴三阳纵向分部律"可知,脉行有道,气行有街,上下相输,前后相通。脉之形如树之状——标本相应;血气之行如水之行——水有上游下游,故血气之输亦有上输下输也。

在所有关联中,基于经络学说的上下标本相关应用最多,影响最大,例如手太阴脉上肢腋内侧(天府)与腕前内侧(太渊)标本关联;手阳明脉口面(大迎)、颈部(扶突)与腕背(合谷、阳溪)标本关联。而最后由三焦膜-原学说完成了对所有这些上下表里关系的整合,确立了不同层次的局部与整体间的关系:五脏之募(原)与四关五脏之原;六腑之募与六腑下输;经脉脏腑与三焦之间可形成多重联系:五脏六腑皆属于三焦,又据其位置分属于上焦、中焦、下焦。例如胃在脏腑与脾相表里,前出于腹之中脘,后出于背之胃输,下合于膝下三里;在经脉与足阳明相关,标在人迎,本在冲阳;在三焦,胃属于中焦;中焦又属于三焦。

发现实体间的关联为针灸诊疗提供新的思路和方法:一方面自觉依据脉的联系,观察病症上下相"引"的症状;另一方面在治疗上"上病下取""内病外治"。例如目疾取相关联的项中之穴或踝后之穴;齿病诊上下齿脉;耳病也不必刺耳中而选择刺手少阳本输;胃病也不必刺胃而刺胃之募或胃之下输。由此古典针灸学实现了从病所到病应,从标到本,从前景到背景,从"针至病所"向"气至病所"的延伸和转向。

二、形神相关

命题 1-12 气合而有形,得藏而有名。(L44)

命题 1-57 血气已调,形气乃持。(L81)

命题 1-58 形气相得者生。(S20)

命题 1-59 形气相得,谓之可治;形气相失,谓之难治。(S19)

命题 1-6 美眉者,足太阳之脉,气血多;恶眉者,血气少;其肥而泽者,血气有余;肥而不泽者,气有余,血不足;瘦而无泽者,气血俱不足。(L64)

命题 1-60 必先度其形之肥瘦,以调其气之虚实,实则泻之,虚则补之。(S20)

证明:形与气的关系犹如阴与阳的关系,由命题 1-10"人生有形,不离阴阳"可推知,形气关系应遵从阴阳三定律,以"形气相得"为顺;又知血气为形之充,形的美恶肥瘦取决于血气的多少,故曰"血气已调,形气乃持"。正因为形与血气密切相关,故针灸治疗"必先度其形之肥瘦,以调其气之虚实",而气之盛衰可从脉知,故形与气的关系,也用形与脉的关系表达,所谓"形盛脉细,少气不足以息者危。形瘦脉大,胸中多气者死……形肉已脱,九候虽调,犹死"。此外,形体受邪也必然会导致相应的血气受损,所谓"寒湿之中人也,皮肤不收,肌肉坚紧,荣血泣,卫气去,故曰虚",故针灸诊疗"必明乎此立形定气,而后以临病人,决死生"。

命题 1-61 调阴与阳,精气乃光,合形与气,使神内藏。(L5)

命题 1-62 血气已和,荣卫已通,五藏已成,神气舍心,魂魄毕具,乃成为人。(L54)

命题 1-63 失神者死,得神者生也。(L54)

命题 1-64 养神者,必知形之肥瘦,荣卫血气之盛衰。血气者,人之神,不可不谨养。(S26)

命题 1-65 形弊血尽而功不立者,神不使也。(S14)

证明:已知"血气者,人之神",则形与神的关系犹如形与血气;由公理10-1"脉之盛衰者,所以候血气之虚实有余不足",可知诊脉可察血气之虚实,并由此判定形神之逆顺,故曰"上守神者,守人之血气有余不足,可补泻也";"凡刺之法,先必本于神"。血尽而神失其养,则病不可愈。

"神"对人体身心活动的调控是通过协调气机的运动来完成的,气与神的关系体现在:神是生命活动的主宰,神之外用,即是气,是执行这些调控活动的方式和手段,具体表现为气的升降出入运动——气机。《太平经》曰"故人有气即有神,气绝即神亡"。

《黄帝内经》中"神"也用"志意"表达,或径用"志"来表达,故形神关系在某些场合也可表达为"形志"关系,而有"五形志"之说,如今将心神的病症称作"神志病",也是这一观念的体现。

针灸诊疗中注重察形气、形神之态以立针灸治则、针刺之法,辨人之寿夭、病之逆顺、治之宜忌。

从诊法看,诊脉贵脉中有神。故曰"善为脉者,贵在察神,不在察形。察形者,形千形万不得其要,察神者,惟一惟精,独见其真也"(《景岳全书·脉神章》卷五)。"帝曰:决死生奈何? 岐伯曰:形盛脉细,少气不足以息者危。形瘦脉大,胸中多气者死。形气相得者生"(《三部九候论》)。

从发病上看,神失其位即病,神归其室则治,故曰:"神去其室,致邪失正,真不可定"(《胀论》),"即一切邪犯者,皆是神失守位故也。此谓得守者生,失守者死,得神者昌,失神者亡"(《素问亡篇·本病论》)。

从治疗原则看,"补虚泻实,神归其室,久塞其空,谓之良工"(《胀论》),"盛者泻之,虚者补之,必先明知其形志之苦乐,定乃取之"(《大惑论》)。

从刺法看,《黄帝内经》不仅有大量针刺调神的治疗原则,更创立了具体的调神刺法以及临床应用的示例,故曰"用针之要,在于知调阴与阳,调阴与阳,精气乃光,合形与气,使神内藏"(《根结》)。

从对针工的要求看,要求"徐而安静,手巧而心审谛者"(《官能》),方可行针艾,并强调平素的修身治神。在针灸实践中也将能否调神作为判断"粗工"和"上工"的标准,所谓"粗守形,上守神"是也。

从疾病的预后看,形气、形志、形神相得者为顺为生,其病易治;相失者为逆为死,其病难治,神去则病不可愈,谓之"神不使也"。故曰"审察其形气有余不足而调之,可以知逆顺矣"(《阴阳二十五人》),"形气相得,谓之可治;色泽以浮,谓之易已……形气相失,谓之难治"(《玉机真藏论》)。

从养生看,注重饮食、起居合于阴阳,以使形与神俱。故曰"上古之人,其知道者,法于阴阳,和于术数,食饮有节,起居有常,不妄作劳,故能形与神俱,而尽终其天年,度百岁乃去"(《上古天真论》)。

从藏象学说看,五脏既是血肉有形之器,也是神之所舍,五藏又曰"五神藏",也是形神合一观念的典型实例。

第 3 节　通天的身体

《黄帝内经》认为天地阴阳之气生养万物,给万物以生命,故又称为"生气";血气为人之"生气",与天地之气合而奉生者也。故天、人统一于"气"。

一、通天之道

命题 1-66　夫人生于地,悬命于天,天地合气,命之曰人。(S25)

——此即公理 11-1。

命题 1-67　夫自古通天者生之本,本于阴阳。天地之间,六合之内,其气 九州 九窍、五藏、十二节,皆通乎天气。(S3)

——此即公理 11-2。

命题 1-68　人以天地之气生,四时之法成。(S25)

——此即公理 11-3。所谓"人能应四时者,天地为之父母;能经天地阴阳之化者,不失四时"(《宝命全形论》)。

命题 1-69　真气者,所受于天,与谷气并而充身也。(L75)

——"上焦开发,宣五谷味,熏肤,充身泽毛,若雾露之溉,是谓气"(《决气》)。充身之正气乃天之气与谷气并而生成,足见"生气通天"并非纯粹哲学概念的天人合一,它的背后是古人对充身之气生化之机的深刻认识。

命题 1-70　五藏者,所以参天地,副阴阳,而连四时,化五节者也。(L47)

命题 1-71　四时之气,各有所在,灸刺之道,得气穴为定(宝)。(L19)

证明:由公理 11"生气通天"可知,"人以天地之气生,四时之法成",故其身形五脏皆当顺应四时之气。此皆"生气通天""藏气法时""四气调神"之理也。

生气通天之要且与针灸密切相关而有实际应用者,主要体现在通应四时阴阳,用于论五脏之性、诊脉和调神养生,而有四时五脏脉、四时五脏、四时刺法、四时养生等,其中尤以四时五脏脉、四时五脏为至要也。

《黄帝内经》论天人相通时有一个显著的特点,即言"四时"往往隐含"阴阳"在内;言"阴阳"也常常"四时阴阳"并举,将抽象的阴阳具体化在四时之中,例如"夫四时阴阳者,万物之根本也"(《四气调神大论》)——万物之根本曰"阴阳",所以冠以"四时"者,在于突出阴阳之气的"消长之化"也。所谓"阴阳之往复,寒暑彰其兆"也。

四时是体现阴阳的消长转化规律的极佳实例。

心,为阳中之太阳,通于夏气;肺者,为阳中之太阴,通于秋气;肾者,为阴中之少阴,通于冬气;肝者,为阳中之少阳,通于春气;脾胃大肠小肠三焦膀胱者,至阴之类,通于土气。(《六节藏象论》)

——此言四时阴阳五脏。

故恽铁樵《群经见智录》以中医之五脏为"四时之五脏",即本于此也。

何以知人之生气通天? 以脉知之也。脉应四时而有四时常脉,所谓"持脉有道,虚静为保(宝)。春日浮,如鱼之游在波;夏日在肤,泛泛乎万物有余;秋日下肤,蛰虫将去;冬日在骨,蛰虫周密,君子居室"。(《脉要精微论》)

五脏通四时而有四时五脏之脉,有"四时刺"(详见第 4 章"刺灸处与刺灸法——血气的开关和调控"),故曰"四时之气,各有所在,灸刺之道,得气穴为定(宝)"(《四时气》),"春夏秋冬,各有所刺,法其所在"(《诊要经终论》),"凡刺之道,必通十二经络之所终始,络脉之所别处,五输之所留,六府之所与合,四时之所出入"(《本输》)。

命题"真气者,所受于天,与谷气并而充身也"则赋予了"生气通天"以生命体验的底色,正是基于这样切身体验,古人才形成这样的共识:根据与天相合的程度将得道之人分为四类——贤人、圣人、至人、真人,类似冯友兰先生"知天""事天""乐天""同天"的四重境界,最高境界是"同天"——与天同。

> **通天的四种境界**
>
> - 真人者,**提挈天地**……故能寿敝天地,无有终时,此其道生。
> - 至人者……**游行天地之间**,视听八达之外,此盖益其寿命而强者也,亦归于真人。
> - 圣人者,**处天地之和**……亦可以百数。
> - 贤人者,**法则天地**……亦可使益寿而有极时。
>
> ——《上古天真论》

　　"天人合一"首先是一种真切的身心体验,是身心达到高度合一状态,即"身心一如"状态的"真人""至人"能够随心随意自如出入的天人物我浑融为一的境界,是人的生命怡然自适并获得原发性畅然舒展和实现的境界,是生命获得大乐、至乐的境界。

　　基于这样的体验,中国古人形成了这样一种世界观,人生于天地之间,都处于同一个生命系统中,人与天地为一体。在"天人合一"观看来,生命充溢于广大的宇宙,流贯于整个天地自然。天地万物无不充满着生气盎然之生命,整个宇宙就是一个天地物我相互内在,生生不息,绵延不断的生命有机体,永无终穷地奇妙对待、涵摄、互通着的环环相连、永恒流转、日新不已、永葆鲜活感性生命状态的大宇宙整体。

　　渐渐,"天人合一"不仅成为中华民族的一种世界观,还是中国人的一种思维方式,这种思维方式与西方人看世界的方式不同,它是一种整体贯通的,是身心合一的生命之悟。在"天人合一"这一思维方式的观照下,宇宙、万物都是大化流行、相互内在、整体贯通、连续不断、生生不已的生命发展过程。这种思维,以主体的创造生成和内在超越为目标,以自我深心的心灵节奏,体合宇宙内部的生命节奏,这种思维视宇宙为整体,视生命为整体,追寻一种万物大生广生、协和共生的生命流行境界。

　　《黄帝内经》不仅有论"天人合一"的专篇《生气通天论》,而且在之前已有讨论这一主题的专书《上经》,所谓《上经》者,言气之通天也"。在最新出土的老官山医简中也恰有"言气之通天"的医经。

二、通天之门

《黄帝内经》"论理人形"之要特别提到了两个结构"气穴""溪谷"——皆为卫气之道,既是卫气的出入之口,也是除口鼻之外人与天气相通的门户,天气之实风和虚风皆由此出入。

命题 1-72　气出于脑,即不邪干。(S72)

——"如人嚏,得此气入鼻至脑中。欲散,速令勿(物)投鼻中,令嚏之即出尔,如出即不相染也""从鼻而入脑故干,复出即无相染也"(《素问亡篇·刺法论》注)。可知,最晚一千多年前,中国古人已经明确认识到传染病的传播途径——传染病人打喷嚏,邪气由鼻道而出,他人吸入则染病。同时还给出了驱邪的方法:已中其邪,速以物嚃鼻取嚏,即邪出而不病。现代医学还不能解释这一治法的原理,然而中国古医籍中这样有效的医案不乏其例,认为"嚃鼻取嚏"可以开发上焦,使表邪流通也。《伤寒论》也明言"客气内入,嚏而出之"的治则。这类治法皆基于相同的理念——邪之所入之处也即邪之所出之处也。

命题 1-34　故阳气者,一日而主外,平旦人气生,日中而阳气隆,日西而阳气已虚,气门乃闭。(S3)

命题 1-73　知其所在者,知诊三部九候之病脉处而治之,故曰守其门户焉,莫知其情而见邪形也。(S26)

证明:由公理 11 "生气通天"可知,人以天地之气生,四时之法成,故其九窍、五脏、十二节,皆通乎天气。又,天人之气相通必有出入之门户,除显而易见的口鼻之外,卫气出入之"气穴",血气出入之"脉输"也是天人之气交通之门户"气门"。

天之气有实有虚,天之正气曰"实风",主生,长养万物;天之邪气曰虚风,贼伤人也,故又曰"贼风"。古人发现不论是养人之实风,还是伤人之虚风皆出入于"气门"。血气和,顺天时,则天人相合;逆四时之气则邪气客之,血气不和而百病乃生。

《黄帝内经》可见大量以"气门""门户"指代输穴的用例。输穴有开有合,其开合由卫气调控,以合于一日阳气之消长。卫气和则输穴开合不失其度,虚风不能入侵;卫气不营,邪气居之,则"虚邪之中人也,洒淅动形,起毫毛而发腠理"(《刺节真邪》)。

人体"气门"很多,即使是较大的"气门"也不下数十,虚风入侵,显然难以防范。人体如不能完全避开虚风,就必然有一种自我保护机制,可以在虚风入侵时及早发现,并及早去除。古人发现人体这一内置的报警装置——脉口,又曰"气口",通过诊察气口的脉象变化而知虚风所客之处并能及早去除之,故曰"知其所在者,知诊三部九候之病脉处而治之,故曰守其门户焉,莫知其情而见邪形也"(《八正神明论》)。

第4节 疾病的身体

在古人眼中,只要身体不能超越"形",便不能超脱"疾病",也就是说,疾病也是身体的一部分。身体之形难以穷究,何以知其要通其微?古人把观察的焦点定位于与疾病诊疗直接相关的结构,也就是说,**古人对疾病的认识规定了对身体之形——实体结构和虚空结构的观察视角和焦点。**

命题 1-74 无形无患。(S68)

——完整的句子应作"有形有患,无形无患"。王冰注曰:"《老子》曰'吾所以有大患者,为吾有身,及吾无身,吾有何患',此之谓也。"

命题 1-75 恬惔虚无,真气从之,精神内守,病安从来。(S1)

命题 1-76 圣人为无为之事,乐恬憺之能,从欲快志于虚无之守,故寿命无穷,与天地终。(S5)

命题 1-77 夫阴阳之气,清静则生化治,动则苛疾起。(S74)

命题 1-78 苍天之气,清净(静)则志意治,顺之则阳气固,虽有贼邪,弗能害也。(S3)

证明:由公理9可知"气行虚空",正气不足或不行则邪气客之而病生;故知若虚其形,守其神,真气从之,则邪无所客,病无所生也。又知"血气"之身即有形之身,且除却真人之外的众人皆难至"恬惔虚无"之态,故有形之身有为之人皆不能无病。

虽然从逻辑论证"恬惔虚无,真气从之,精神内守,病安从来"不难,然而今人理解这一点却很困难,尽管现代心理学的最新发展已经对这一命题提供了心理学层面的解释,"静默"也是目前"新心理疗法"中传播最广、应用人数最多的一种方法。其实"放松""静默"所体现的正是道家最重要的思想"致虚守静",然而并未被现代医学普遍理解和接受,则恬惔养性守神自然也就没能成为现代人的自觉。其实及至《黄帝内经》结集时,能够理解此道的人已经不多,《移精变气论》对古今世风之变有如下描述:

> 往古人居禽兽之间,动作以避寒,阴居以避暑,内无眷慕之累,外无伸宦之形,此恬惔之世,邪不能深入也。故毒药不能治其内,针石不能治其外,故可移精祝由而已。当今之世不然,忧患缘其内,苦形伤其外,又失四时之从,逆寒暑之宜,贼风数至,虚邪朝夕,内至五藏骨髓,外伤空窍肌肤,所以小病必甚,大病必死。

关于虚静守神养生防病的理论与实践,详见第 6 章"特写:修身以治神——道不可道之道"。这里可先用一个形象的例子以助理解:清静恬淡就像电脑主动进行的系统漏洞的修复、内存释放、垃圾清除、程序运行日趋完美,这是比任何一种防毒软件都有效的方法——一种主动防御的策略。而经长期修炼达到"致虚极,守静笃"境界则可以达到电脑"重启动"甚至"智能格式化"的效果,在杀毒的同时也使电脑的性能最佳化,这比任何一种杀毒软件更有效也更安全——是电脑最佳的一种自我修复和性能提升。

一、主病因

命题 1-79　风者,百病之始也。(L49;S3)

命题 1-80　经脉流行不止,环周不休,寒气入经而稽迟,泣而不行。(S39)

命题 1-81　寒气客于脉中,则血泣脉急。(S39)

证明:已知疾病的总病机为"血气不和",又据公理 8"血气者,喜温而恶寒",故知寒邪是引起"血气不和"最直接最主要的外因。天之"实风""虚风"皆由体表"气门"出入,寒邪"破门而入"须借风之"起毫毛,发腠理"之力,而且风能显著增加寒邪的寒冷度,故曰"风为百病之始也"。

在所有致病的外邪中,古典针灸学尤重"风""寒"二邪,更准确地说是更重"寒"邪,言"风"邪实际潜藏"寒"意,《黄帝内经》不乏这样的实例,如"风者百病之长也,今风寒客于人,使人毫毛笔直,皮肤闭而为热,当是之时,可汗而发也"(《玉机真藏论》)。这里以"风"启言,而以"风寒"解说,此后的症状也是一派"风寒"致病的症状。可知,此处的"风"是指"虚风",即一切四时不正之气的统称。风寒入侵之门曰"风门""风府""风池",皆位于项背部,故古人有"护项"以避风寒的传统。

从《百病始生》到《举痛论》,可以清晰地看出古人在病因认识上的转变。二篇论述的病症都是痛症和积症[1],甚至不少语句都如出一辙,但二篇相较有一个根本的不同,即《举痛论》将致病邪气由《百病始生》"风雨寒暑清湿喜怒"中之外邪"风雨寒暑清湿"改成了"寒气"。

重视寒邪固然与古人确立的"血气不和,百病乃生"的总病机,以及"血气喜温而恶寒"的属性密切相关,但也来自古人通过长期细密的观察所总结的疾病发生发展的规律。古人经过长时段大样本的观察发现:恶寒发热常常是疾病发生的初始症状,并且常常是旧病复发或病情恶化的先兆,古人发现虚风(虚邪)客于形,不论最终引起或引发什么病症,都有一个共同的初始症状——恶寒:

邪客于形,洒淅起于毫毛,未入于经络也,故命曰神之微。(《调经论》)

邪之始入于皮也,泝然起毫毛,开腠理。(《皮部论》)

虚邪之中人也,洒淅动形,起毫毛而发腠理。(《刺节真邪》)

风从外入,令人振寒,汗出头痛,身重恶寒。(《骨空论》)

基于公理13"先病者为本"的认识,故以引起百病初始症状恶寒发热的虚邪"寒"为疾病之本——引起疾病的根本原因,或主要病因。

古人在诸种致病外邪中确立风寒为病因之本,并基于这一认识对发病的形式以及疾病发展规律、治疗选择、预防原则的论述,环环相扣,形成逻辑严密的知识体系。而且构建的这一学说能够解释绝大多数临床疾病现

---

[1] 在汉以前以痛为特征的痹症和积症曾被视为同一种病,皆以"痹"统称之。

象,即便是在两千年后的今天依然如此,更显示出其旺盛的生命力。

二、总病机

命题 1-82　血气不和,百病乃变化而生。(S62)

证明:基于公理 7 "人之所有者,血与气耳",则知不论初始的病因是外邪还是七情,也不论接下来引发什么千变万化的病症,皆由"血气不和"所致,故"血气不和"乃百病之总病机。

命题 1-83　百病之生,皆有虚实。(S62)

命题 1-84　经脉之病,皆有虚实。(S62)

证明:已知疾病的总病机为"血气不和",而血气不和的最常见表现形式即脉虚脉实,故公理 10-1 曰"脉之盛衰者,所以候血气之虚实有余不足"。

诊经脉、络脉而见有虚、实之"动"者,皆为病,所谓"是动则病",病症的治疗也根据脉之虚实而定,故十二经脉病候下皆立相同的治则"盛则泻之,虚则补之"。正是从这个意义上,《调经论》曰"血气不和,百病乃变化而生""百病之生,皆有虚实"。这是古人探索疾病之本的一次具有划时代意义的认识飞跃。在此之前,针灸诊疗须穷究病邪,明知病之所在,因其病在皮、脉、肉、筋、骨,而分别刺皮、脉、分肉、筋、骨,及至病在五脏膏肓,则针不能至而病不可治也。

命题 1-85　正气存内,邪不可干。(S72)

命题 1-86　邪之所凑,其气必虚。(S33)

命题 1-87　邪之所在,皆为不足。(L28)

命题 1-88　卫气不营,邪气居之。(L68)

——此即公理 9-3。

命题 1-89　真气稽留,邪气居之也。(L5)

命题 1-90　真气之所过,血络之所游,邪气恶血,固不得住留。(L71)

命题 1-91　正气横倾,淫邪泮衍,血脉传溜。(L42)

证明:据公理 9 "气行虚空",可知正气邪气皆行虚空,且二者出入之门也相同,故知正气充满且运行无碍,则邪气不能入客;正气不足或运行受阻则邪气得以趁虚而入。

在发病上强调正气的主导作用是古典针灸学的一个突出特征,在《黄帝内经》有大量论述:

风雨寒热不得虚邪,不能独伤人。卒然逢疾风暴雨而不病者,盖无虚,故邪不能独伤人,此必因虚邪之风,与其身形,两虚相得,乃客其形,两实相逢,众人肉坚。(《百病始生》)

人之有常病也,亦因其骨节皮肤腠理之不坚固者,邪之所舍也,故常为病也。(《五变》)

贼风邪气之中人也,不得以时。然必因其开也,其入深,其内极病,其病人也卒暴;因其闭也,其入浅以留,其病也徐以迟。(《岁露论》)

基于血气说的元命题"人之所有者,血与气耳",《调经论》旗帜鲜明地提出了一个重要命题"血气不和,百病乃变化而生",是为疾病的总病机。不论是外邪还是内邪,只要引发疾病,不论什么病,都是通过引发"血气不和"而导致疾病,这一鲜明的观点突出了人体正气在发病中的主导地位,即血气虚,或血气分布和运行失常则病。基于这一理念,针灸治疗的重心朝向调节正气,处理疾病的"背景"方向倾斜,脉平血气和也就成为评价疗效的终极指标。

三、总治则

命题 1-92 血气不和,百病乃变化而生,是故守经隧焉。(S62)

命题 1-93 泻其有余,补其不足,阴阳平复,用针若此,疾于解惑。(L75)

命题 1-94 盛则泻之,虚则补之,不盛不虚,以经取之。(L72;S45)

证明:已知疾病的总病机为"血气不和",则相应的针灸治疗总原则即为"守经隧调血气",故曰"泻其有余,补其不足",以平为期。

基于"气血不和,百病乃变化而生""百病之生,皆有虚实"这一命题,古人对疾病的诊疗,给出了这样一张图式:气血不和生百病,百病皆有虚实,气血偏盛则为实,偏失则为虚,依据特定脉位的脉象变动而知病之所在,根据脉之虚实而泻实补虚,脉平气血和则病愈。这是一种针对疾病背景而不是针对病本身的治疗策略,不论何种疾病,只要相关脉位出现偏盛偏虚的变动,就针灸调平,目标明确、方法明确、指标也明确,可操作性很强,疗效也很快捷。这是一种通过调节背景以消除前景异常,以不变应万变的极富智慧的治本之法。

四、总机制

命题 1-95　以微针通其经脉,调其血气,营其逆顺出入之会。(L1)

命题 1-96　凡病皆由血气壅滞,不得宣通,针以开导之,灸以温暖之。(《千金翼方》卷二十八)

证明:已知疾病的总病机为"血气不和",则针灸作用的总机制自然是"调和血气"。

血气不和主要有以下三种:其一,血脉不通;其二,血气偏虚;其三,血气偏实,故针灸作用总机制"调和血气"可诠释为:通其经脉,调其虚实。

第 5 节　身 体 之 观

中医对任何事物总是从两个方面观看,观察实体就必定会观察与之相对的虚空。如果将"实体"对应于"有",虚空对应于"无",中国传统思想在处理"有"和"无"的关系上更强调了"无"。如果以现代医学观察人体的视角为唯一的视角,以其观察方法为唯一正确的方法,就必然会认为古典针灸学中表述针刺部位及刺道的"穴""空""节""溪""谷""气穴""气府""气海"以及脏腑之府的"三焦"等基本概念都是无中生有。殊不知,"无中生有"——发现虚空的意义和价值,正是古典针灸学的最大特点,也是其存在的最大价值所在。可以说,针灸学的大厦正是建立于"穴""空""节""溪""谷"这些虚空结构之上的。**发现虚空的意义,探求结构间的关系,通过虚空的变化而调控实体的功能,恢复血气的平衡,以治愈疾病,成为古典针灸学调控身心的主旋律。**

一、观两面与两面观

中国人看世界的视角是阴阳观两面——观阴而知阳,察阳而通阴;中国针灸人看人体的方式是内外两面观——外观与内视。

命题 1-97 阴阳者,天地之道也,万物之纲纪。(S5)

——此即公理 1。

命题 1-10 人生有形,不离阴阳。(S25)

命题 1-98 知阳者知阴,知阴者知阳。(S7)

命题 1-99 闻病之阳,论得其阴;闻病之阴,论得其阳。(《史记·扁鹊仓公列传》)

证明:由阴阳公理三定律可知,以阴阳对偶的方式看世界是中国人的一种信念或思维方式,故中国人认为天地万物都是阴阳对偶存在的,即有阴必有阳,有正必有邪,有外必有内,有上必有下,所谓"天下凡事,皆一阴一阳,乃能相生,乃能相养"(《太平经》)。

古典针灸学的重要范畴如阴阳、表里、内外、逆顺、标本、终始、先后、正邪、经络、寒热、尺寸、虚实、血气、营卫、形神、等等,又如脉象几乎都是互偶对举的——大小、虚实、迟数、沉浮、滑涩等,都是这种独有的思维方式的体现。而且在面对许多非常复杂的因素,古人总能简约为既相互对立又密不可分的两类:例如经络学说中将百脉分为"经脉"与"络脉";输穴理论中将不可胜数之刺灸处分为"经俞"与"奇俞";将数十种刺法分为"刺营"与"刺卫";将难以穷尽的针灸方分为"经刺方"与"缪刺方",可见这种观两面的两分法思维已经深入到古代针灸人的骨髓之中。

中医从经验认识到,阴阳对称性是生命体普遍存在的本征。基于这样的理念和思维方式,针灸人处理"虚"与"实"的关系,见到实体,就一定会找寻与之相对的虚空。虚空与实体相互依存,没有实体之"肉"便没有虚空之"溪"和"谷",正如没有实体之山就没有虚空之溪谷一样。以这样的视角看人体,则见有皮肉之实体就必定有皮肉之间的虚空——分肉;有脏器之实体也必定有脏器之间的虚空——肓膜。**实体与虚空共同构成了有生命、有生机的机体。没有虚空就没有实体,而缺少了实体,虚空也只剩下"空"而无所"用"**。基于这一理念,人体按阴阳被分成不同的体质,相同的病症被赋予"实"与"虚"不同的性质,相应的治疗也朝向"泻"与"补"不同的方向。

中国是世界上最早确立"负数"概念的国家也不是偶然的,既有实践经验的总结,也有观念的引领——阴阳"两面观"。

两面观,使得针灸人在"论理人形"时,能得到身形的"外景"和"内景",对于身体的认识则基于"外景"和"内景"的一种视域融合。

命题 1-100 夫大医之体,欲得澄神内视,望之俨然,宽裕汪汪,不皎不昧,省病诊疾,至意深心,详察形候,纤毫勿失,处判针药,无得参差。(《备急千金要方》卷一)

命题 1-101 观于窈冥,通于无穷,粗之所不见,良工之所贵,莫知其形,若神髣髴。(L73)

命题 1-102 耳不闻,目明心开而志先;慧然独悟,口弗能言,俱视独见;适若昏,昭然独明,若风吹云。(S26)

命题 1-103 静意视义,观适之变,是谓冥冥。(S25)

——"观于冥冥者,言形气荣卫之不形于外,而工独知之,以日之寒温,月之虚盛,四时气之浮沉,参伍相合而调之,工常先见之,然而不形于外,故日观于冥冥焉"(《八正神明论》)。

证明:基于命题 1-10 可知人生有形,不离阴阳,则人形亦当合于阴阳公理三定律之"对偶互根律",故有"外视"则有"内视",肉眼外观与心目内视交融才能"观"得人体完整的图景。

"内视"的方法原本是道家修身养性的基本功,关于内视、内听,《庄子·天地》曰:"视乎冥冥,听乎无声。冥冥之中,独见晓焉;无声之中,独闻和焉",指出内视、内听的作用就是补充人体外感官所不及的感知范围。医家在构建自身的"身体观"时从道家移植了这一方法并创造性地应用于针工平时的治身实践和针灸诊疗治神的实践之中。

对于中国的"内视",最早且最有深度的理解是现代心理学,在医学中最普遍的应用是运动康复,最系统的应用是在竞技体育及传统武术,而理解最浅应用最少的反而是今天的针灸人。

关于"内视"方法及其在针灸领域的应用详见第 6 章"特写:修身以治神——道不可道之道"。

二、焦点转换

针灸学的身体观中的"身体"从血肉之躯转为血气之身,"血气""血肉"一字之差,观念大不同。"血气"这一观察视角有一个从"血"至"气",从"实"到"虚"的移动过程。而整个观察焦点的移动过程始终伴随着"血气说"的重心转移。

"血气说"的重心从"血"偏向"气",始于脉诊的转向,诊脉从诊血-诊血气-诊气血,最后着眼于诊气,所谓"夫脉者,血之府也,长则气治,短则气病,数则烦心,大则病进,上盛则气高,下盛则气胀,代则气衰,细则气少"。当脉诊从诊脉形转向诊脉动时,关注的焦点自然就转向了气;诊脉转向了气,接下来的刺脉也就随着转向了"调气",所谓"气和乃止""气下乃止"。

于是"气穴"成为常规刺灸处"经俞"的统称;"九针"的代表"毫针"也称作"气针";病机也从"血气不和,百病乃变化而生"到"百病生于气也"。从《史记·扁鹊仓公列传》也可见一斑:扁鹊论病多从血、血脉和血气,而仓公诊病则以气立说。在最新的老官山出土汉简敝昔诊法更是明确提出"人有九窍、五脏、十二节,皆毳(朝)于气"。

基于营卫学说,刺法被分成了"刺营"和"刺卫"两大类,随着卫气的重要性越来越凸显,古人提出了"审察卫气,为百病母,调其虚实,虚实乃止"的命题,刺卫出气的刺法也得到更广泛的应用,应用最广的毫针刺法也从刺脉出血偏向了刺脉外调气。

三、观身视脉所见

观察对象:主要观察病人而非健康人。

观察方式:长时间零距离,甚至与病人同住,对客体外加刺激和主体入静两种状态下长时间不间断观察,以获取疾病全过程的完整信息。

(一)诸症之中独重寒热痛

命题 1-104　视其血脉,察其色,以知其寒热痛痹。(L71)

证明:基于公理 10-1 "脉之盛衰者,所以候血气之虚实有余不足",可知诊脉之盛衰者,所以候血气之虚实有余不足,诊色脉在各种症状中所以独重"寒热痛痹"者,因为"痛"是反映血气通与不通的极有价值且容易获取的信号;又由血气属性公理 8 可知血气喜温而恶寒,而痛也多喜温而恶寒,故《举痛论》直以寒邪释痛。又知标本处寒热变化与标本脉的变化存在相关性,所谓"脉之卒然动者,皆邪气居之,留于本末;不动则热""必审按其本末,察其寒热,以验其藏府之病",故知"寒热痛痹"乃诊脉察色之要也。

在长期的诊疗实践中,古人观察到许多疾病的发生或复发之前都先有"恶寒发热"的表症,而且恶寒越重,发热也越重。诊察恶寒发热的另一重要意义在于:寒热的轻与重和消退的迟与速标志着各种急性疾病发展趋势。凡恶寒发热轻的病势轻,恶寒发热重的病势重;恶寒发热持久不退标志着疾病的恶化;恶寒发热的消退标志着疾病的好转。在治疗上同样要根据恶寒发热的变化作为疗效评价的依据。

基于公理 13"先病者为本"的认识,故以百病初始症状"寒热"作为判断疾病所在及预后之本,在千变万化的临床症状中独重寒热症状。没有哪一种医学像古典针灸学对于寒、热症状这样的重视,观察得这样细密,在传世本《灵枢》《素问》中可见大量关于以寒热用于指导疾病诊疗的规律总结。除了以寒、热症状作为疾病进退的依据,以及判断预后的依据,还常常在"标本诊法"中以标本部之寒热定病在何经、何腑;又以标本寒热作为确定治疗的原则和选择刺法的依据。详见第 3 章"诊法与辨病——诊血气知病所定可治"。

(二)原始察终疾病树

古人很早就认识到致病的外邪内伤多端,引起的病状更是难以尽举,于是思考这样的问题:相同的外邪作用于不同的人何以引起不同的病? 外邪入侵的常规路径有几条? 沿着这些常规路径会发展出多少不同的疾病,从始到终的结局有什么样的规律? 也就是说,古人研究疾病的思路,不是着眼于一个一个的致病之邪,一个一个的病孤立地研究,而是从整体上研究百病的共性规律,着力拼成一棵棵"疾病树",以呈现疾病从初始的简单症状发展成不同的复杂病症的路径。《举痛论》则描绘了一棵典型的整体关联的"疾病树":

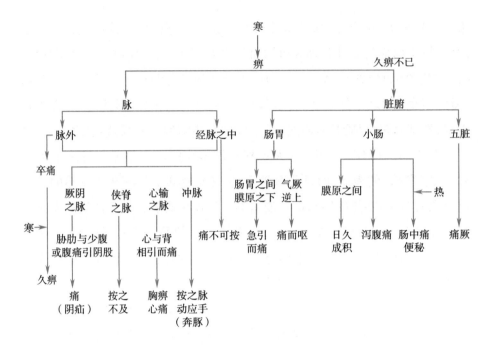

寒客于脉外，脉急引小络而卒痛；痛而未已而重中于寒，则为久痹；寒客经脉之中，痛不可按；寒气客于厥阴之脉，则胁肋与少腹相引痛，或腹痛引阴股痛；寒气客于侠脊之脉，则深按之不能及；寒气客于心输之脉，则心与背相引而痛；寒气客于冲脉，按之脉动应手；寒气客于肠胃之间，膜原之下，急引而痛；寒气客于小肠膜原之间，宿昔而成积矣；寒气客于五脏，气厥逆上而卒然痛死不知人，气复反则生；寒气客于肠胃，气厥逆上，痛而呕；寒气客于小肠，后泄腹痛；热气留于小肠，肠中痛而便秘不得出。

在这棵疾病树中，"痛""久痹""胸痹心痛""阴疝""奔豚""积""霍乱腹痛""痛厥""呕""泄""便秘"诸病皆被看成由寒邪所客不同的部位所致，都可视为"痹"的进一步发展而成。在这里古人以一个简单的始动病因解释一连串复杂病症的意图表达得很清楚，在古人眼中，所有这些病症都是一个整体，而每一个病都只是这个疾病发生发展链中的一环。古人用这个"病机树"解释痛症，也以此说明百病的发生发展过程。有了这个树状结构，你不仅可以很清楚知道你要处理的病症在整体中的位置，同时你还清楚这个病的发展方向和进程。如果将某一病症从整个"疾病树"摘下,脱离大背景后就难以理解或容易误解。

《经筋》篇提供了更多"疾病树"的集中而典型的实例,**如果不从整体的视角观看,你根本读不懂该篇十二经筋病候**。详见第 2 章第 3 节"纵向分部理论"。

（三）平人病人一体观

古典针灸学中,对于疾病还有一个重要的理念:**疾病是身体的一部分,再高明的上工也不能根除疾病,人的一生始终与疾病保持一种动态的平衡**,这种动态平衡的曲线在人不同年龄段表现为不同的形状。当机体受外邪内伤影响而失衡时,具有一种自动调节的功能,针工的作用只是当人体在很短的时间内出现大幅的失衡,超出了自身的调节能力时,及时提供一个辅助,而一旦失衡状态进入机体自动调节范围时,应当及时停止外加的干预,让机体自我调节恢复。古人已经认识到,机体的自动调节是最佳的方式,针工不能过多干涉。微针取代砭石,毫针独步九针;从针至病所针术转向气至病所针术,都是这一观念的引领。《灵枢》开篇即借黄帝之口向世人宣告了这个理念:"欲勿使被毒药,无用砭石,欲以微针通其经脉,调其血气,营其逆顺出入之会,令可传于后世。"

对于这一点,不仅现代医学还没有充分认识到,今天的针灸人也认识不足,成为医源性疾病不断增多的重要因素。古代评价针工水平的高低主要不是看掌握了多少治疗方法,以及技术多么精湛,而是看你对治疗时机的把握、对输穴之机的把握,以及治疗度的把握。故曰"刺之而气至,乃去之,勿复针"(《九针十二原》),"补泻无过其度"(《五禁》)。如果阴阳形气俱不足或病人神不使者,则针不能治,再高明的针工也无计,勿取以针,而调之以甘药。如果说针灸是火柴,病者则为薪,针灸人只是完成一个"点火"或"灭火"的任务,其他的要由病者自己完成。病者无薪,或者不配合则针灸之效难以发挥。故曰:"夫经络以通,血气以从,复其不足,与众齐同,养之和之,静以待时,谨守其气,无使倾移,其形乃彰,生气以长,命曰圣王。故大要曰:无代化,无违时,必养必和,待其来复。此之谓也"(《五常政大论》)。

结语:血气奉身脉为输虚为用

1. 古典针灸学的身体观是以"血气"为基点构建的,在这个身体观中,如何观看? 观看什么? 突出什么? 淡化什么? 放弃什么? 都取决于其与血气是否相关以及相关联的程度;

2. 脉为血气之府,血气为脉之用。血气的度量、血气的调节皆依乎脉,故针灸的诊、疗,以及疗效的评价皆由脉一以贯之;

3. "人生有形,不离阴阳",阴阳对偶的视角下呈现的"身体"是"形与神俱""虚与实邻"的血气之身,随着"血气说"重心由"血"向"气"的偏移,于形神之间更关注于神,"治神"成为上工必由之路;于虚实之间更注重虚,脉行虚空,气行虚空,气穴在虚空,神舍虚空,虚空结构是古典针灸学大厦最独特的特征。

古典针灸学"论理人形",以血气之源、血气之会者为身形之要:肢体、五脏之间所以重五脏者,以五脏为血气之源;脏腑之中所以重心和胃者,以心主血脉,胃为水谷之海,血气生化之源也。五官之中独重目者,以"诸脉者皆属于目"也;五体之中独重脉者,以脉为血气之府、神之舍也;十二脉之中重阳明脉者,以其脉大血多气盛;八脉之中重冲脉者,以其起生气之原,为十二经脉之海也;肢体之中重四末、颈项、头面者,以四末"阴阳之会者,此气之大络也",而颈项、头面乃标脉所在也;腹背之中重中线,以此为冲脉之行处也。

"人之所有者,血与气耳",**针灸无他,诊血气之虚实,调血气令和而已。**运行血气、沟通内外、连接形神为一体,决死生定可治者,血脉也。

血气不和生百病。何以知气血不和? 脉! 何处调和血气? 脉 + 输! 何以知刺灸之效? 脉!

脉,既是血气之府,又是神之舍;既运送正气,又传输邪气;既是诊病之处,也是治病之所。对"脉"的认识不断深化,引领着针灸理论和刺法的不断完善。

因为有脉,才有脉诊,才有标本之诊,本输的远隔诊疗作用的发现才有了经脉学说；

因为有脉，五脏之输才能上出于背而下出于原、合；

因为有脉，才有"输"的发现，古典针灸也才有了固定部位和名称的刺灸处——脉输，从而使得针灸从随病所而刺不定处，发展为远道取固定之输。又受"脉之所会为输"的启发，引导了"溪谷""节之交""分"的发现，并导致了"气穴"的批量发现，构成了针灸的"输穴系统"。

因为有脉，四肢百骸、五脏六腑才构成一个整体，并与形之上的神、气构成有生机的"身体"。

《黄帝内经》用一句话表达了"脉"的重要性——"以决死生，以处百病，以调虚实，而除邪疾"（《三部九候论》）。对于古典针灸学而言，"人之所以生，病之所以成，人之所以治"（《经别》），皆凭于脉。

输穴、理论、针具、刺法、治则，这些构成古典针灸学的诸要素所以能环环相扣，构成一个知识系统，皆凭一脉相连。**认识了"脉"就抓住了古典针灸学的"根"。**

如果说古典针灸学大厦是建立在虚空之上，或者说它的结构是镂空结构，那么气穴便是它的砖瓦。**虚空的意义在于行气舍神，血气行虚空，脉行虚空，邪气客虚空，针行虚空（气穴）；**从躯体的虚空（分腠、分肉）到体内脏腑间的虚空（三焦），最后到心的虚空（神舍、神藏）。

研究实体结构更注重实体间的虚空，特别是对皮肉之间这个躯体最大的虚空进行了令今人难以置信的极为细密的观察，并在这片现代医学的盲区中获得许多重要发现，而且随着现代医学的进步，这些发现的重要意义正在被一点点认识。观察肉关注的是肉之会，以及在体表形成的隆起轮廓；观察骨则关注骨会、骨解、骨空；观察脉的走行关注脉的分叉、标本及出入之会，特别是阴阳脉交会处；观察皮则关注凹陷和纹理。之所以如此注重观察这些实体形成的虚空，是因为在古典针灸学中有特殊的意义和直接的临床应用。

体内最大的虚空——胸腹腔，对于西医而言，只是脏腑器官的容器，而在古典针灸学，这一脏腑之府使得五脏六腑形成一个整体，比脏腑本身的功能还要重要。虚空之于人体，犹如空气之于人体一样不可或缺，然而人们往往只是在空气质量恶化或缺失时才感受到它的重要。现代医学之所以对术后并发症无解，不是因为现代医学对实体结构的认识不够，而恰恰是过于关注实体而忽略了虚空的存在，及其对维持机体正常功能的重大意义。外科手术修复了实体结构的同时破坏了虚空，用针灸学术语说，破坏了对脏腑功能极为重要的"三焦"的虚空，这才是困扰现代医学的顽疾"术后并发症"的根本原因。

可见，在古典针灸学的身体观中，实体的意义在于形成虚空，关注实体的包膜、隔膜、系膜，关注溪谷、节解节间节交、肉会脉会骨会筋会、关注气海、血海、脉道、气道、气门、气穴。对于实体更关注的是实体间的关系，如果编织结构关系网时需要一个实体而身体缺少时，古人会毫不犹豫虚拟一个充当这个角色。

较之对虚空结构观察之细密，对于实体细节描述的粗略，并不是（至少主要不是）像人们以往以为的由于观察工具和技术的限制，而是设计者独特的设计理念所决定的。

古典针灸学独特的身体观、疾病观、诊疗观，说到底还是取决于其独特的看世界观人体的方式，这正是古典针灸学今天乃至未来能够卓然独立的最大价值。如果丢失了，针灸学也就失去了独立存在的意义。

第2章 分部理论
——根于脉归于血气

1. 包括经脉理论在内的传统针灸学理论是如何构建的？又是如何演变的？理论构建有没有统一的范式？其演变有没有共通的规律？

2. 作为纵向分部理论的重要构成，经筋学说兴衰的根本原因是什么？其沉浮兴衰对于针灸理论的完整性以及临床诊疗的有效性产生了什么影响？

古人从对病症关联的细微观察中发现了人体各部之间联系的规律,具体表现为纵向的上下关联和横向的左右前后表里关联。对这些规律的解释形成理论,而这些出自不同时期不同医家的不同理论在形式上都表现出一个共同的特征——分部。分部的目的在于精细地辨病位之所在,知病之所传。

术　语

【部-分】

分部,又曰"部分",或简称"分""部"。指基于不同的理论对人体进行不同的区划,以说明人体局部与局部之间,以及局部与整体之间的关联规律。

诊脉有"三部九候""天牖五部";色诊亦有"色部",详论"五藏六府肢节之部";脉有经纪,皮有部,筋有部;人体纵向、横向也皆有分部。

【经-络】

脉为血气之府,是传输血气之道。脉大而直行者曰经脉,也简曰脉、曰经;小而别出者曰络、曰孙脉。

在长期的针灸诊疗实践中,古人发现人体远隔部位间存在着特定关联现象,且具有一定的规律,于是用经脉、络脉的概念来解释这种远隔关联现象,以及疾病的发生和传变规律。其中有大量诊疗实践经验支撑的、确定性高的常规联系路径标以"经脉",而只有少量经验支撑的、尚未确定的联系路径则标以"络脉"。同样,病发有常处者曰病在经,无常处者曰在络(孙络);病变能以经脉循行分布解释者为病在经,病变不合常规、变化无穷者为奇邪客络,病在络或孙络。

运行血气之道是经脉、络脉之体,而解释人体远隔部位间的特定联系以及疾病的发病机制和传变是古人对经脉、络脉之用的解读。脉的体用关系可简曰**"流行血气,脉之体也;沟通上下表里反映血气虚实者,脉之**

用也"。

及至《黄帝内经》结集时,基于引申义的"经络学说"已占居了绝对主导地位,其耀眼的光芒遮挡了脉的本义,论经脉本义的重要篇章遂被打入另册名曰"经脉别论"。

【经筋】

筋分"大筋""小筋",上下相连呈纵向走行之大筋曰"经筋",这类大筋共十二条曰"十二经筋"。

经筋之"筋"主要指肌肉及其外之筋膜,杨上善曰:"膜筋,十二经筋及十二筋之外裹膜分肉者名膜筋"(《太素》卷五)。

经筋之病只有两种:筋急和筋纵,寒则筋急,热则筋纵。《经筋》所论经筋之病主要为中寒之"筋急",表现为以疼痛为主的多种复杂病症。

中寒"筋急"所致经筋之病,即以焠刺、恢刺、浮刺等筋刺法刺"筋急"处。

【营-卫】

营,环周也;卫,围护也。

"营""卫"的概念出自兵家,其本义为兵营,其作用为防卫。《史记·五帝本纪》云:黄帝"以师兵为营卫"。《正义》云:"环绕军兵为营,以自卫。"

卫,除循脉为营之卫外,也是周身之外卫,以为阳气之用也,常用作阳气或气的代称,例如:

病在血调之络(脉),病在气调之卫,病在肉调之分肉,病在筋调之筋,病在骨调之骨。(《调经论》)

——这里的"卫"即指肺所主之气。

上焦开发,宣五谷味,熏肤,充身泽毛,若雾露之溉,是谓气。(《决气》)

——杨上善注:"即卫气也。"

卫为阳气而行于表,在躯体以分肉之间为表里之分界,故卫气行于皮至肉之间的皮肤、腠理、分腠、分肉之间,其中分肉之间是最大的连续空间,为卫气循行的主干道。因经脉伏行于分肉之间,故卫气也环行于脉,曰营之卫。

在《黄帝内经》卫气有两种用法:其一,卫营(脉)之气;其二,卫外之气。"营卫"一词也有两种用法:其一,营卫=营+卫;其二,营卫=营之卫。

《医宗金鉴·伤寒心法要诀·辨太阳病脉证并治上篇》曰:"荣卫二者,皆胃中后天之谷气所生。其气之清者为荣,浊者为卫。卫即气之剽悍者也,荣即血中之精粹者也。以其定位之体而言,则曰气血,以其流行之用而言,则曰荣卫。荣行脉中,故属于阴也;卫行脉外,故属于阳也。然荣卫之所以流行者,皆本乎肾中先天之一气,故又皆以气言,曰荣气、卫气也。"

可见,营者,又有"荣"义。营、荣二字在古医籍中常通用,例如"营卫"之"营"字,《难经》皆作"荣"。

与荣养之义"营"相对之"卫"者,言阳气之卫外也:

阳气者若天与日,失其所则折寿而不彰,故天运当以日光明。是故阳因而上,卫外者也。(《生气通天论》)

故阳气者,一日而主外,平旦人气生,日中而阳气隆,日西而阳气已虚,气门乃闭。(《生气通天论》)

卫气行于阴二十五度,行于阳二十五度,分为昼夜,故气至阳而起,至阴而止……平旦阴尽而阳受气矣。日中为阳陇,日西而阳衰,日入阳尽而阴受气矣。(《营卫生会》)

足见,这里的"卫气"之功即阳气之用也。也正因为这一意义的"卫气"指卫外之阳气,须随入侵之外邪快速反应,故其行除有常规主干道外,还有"应急道",即"见开而出"走捷径直达邪所,驱邪外出。

【三焦】

"三焦"一词,在《黄帝内经》表达两个不同的概念:其一,为六腑之一腑;其二,为五脏六腑之府。

藏象学说中六腑之"三焦",是古人为解决"肾有左右而膀胱无二",脏腑难以相合理论难题的诸种解决方案中的一种,《备急千金要方》明言"**其三焦形相、浓薄、大小并同膀胱之形云**"。换言之,这里的"三焦"实际上相当于膀胱的影子。

三焦膜-原学说之"三焦",是指胸腹内以膈、肓为界的上中下三个分部,为原气之终始,水谷之道路也。

作为六腑之一的"三焦"与作为五脏六腑之府的"三焦"的主要区别见表 1。

表 1　三焦学说与藏象学说"三焦"之别

	膜-原之"三焦"	六腑之"三焦"
功能	气道、谷道、水道,主诸气,司五脏六腑	水道,主水,与膀胱功能相同
属性	分上、中、下三部,为五脏六腑之府	六腑之一,膀胱之属合于肾
诊法	寸口三部分诊,寸主上焦,关主中焦,尺主下焦	委阳络诊
主病	上焦主心肺之疾;中焦主脾胃之疾;下焦主肝肾之疾。主病:三焦失常的霍乱、疝瘕积聚、腹胀、肤胀、水胀之疾	小便失常
输穴	上中下三焦穴:膻中、脐旁和脐下;脏腑募穴、膈肓之原、五脏原穴、六腑下输	委阳

还有一种"三焦"说,以心以上至头为上焦,心以下至脐为中焦,脐以下至足为下焦。今人有称作"大三焦"者。其实这是后人将《难经》寸口脉诊之"三部"与"三焦"相混而生造出的一种"三焦"说,是误读经文的产物,与前两种"三焦"不可相提并论。这一说法在传世文献中最早见于《难经·十八难》杨玄操注,出土文献见于敦煌卷子《明堂五藏论》(P3655)。

《难经·十八难》论寸口脉的三部诊法原无"上焦""中焦""下焦"字样,《脉经》在引用时引入三焦字样,但与"三部"分得很清楚,未经宋人校改的《孙真人千金方》最接近原文旧貌:

寸主射上焦,头、皮毛竟手——上部。关主射中焦及腰——中部。赤(尺)主射下焦,少腹至足——下部。此为三部法,象三才天地人,头腹足为三元也。(《新雕孙真人千金方》卷二十七)

据此可知:上部 = 上焦 + 头、皮毛、手;中部 = 中焦 + 腰;下部 = 下焦 + 少腹至足。看到这样的表述,谁也不会将三焦膜-原学说用于胸腹分部之

"三焦"与《难经》寸口脉用于周身上中下之"三部"相混淆。然而或由于文字传抄的失误,或由于对《脉经》文字的误读,而有将"三焦"与"三部"相混的文献,这一由于误读形成"三焦"的异说,对唐以后医籍也产生了一定的影响,给正确理解三焦膜-原学说造成了一定的干扰。

第 1 节　分部范式的创生

命题 2-1　腰以上者为阳,腰以下者为阴。(L41)

——此为一阴一阳两部分法。

命题 2-2　足之阳者,阴中之少阳也;足之阴者,阴中之太阴也。手之阳者,阳中之太阳也;手之阴者,阳中之少阴也。(L41)

——此为二阴二阳的四分法。

命题 2-3　圣人南面而立,前曰广明,后曰太冲,太冲之地,名曰少阴,少阴之上,名曰太阳;中身而上,名曰广明,广明之下,名曰太阴,太阴之前,名曰阳明;厥阴之表,名曰少阳。(S6)

——此即公理 2-4。

证明:基于命题 1-10"人生有形,不离阴阳",又据阴阳互根律可知人之身形可分为不同的部分,最简分为两部,最多可分为六部,分作六部者即据公理 2-4。其阴阳分部原则为:四肢以内、外侧分阴阳;躯干以表、里分阴阳;头面无内外表里之分故而只有三阳之分部。据此分部原则可得到如下六经分部:

阳明之部——正面部、躯干前面、下肢前面;

太阳之部——正后头部、躯干背面、下肢背面;

少阳之部——侧头面部、躯干侧面、下肢外侧面;

太阴之部——躯干前面之里、下肢内侧面前部;

少阴之部——躯干背面之里、下肢内侧面后部;

厥阴之部——躯干侧面之里、下肢内侧面中部。

又依据阴阳的不同属性可形成立体分部,即横向分部,纵向分部、复合分部。其中发展最充分、应用最广的是纵向分部中的六经分部。

从《黄帝内经》经文不难读出"分部"对于针灸学具有非同寻常的意义：

审于分部，知病本始。（《疏五过论》）

皮有分部，脉有经纪，筋有结络，骨有度量，其所生病各异，别其分部，左右上下，阴阳所在，病之始终。（《皮部论》）

此五藏六府肢节之部也，各有部分。有部分，用阴和阳，用阳和阴，当明部分，万举万当。（《五色》）

善诊者，察色按脉，先别阴阳。审清浊，而知部分。（《阴阳应象大论》）

古典针灸分部理论的构建基于以下信念和逻辑：第一，人体各部之间存在关联，即人体作为一个整体是可分的，每一部分都存在着至少一个与之相关联的部分；第二，关联存在多种形式；第三，"诊-疗一体"是认识机体各部关联规律及形式的普遍遵循的法则：如果两个部位存在着诊断上的关联，则存在着治疗上的关联，相关联的部分就被视为同一分部，不论这些部位是毗邻的还是远隔的。

综合考察分部理论，不难发现如下特点：

第一，方向性：横向分部自上而下；纵向分部则自下而上。

第二，立体性：分部都不是局限于人体体表的区域划分，而是立体的概念，纵向分部有皮、脉部、筋部三层，其中脉部又再分出"经脉""络脉"二层；横向分部没有明确分出深浅层次，但在临床应用时也有深浅之分。

第三，相对性：横向可分为二、三、四、五、六部；纵向则更多，有四部（太少阴阳）、六部（关合枢）、十一部、十二部等。

病在何部，即可随病所刺皮肉脉筋骨而治；"应"在何部，就取何部之"应"穴，不论何病，也不管多么错综复杂的症状，只要认准了病属何部，即可循部取穴，就找到了控制疾病的钥匙。所谓大道至简，千百年来针灸人不断探索、不断追求的，就是如何更准辨识病所，更全面地认识病所的关联部位及关联症状。

第 2 节　横向分部理论

心主神藏神，为五脏六腑之大主，心动则五脏六腑皆摇，基于这样的认识,心痹断然不能刺心。于是"针至病所"的路便封死了,而在"气街学说"的支撑下,横向分部理论应运而生,胸病取背"从阴引阳""从阳引阴"的刺法经验获得理论解释。

命题 2-4　气在头者,止之于脑。气在胸者,止之膺与背输。气在腹者,止之背输,与冲脉于脐左右之动脉者。(L52)

命题 1-56　五藏募皆在阴,而输皆在阳。(《难经·六十七难》)

——"然:阴病行阳,阳病行阴。故令募在阴,输在阳"(《难经·六十七难》)。

证明:基于公理 2-3"阴阳表里上下内外左右雌雄相输应也",腹为阴,背为阳;里为阴,表为阳,阴阳相应,"阴病行阳,阳病行阴,故令募在阴,输在阳",则针刺治疗可"从阳引阴""以表治里"。

横向分部理论基于"气街学说"将人体自上而下分作若干部分,同一分部之气前后左右相贯,内外相通,因而对每一部的病症,可按部取"病应处"为输而治,或膺病取背,或左病取右。在这个理论框架下,古人治疗心痹的刺法——"偶刺法"得到了圆满的解释。

横向分部理论要点

理论假说	气街学说;三焦膜-原学说
诊法	循部触诊"病应";寸口脉三焦分部诊法
治则	按部取穴,膺输治背,背输治膺;或以应穴为输,或以右治左,从阴引阳,从阳引阴;本部不愈则递次取下部。
刺灸处	背输、募穴;气街上下输,应穴
针具与刺法	偶刺、输募对刺;巨刺、缪刺;三焦分部刺法。

"气街学说"为横向分部理论提供了有力的支撑,基于气街学说,横向分部形成了完整的诊疗理论,并得到广泛而长久的应用。

在传世本《黄帝内经》中不见有系统论述横向分部的专篇,根据散在论述及相关临床应用,可知其横向分部有:二部(《热病》);四部(《卫气》《水热穴论》);五部(《五禁》)。

应用最多的分部法为头、胸、腹、胫(也有分作头、胸、腹、四肢者)四部,将人体上下横向分为四部或五部,实际上还是三部:头、胸、腹。上肢近端与胸连,下肢近端与腹连。从该理论的临床实际应用来看,也是主要体现在躯干部。

耐人寻味的是,横向分部理论的临床应用即使在经脉理论最盛行的时期也没受到太大的影响,《脉经》载有横向分部的专用刺法——三焦分部刺法;《针灸甲乙经》的输穴分类仍然是躯干按横向分部,四肢肘膝以下纵向分经,是一种横向、纵向结合的模式,这个模式对后世的针灸临床产生了深远的影响,可以说从古至今,横向分部理论的临床应用一直就没中断。只是由于经脉理论强光的遮挡,人们早已不知该理论的来历与旧貌。那些应用该疗法的人们,不论是古人还是今人,在自身理论缺失的情况下,自觉或不自觉地从他们唯一熟悉的经脉理论中寻找理论支撑。

需要特别指出的是,**背输、腹募实际是从横向分部理论分化出的子集**,在《水热穴论》载有横向分部理论一个典型应用实例——"治热病五十九输",五脏背输已经从头、胸、腹、四肢部独立出来。此外,从集汉以前针灸输穴主治之大成的《黄帝明堂经》来看,躯干腰背部与胸腹部前后对应穴的主治病症皆前后相应,背穴主腹病,腹穴主背病。这个经验只能用横向分部理论解释,而无法用经脉理论解释,不应归入十二经系统。三国时吕广分别著有《募输经》和《玉匮针经》,也是将募输穴视为一个独立的输穴系统。

如果横向分部理论的临床应用只是随病所前后左右取穴,那么其存在的价值就不大。横向分部的意义在于:第一,每一部的取穴是有规律的;第二,上部病于该部针灸不已,则递次取下部穴,而且于下部取穴时几乎都与上部呈同一纵向的取穴,实际上纵向分部的"经脉"概念已经呼之欲出了;第三,总是上部不已,取下部,很少有相反者。与经脉理论临床应用的根本区别在于:横向分部取穴,取上部穴不效,只能递次取下部穴,不能隔部取穴;而经脉理论的临床应用上,最上部之病可以取最下部之穴。

作为横向分部理论临床应用的范例,"三焦分部刺法"不仅大大拓展了横向分部理论的应用域,而且补强了其诊法上的不足。而三国时吕广论脏腑募输穴的专著《募输经》的问世标志着横向分部理论地位的确立。

第3节 纵向分部理论

纵向分部理论,经历的发展阶段最多,构成最复杂,传承最完整。纵向分部理论将人体按纵向分作若干部:有四部(二阴二阳)、六部(三阴三阳)、十一部(足三阴三阳和手二阴三阳)、十二部(手足三阴三阳)。

在同一部中还包括深浅不同层次的立体分部:皮之部、脉之部、筋之部。其中脉之部又分"经脉"与"络脉"两层。其具体的理论体系构成包括:经脉学说、奇经八脉学说、络脉学说、经筋学说。其中经脉学说最为复杂,又包括以下诸说:标本学说、根结学说、营气学说、脏腑表里学说。

一、经络学说

命题 2-5 夫十二经脉者,皆络三百六十五节,节有病必被经脉,经脉之病皆有虚实。(S62)

命题 2-6 [邪]中于面则下阳明,中于项则下太阳,中于颊则下少阳,其中于膺背两胁亦中其经。(L4)

命题 1-21 能知六经标本者,可以无惑于天下。(L52)

证明:基于公理2-4"人体三阴三阳纵向分部律",可得到六经分部,故知邪中于面则病在"阳明之部",中于项则病在"太阳之部",中于颊则病在"少阳之部";中于前膺者则病在"阳明之部",中于前胸之里者则病在"太阴之部";中于背者则病在"太阳之部",中于背里者则病在"少阴之部";中于胁者则病在"少阳之部",中于胁里者则病在"厥阴之部",故据病症所在之部而知何经之病。又,诊见某一经标本脉动异常即知病在该经,即取该经标本之输治之,故曰"知六经标本者,可以无惑于天下"。

经络分部理论要点

理论假说	标本模型
诊法	诊脉法、诊络法
治则	上病下治,内病外治,皆循经取本部应穴:脏病取原,腑病取合;经病循经取本输,络病取十五络输,皮部取四末血络

刺灸处	脉输（经脉之输、络脉之输）
针具与刺法	毫针、圆利针、锃针。输刺、远道刺；经刺、络刺

经脉理论之所以能获得最大的发展空间，主要是其在以下三方面占尽了优势：

首先，从观念上看，注重普遍联系的整体观是中国人独特思维基因的表达，而经脉学说植根于"标本"观念，充分体现出了中国人的思维特征，针灸人特有的智慧在这里得到了充分展示。经脉学说晚出而后来居上，并长盛不衰，正是因为它最能契合中国传统文化基因和中国人独特的看世界的方式——对于疾病不是直接，而是间接治疗，不仅从前景，更从背景着眼。"标本"的观念不仅是针灸治疗原则，也是经络学说诞生的原点，这样的理论一旦出现，更受人们的青睐，得到更大的发展空间。

第二，很长时间内，"脉"是古人所认识到的唯一一种传输系统，只有通过脉的传输，气血才能运行周身，病邪才能上下表里传注，因而只有刺脉刺输才能借助于脉的传输治疗远隔躯体及脏腑的病症。

第三，在理论的经验支撑方面，"诊-疗一体"是古人检验针灸理论的基本法则，而"诊-疗"二者之中，"诊"又处于主导地位，"诊"决定"疗"。而从一开始，脉诊在诊病的地位和作用便是其他任何一种诊法所不能比拟的，这就从经验层面决定了基于脉诊的经脉理论更具有获得广泛应用和持续发展的潜力。相比之下，横向分部在"诊"这一层面的积累与总结还非常薄弱，虽然在一个时期创造出了技术上的辉煌，但很快就由于缺乏诊法的支撑而难以在治的层面发挥更大的作用。

作为纵向分部理论的核心，经络学说最突出的应用是远道取穴——远道上下取穴，更准确地说，是以本治标。超越了"病所"和"病应"的局限，有了更多的选择，从而使得古典针灸产生从前景到背景，从局部到整体的转变。如果说横向分部呈现的是内外相应、左右相联，那么普遍联系的整体观则在经脉理论中得到最充分的展现。

二、经筋学说

命题 2-7　皮有部,肉有柱,血气有输,［筋有结］,骨有属。(L59)

命题 2-8　皮有分部,脉有经纪,筋有结络,骨有度量,其所生病各异,别其分部。(S56)

命题 2-9　形乐志苦,病生于脉,治之以灸刺;形苦志乐,病生于筋,治之以熨引。(L78;S24)

证明:基于选取刺灸处公理 12-1"因病所在刺之",则病在脉刺脉,在筋刺筋;"脉有经纪,筋有结络",故脉有分部,筋亦有部,分部不同,所主病各异。

经筋分部理论要点

理论假说	以经脉为纪。
诊法	诊筋急、"结筋"法
治则	筋部无阴无阳,无左无右,候病所在;转筋于阳治其阳,转筋于阴治其阴,皆卒(焠)刺之。
刺灸处	筋急、"结筋"处。
针具与刺法	燔针劫刺;关刺;恢刺;分刺。

之所以经筋学说的构建以经络学说为模板,一方面可能因为经络学说作为针灸理论的主导,自然会成为其他理论构建的范式;而更主要的原因在于,筋与脉有太紧密的关联,二者之中的不少概念术语都可见一一对应的关联,在病理上也相互影响,脉病、筋病有着共同的主病因"风寒",寒则脉急,脉急则痛;寒则筋急,筋急则痛;脉痹治以"血脉""结络",筋痹治以"筋急""结筋"。《黄帝内经》大量论述"血脉""结络"作为血气不行的标志,实则"筋急""结筋"也常常是血气不行的反映。经脉伏行于分肉间,筋急乃至结而成"结筋"则分肉不解利,脉不通血气不行,刺筋急结筋以柔筋则分肉解利,脉通血行,痹乃除,故曰"骨正筋柔,气血以流"也。

在有些情形下"筋""脉"二者的关联之紧密甚至达到难以分离的程度,故而常常连称曰"筋脉",例如"络脉治皮肤,分腠治肌肉,气口治筋脉,经输治骨髓、五脏"筋脉不通,病生于不仁""筋脉和同,骨髓坚固,气血皆从"。

之所以要**于经络学说之外另立"经筋学说",主要因为两个伟大的发现——特定病症模式的"筋急"机制和疼痛的常规刺法"分刺"法**。正确认识经筋学说,则针刺治痹的最常用刺法"分刺法"便获得了强有力的理论支撑;三焦膜-原学说亦可大为拓展,发挥更大的作用。

作为针灸应用最广的病症,痹症中的"众痹",从躯体之痹到内脏之"积",皆归属于经筋病候,本身足以说明**经筋学说在针灸诊疗上曾扮演了十分重要的角色,其重要程度甚至不亚于经络学说**。然而,在《黄帝内经》结集时,经筋学说或由于与"血气"的关联度远不及经络学说而被淡化,但根本的原因在于汉以后人们已不知筋病的诊法和刺法,在经筋疗法最有优势的痹症和积症的治疗中也不知如何应用,失去临床实践的支撑,理论的衰落则是必然的结局。今欲重振此说,找到未来正确的发展方向,首先要回到人们迷失处——筋病刺处的选定及定式刺法。

关于筋病刺灸处,《卫气失常》曰"筋部无阴无阳,无左无右,候病所在"。那么,筋病何在?《经筋》有如下论述:

经筋之病,寒则反折筋急,热则筋弛纵不收,阴痿不用。阳急则反折,阴急则俯不伸。焠刺者,刺寒急也,热则筋纵不收,无用燔针。

——十二经筋病候下皆曰"治在燔针劫刺",而此条明明白白、清清楚楚指出"刺寒急",而非刺痛处。

由此可见,筋病只有两种:筋急和筋纵,而《经筋》主要针对筋急,所述病候多为筋急的种种表现,治则和刺法也是针对寒邪所致的"筋急"。

筋急包括阳筋急和阴筋急(又曰"内[筋]急"),躯体症状主要由阳筋急引起,而内脏症状由阴筋急引起。《经筋》十二经筋病候主要为阳筋急的症状,"筋急"的表现形式主要包括"支""反折""转筋""结筋""瘛"。

——"支"字,历代注《黄帝内经》者皆无注,今人也无考。"支",义即支撑。在《黄帝明堂经》的不同传本有写作"楮"者,又有写作"柱",义并同。其实,在《黄帝明堂经》中"支"或"楮"表达筋急疼痛的用例,比"反折""转筋"等术语更常用,直到今天我们在形容疼痛时还常说"像是筋抻着痛"。

筋急之"支""反折""转筋""结筋"都可导致疼痛,此外筋急还可引起许多非痛性的复杂症状,例如"卒口僻,急者目不合""阴器不用""耳中鸣""舌卷""息贲,胁急吐血"等。筋急所致的痛性和非痛性病症的治疗原则都相同——"燔针劫刺,以痛为输"。可见,"以痛为输"之"痛"字不能理解为疼痛,而只能理解为"病"①——有病之筋的"筋急"处。也即上引《经筋》所述"经筋之病"下的刺法"焠刺者,刺寒急也"之义。经筋之病取"有病之筋"也正如经脉之病刺"有过之脉"也。

在具体的十二经筋病症表述模式也已充分体现了这一点:

足少阴之筋……其病:足下转筋,及所过而结者皆痛及转筋。(《经筋》)

——此明言足少阴筋所过之处的痛和转筋皆由"结筋"所致。

手太阳之筋……其痛(病):当所过者支、转筋。治在燔针劫刺,以知为数,以痛为输。(《经筋》)

手少阳之筋……其病:当所过者即支、转筋舌卷。(《经筋》)

手阳明之筋……其病:当所过者支痛及转筋。(《经筋》)

手太阴之筋……其病:当所过者支、转筋痛;甚成息贲,胁急吐血。(《经筋》)

——内筋急则"息贲,胁急吐血"。

手心主之筋……其病:当所过者支、转筋;前及胸痛息贲。(《经筋》)

手少阴之筋……其病:内急,心承伏梁,下为肘网。其病当所过者支转筋,筋痛。(《经筋》)

——此条将内筋(阴筋)急和外筋(阳筋)急病症分别论述,一目了然。内筋急须用熨引饮药治之。

《黄帝内经》其他篇对于筋病的刺处更有明言:

病在筋调之筋,燔针劫刺其下及与**急者**。(《调经论》)

——这里明言治经筋之病,针刺筋"急"者。

恢刺者,直刺傍之,举之前后,恢**筋急**,以治筋痹也。(《官针》)

——这里明言治筋痹,针刺"筋急"处。

---

① 汉以前古籍"痛"与"病"字常互用或混用,如手太阳经筋病候"其病"即写作"其痛"。

足见《经筋》所谓"以痛为输"只能理解为"以筋病处为输",是以"筋急"处为输,即以"受病处"为输,不以"显病处"为输。或许是担心后人不能解筋痹刺法之要,《经筋》作者在作为全篇的结语"焠刺者,刺寒急也,热则筋纵不收,无用燔针"句下,又特别追加一句"足之阳明、手之太阳筋急则口目为僻,目眦急不能卒视,**治皆如右方**也"。这里特意在足阳明、手太阳经筋病候中选取两个非痛性症状,强调其治疗"皆如右方也",即如痛性症状一样,"刺寒急"也。唯恐后人被十二经筋病候下反复出现的"以痛为输"之"痛"字所困。

正因为经筋病的刺所是"筋急"处,因此能否精准地辨识"筋急"所在即为治疗成败的关键。一条经筋上下的诸"痛"可由一处的"筋急"所致,也就是说,痛处与筋急处可以相隔很远,例如足少阳经筋病候"腘筋急,前引髀,后引尻,即上乘眇季胁痛,上引缺盆膺乳颈……",其髀、尻、眇、季胁、缺盆膺乳颈等各处疼痛,皆由"腘筋急"所致;又如足厥阴经筋病候"其病足大指支,内踝之前痛,内辅痛,阴股痛转筋,阴器不用",各处疼痛及"阴器不用"皆由足大指筋急所致,在这种情形下,只要精准找到"筋急"所在,针刺以柔之,所有的痛症尽消,非痛性症状也随之而解;反之,如果只是在痛处针刺,疼痛或可减轻一时,但很快疼痛如旧。由此还可推导这样的判断:如果有明显的痛处,但没有发现"筋急"处,即可判定此痛非经筋之病,非刺筋法所治也。

经筋的病候也有这样的情形:多种症状可由多处"筋急"导致,治疗则须刺所有"筋急"处;但往往更常见的是,在多种"筋急"中有一处"筋急"为初始的,其他处为继发的,这时的治疗往往须或先须处理最初的"筋急"处即可使诸"急"皆缓,诸症皆除。足见,诊"筋急"的重要性对于筋病的针灸不论怎么强调都不过分。

关于筋病的具体刺法,《经筋》篇只提及"燔针劫刺",另在手太阳经筋下曰"治在燔针劫刺之,以知为数,以痛为输,其为肿者,复而锐之",在这一语境下"复而锐之"的刺法特指该篇病候"颈肿"(瘰疬)而言,但完全可以用作治疗"结筋"的通用刺法(详见本书第 5 章示例二"痹症——古典针灸学的原点");刺法标准的专篇《官针》记载的治疗中寒筋急痛痹的十多种定式刺法,皆表现出一个共同的特征——平刺、斜刺于皮、肉之间。此外《热病》所载治疗筋纵所致"偏枯"的刺法同样为卧针刺"分腠之间"。

从以往对筋病刺处及刺法的迷失中走出,再回过头来读《经筋》,霍然眼前一亮,心头一热,古人对于"筋急"所致各种症状特征观察之细密,规律认识之深刻,治疗方法之精妙,实在超出我们的想象,对于古人的敬仰之情油然而生,古人两千多年前的发现,随着现代医学在这一领域的拓荒的重发现而显得更加伟大——当代东西方各家筋膜学说风行,然多限于痛证的应用,而两千多年前中国针灸人还多走了一步——对"筋急"引起的非痛性诸症进行了极为细密的观察和卓有成效的治疗。

今天针灸临床以及针灸作用机制研究中的许多困惑都能在重读《经筋》的蓦然回首中冰释;现代许多针灸"新针法"也都可在此找到源头活水。

针灸理论的发展命运与"血气说"息息相关,表面看来经筋与血气的关联不高甚至无关,这一表面印象实为后人的误解,当人们在说"脉"时,不仅指脉内中空的部分,还包括脉外的膜——经隧;"筋"外同样有膜,明确认识并指出这一点的是唐代杨上善:

肝主身之筋膜。杨上善注曰:膜者,人之皮下肉上膜肉之筋也。(《太素·五脏痿》卷二十五)

陷于肉肓而中气穴者也。杨上善注曰:肉肓者皮下肉上之膜也。(《太素·胀论》卷二十九)

地有林木人有幕筋。杨上善注曰:幕当为膜,亦幕覆也。膜筋,十二经筋及十二筋之外裹膜分肉者名膜筋也。(《太素·人合》卷五)

可见,"筋"不仅是指"肉",还包括了包裹肉的外膜,准确的表述应作"筋膜",只是"经筋膜"的说法不合古人的行文习惯而只曰"经筋"。"筋"本身虽"中无有空,不得通于阴阳之气,上下往来",但筋外之膜曰"肉肓"乃卫气所行之主干道,与体内肓膜的性质一样,皆为气汇气行之处,故刺气穴须刺及肉肓气乃行。刺脉调气,其调气之功主要通过刺脉外之膜"经隧"实现,故《调经论》气之有余不足皆调于经隧。同样,刺筋外之膜也是调卫气的重要路径,古人将行于"分肉之间"的脉名曰"经脉"本身就说明了经脉与经筋不可分割的关联——没有筋外之膜，就没有"分肉之间"，也就没有"经隧"，针刺调气也就无以着落。

由于人们没有意识到筋膜行气之属性，使得原本与经脉学说相辅相成的经筋学说渐渐"失宠"；汉唐之间虽有有识之士致力整合经筋学说、经络学说于一体，可惜未能有如杨上善关于"经筋"的解读，终未使得经筋学说再次"得宠"，曾在针灸发展史作出过巨大贡献的经筋学说在唐以后已名存实亡。失去经筋学说的强有力的支撑，经络学说也难只手擎起针灸诊疗之"天"，造成了针灸理论与实践的严重"失衡"状态——随着经筋学说的衰落，其支撑的临床诊疗经验，一小部分被勉强纳入经络学说，大部分则散落殆尽。

第4节 复合分部理论

主要包括以横向分部为主兼具纵向分部特征的三焦膜-原学说，以及以纵向分部为主兼具其他多种功用的营卫学说。

一、营卫学说

（一）经脉环周之营卫

命题 2-10 夫血脉营卫，周流不休，上应星宿，下应经数。（L81）

命题 2-11 营气之道，内谷为宝。谷入于胃，乃传之肺，流溢于中，布散于外，精专者行于经隧，常营无已，终而复始，是谓天地之纪。（L16）

命题 2-12 营在脉中，卫在脉外，营周不休，五十而复大会。阴阳相贯，如环无端。（L18）

证明：基于"生气通天"公理，人之血气应天地之气，已知天之日月星宿之行"如环无端"，地之经水"内外相贯"圆道也，故人之血气也应之而周流不休也。

营者，环也，脉内环周之气。之所以在"营气"之外另设一"卫气"的概念，其一，是出于阴阳对偶的观念；第二，脉内外的物质相互交通才能生化不息。

"营"乃循环之血,"卫"乃循环之气,是构建气血循环,保证气血匀速运行不可缺少的概念。通览《黄帝内经》"营卫"之论,可见一明显特征——"周而复始""如环无端",如果除去"营卫"如环无端,周而复始特定的循环意义,其功用实可统于"血气"。

(二) 血气之营卫(荣卫)

命题 2-13　阳者,卫外而为固也。(S3)

命题 2-14　阳气者若天与日,失其所则折寿而不彰,故天运当以日光明。是故阳因而上,卫外者也。(S3)

命题 2-15　卫气者,出其悍气之慓疾,而先行于四末分肉皮肤之间而不休者也。(L71)

命题 2-16　审察卫气,为百病母。(L48)

证明:基于阴阳公理,表为阳,里为阴;已知营为阴,卫为阳,故卫气行于躯体之表——皮肤、腠理、分肉之间;营气行于里血分;卫气固表卫外,故曰"审察卫气,为百病母";营气生血荣养周身,故营气又曰"荣气"。

为区别于十二经脉如环无端的"营卫学说",作为奉身卫外的"营卫学说"可称作"荣卫学说"。或者说,"营卫说"是"荣卫说"的一部分。

如果"营卫学说"只是为如环无端经脉环周说提供理论支撑,那么营卫学说只能作为经脉学说的附属而存在。然而"营卫"通过概念的延伸,在解释病机方面获得广泛的应用,几乎可以用来解释所有疾病的病机。"营卫"概念的延伸通过以下两步完成:

第一步,赋予"营"以"荣"的意义,从而获得血气的营养功能;

第二步,赋予"卫"卫外固表之功,从与经脉之营伴行的固定模式和路径中拓展开来,承担了阳气、正气的重任,至少是清阳之气的功能,而有"清阳发腠理"之说;卫气可以直达分腠以开合腠理;也可以从分肉之间出表达分腠。分腠和分肉之间是卫气之道,也是邪气停留的两个虚空处,由此提出"审察卫气,为百病母"的命题。

命题 2-17　卫气每至于风府,腠理乃发,发则邪入焉。(L79;S35)

命题 2-18　风府无常,卫气之所应,必开其腠理,气之所舍节,则其府也。(L79)

命题 2-19　疟气随经络沉以内搏,故卫气应乃作也。(L79)

——"卫气者,昼日行于阳,夜行于阴,此气得阳而外出,得阴而内薄,内外相薄,是以日作"(《疟论》)。

证明:据公理 9"气行虚空,正气不行则邪气客之",故知邪之所客,其气必虚;卫气所应,其病乃作。又因卫气的重要功能是"卫外",外邪入侵,卫气可走捷径直达邪之所在,驱邪"见开而出"而不必循常道也。若旧邪伏留也须"卫气应"乃发病,则卫行脉外既有常路也有"应急道"。

具有现代医学免疫学知识背景的人读到这里,一定无法相信:在两千年多年前的针灸经典会读到现代医学的最新思想。**中国古人不乏深邃的思想,只欠浅显的表达,以至于今天的针灸人反而需要参照现代医学的概念语言,才能对古人解码生命的智慧稍有领悟。**

营卫学说的意义:其一,为构建五十营,经脉的如环无端的循环模式;其二,曰"血气"者,则血气为一体行于脉内;曰"营卫"者,则"卫"独立出来行脉外,使血气说进一步向"气"倾斜;其三,突出了"卫"的抗邪之功,拓展了血气的应用范畴;其四,在刺法上也单立"刺卫"法,强调刺脉外以调气。催生了"血气说"的重心由血向气的偏转,促成了针刺法从刺脉出血向刺脉外调气调经的具有划时代意义的转向。

二、三焦膜-原学说

本可以将这一学说置于"横向分部理论"之下论述,然而三焦膜-原学说虽以横向分部为基调,但也表现出某些"纵"的特征,更主要的是如将其并于某一分部理论之下,不足以体现其对整个古典针灸学的重要意义,也有负古人在构建这一学说极其漫长的探索中所倾注的心血和智慧。

命题 2-20　膏(膈)之原,出于鸠尾,鸠尾一。肓之原,出于脖胦,脖胦一。(L1)

——杨上善注:"肓谓下肓,在脐一寸。脖,藕忽反;胦,于桑反,谓胦脐也"(《太素·诸原所生》卷二十一)。

推论 2-20　五脏之原有出于胸腹者,膈、肓之原亦当有出于四关者。

——经脉有上输下输,经脉之原"四海"有上输下输,血气之源五脏六腑亦有上输下输,以此推之则所有血气之源、之府、之会,以及血气之所注的官窍皆当有上输下输也。膈、肓属于"脏",既然膈、肓之原有出于胸腹者,五脏亦当有原出于胸腹;反之,五脏之原既有出于四关者,膈、肓亦当有原下出于四肢。已知《难经》已言五脏之原在胸腹者曰"五脏募",具体的名称、定位和主治则详见于《黄帝明堂经》。而膈、肓之下输未见明言。从对应关系可推知,膈之下输出于大陵、神门;肓之下输出于巨虚上下廉、三里。

命题 1-29　脐下肾间动气者,人之生命也,十二经之根本也,故名曰原。三焦者,原气之别使也,主通行三气,经历于五藏六府。(《难经·六十六难》)

命题 2-21　肾间动气也,此五藏六府之本,十二经脉之根,呼吸之门,三焦之原。一名守邪之神。(《难经·八难》)

命题 2-22　三焦者,水谷之道路,气之所终始也。(《难经·三十一难》)

——"上焦者,在心下,下膈,在胃上口,主内而不出。其治在膻中,玉堂下一寸六分,直两乳间陷者是。中焦者,在胃中脘,不上不下,主腐熟水谷。其治在脐傍。下焦者,当膀胱上口,主分别清浊,主出而不内,以传导也。其治在脐下一寸。故名曰三焦,其府在气街"(《难经·三十一难》)。

命题 2-23　三焦也,有原气之别焉,主持诸气,有名而无形。(《难经·三十八难》)

命题 2-24　腠者,是三焦通会元真之处,为血气所注。(《金匮要略》)

命题 2-25　营出于中焦,卫出于下(上)焦。(L18)

证明:据公理 9 可知"气行虚空,正气不行则邪气客之",又知体内最大虚空在胸腹腔,以膈、肓为界分为上、中、下三部曰上焦、中焦、下焦,总曰三焦,故三焦"经历于五藏六府",乃五脏六腑之府;又,虚空之大者不仅是气行之处,还是气会之处——气海,以及原气生发之处——肾间动气,故谓三焦为"气之所终始也"。

胸腹之中各有一最大的膜——膈、肓,很早就引起了古人的关注,对其形态结构进行了极为细密的观察,推求其生理功能以及与疾病的关联。基于"气行虚空"的理念,古人认为脏腑之外和之间那些虚空的膜,乃血络灌注,气所游行之处。以脐下小肠肓膜(膜原)为气海、命门、三焦之原者,以其膜之大,膜之聚也;又以此区域为动气最甚处,故为"动气之原""原气所出"。同样上气海膻中,为上焦之"治",也以其为膜之大、膜之聚也;为气海、气会,以其动气所及也。膻中"一名元儿",则与下气海"一名命门"的理念相似也。治疗心病的募与输、心之原及五输都归于心包,而不是心。既知血气之府"脉"以治血气之疾,又知心之府"心包"主治心病,再往前一步则知脏腑之府"三焦"主治五脏六腑之病也。

三焦膜-原学说要点如下:

1. 三焦之形　三焦以"膜"为体,以为脏腑之包裹、间隔和悬挂,胸腹之内、脏腑之外的各类膜总谓之"三焦",是为脏腑之府、脏腑之系。在所有胸腹肓膜中"膈"和"肓"以其部位的特殊性和功能的重要性而最先被认识。膈,又称作"膈膜"(相当现代解剖学所说"横膈膜"),谓之"气海";肓,即"小肠膜原",又称"下膈膜"(相当于现代解剖学的"肠系膜"),亦谓之"气海"(清代王清任谓之"气府")。膈与肓也是主持诸气之三焦的分界:胸腹之域,膈以上至咽喉为上焦,膈、肓之间为中焦,肓以下为下焦。胸腹内之"肓膜"作为三焦之体,又称作"焦理"[①];又,三焦膜-原学说以皮下"腠理"为三焦之外应,皆行三焦之气——卫气,故"腠理"也谓之"焦理"。

2. 三焦之用　三焦以气为用,主持诸气。气之原出于两肾间命门,即以下"气海"为气之原,故三焦是以下焦为原,经营上焦、中焦,主持三气:上焦主卫气,中焦主营气,下焦主原气。在内,脏腑的形态及其相互间位置关系取决于三焦之膜,脏腑间气的运行以及功能的整合也通过三焦实现。在扁鹊医学中,"三焦"常常用作命门、原气的代名词,所谓"命门者……原气之所系也"(《难经·三十六难》),"三焦者,原气之别使也……原者,三焦之尊号也"(《难经·六十六难》)。上膈为气海,下肓为气海,中焦为水谷气血之海,故曰三焦为"水谷之道路,气之所终始也"(《难经·三十一难》)。正因为三焦为脏腑之府,故《扁鹊针灸经》以三焦输主五脏六腑之疾。三焦募当命门——与下焦之原"肓之原"只半寸之隔;独取寸口脉法,也以尺

---

①《灵枢》注家多不明此理,将《论勇》所说胸腹内肓膜的"三焦理横""其焦理纵"中之"焦理"误解为体表分内之间的"腠理"。

脉为命门三焦脉之所出,皆是"三焦以下焦为原"观念的具体体现。

3. 病机与主病　三焦以膜为体,以气为用,并为气、水、谷之道,气病主要为气逆、气虚、气乱,病逆气里急、腹满气胀、脐下动气、寒疝积聚。三焦病症与冲脉病候相近,因三焦原气以冲脉为道故也;气乱则病霍乱、百合。水谷之道则表现为不通和不约,上焦不通则胸膈痞满而病气膈、洞膈(膈洞)、迥风、上膈、膈中、噎膈;不约则漏气(食下汗出),或泄下便利。中焦不通则关格隔绝,腹满膨膨不欲食;不约则洞泄下利。下焦不通则大小便不通利;不约则大小便不止。与藏象经脉学说不同的一点在于,三焦膜-原学说中疾病传变先从脏到腑,久病不已最后累及三焦,导致三焦气机逆乱,水谷运化紊乱,及至三焦功能衰败,则为不治之死症。因而,**该学说在慢性病、多脏器合病的疑难病症,以及老年病诊疗的应用上显示出突出的优势和巨大的潜力**。

4. 诊法　寸口脉三焦分部诊法,寸脉主上焦,关脉主中焦,尺脉主下焦,例如寒痹、癥瘕、积聚之脉,皆弦紧,若在心下,即寸弦紧;在胃管,即关弦紧;在脐下,即尺弦紧。更精确的诊法是三焦六部分诊,如诊三焦之积大法:在寸口,积在胸中;微出寸口,积在喉中。关上,积在脐旁;上关上,积在心下;微下关,积在少腹。在尺,积在气街。诊腹:诊动气以知积之所在;诊脏腑募以知病之所在,察脏腑募之隐痛或微凸以别痈疽。

5. 输穴系统　"原"作为三焦膜-原学说的一个独特的核心概念,除表示原气所集、所出处之外,还表达三焦之膜所集、所系之处。不同时期不同医家在表达上述概念时采用了不同的术语:早期用"原"字。病在膈刺膈,在肓刺肓,刺膈之处谓之"膈之原",刺肓之处名曰"肓之原"。不仅膈有原,肓有原,上、中、下三焦也各有其原谓之"治"①:上焦治在膻中(膻中、巨阙),中焦治在脐旁(肓输、天枢),下焦治在脐下(阴交、气海、石门)。三焦之内脏腑之膜也各有原谓之"募":心之募"巨阙"、肺之募"中府"、肝之募"期门"、脾之募"章门"、肾之募"京门"、胃之募"中脘"、胆之募"日月"、大肠募"天枢"、小肠募"关元"、膀胱募"中极"。三焦作为脏腑之府也有其募,募在

---

① 治,在唐代文献中为避讳而用"理"字。

脐下二寸石门。这里脏腑之"募"与膈、肓之"原"的意义是相同的^①，皆指脏腑之膜所系、脏腑之气所出之处。故在三焦膜-原学说中，三焦，作为一个整体有其原，上、中、下焦皆有其原；三焦之界膈、肓有其原，三焦之内脏腑之膜也各有原。这些脏腑、三焦之"原"，既是诊察三焦、脏腑状态之处，也是治疗三焦、脏腑病症之处，并与出于四肢的五脏之原（五输穴之"输"）和六腑下输（"下合输"）共同构成一个三焦脏腑的输穴体系，用作三焦分部针法的输穴系统。

如用一句话概括三焦学说之要，可曰"以膜为体，以气为用"，如用一个词来概括即"膜原"，其中"膜"指胸腹内、脏腑外之膜；"原"有两层含义：其一，指原气所集、所出之处；其二，指膜之所集、所系之处。为了不与《黄帝内经》原有的术语"膜原"相混，特于其间加一分隔符作"膜-原"，名曰"三焦膜-原学说"，直接以三焦的体和用为名。

三焦膜-原学说的诞生对于分部理论格局、输穴体系重构，以及针灸技术的重大意义主要体现在以下几个方面：

1. 对于横向分部理论而言，补强了该理论缺乏专属的诊法及输穴系统的不足；对于针至病所刺法而言，开拓了五体之间的刺法，皮、肉之间的"分刺法"成为治疗痹症的常规刺法而得以广泛应用；发现脏腑及三焦募穴、原穴，拓展了针至病所刺法的应用域。对于经筋学说应用域的拓展：借助于"膜筋"的概念，使得肢体之"筋"得以入行于体内，与胸腹内最大的膜"膈"（贲）与"肓"（脐）关联，三焦主病"痹症"与"积聚"归属于经筋病候，使得经筋病候从肢体延伸到胸腹内；对于经络学说，其循行路径详于表而略于里，而三焦说则特详于里略于表，二说整合才能真正形成一个沟通内外上下的理论体系。再说气的运行，如果只有经脉学说，则卫气只有与脉并行这一个通道，极为重要的原气之行以及相关的五脏十二原、十二募穴等则失去直接的理论支撑。

2. 对于输穴系统的重构，三焦膜-原的输穴系统包括：膈之原、肓之原、上中下三焦之治、脏腑及三焦之募，其中五脏之募又与出于四关的五脏之原关联,六腑之募与出于肘膝的六腑下输关联,从而将原本归属于不同分部理论的输穴无痕连接起来,预示了输穴临床应用新的可能性,拓展了选穴设方理论。

3. 从胸腹之募到四关之原、六腑下输的关联。继经脉理论提出机体上下关联的"脉络说"之后,提出了实现机体联系的新假说——"膜说",以巧妙的方式,提供一个"针至病所"和"气至病所"针术和谐共享的理论平台,在这个平台上旧有的"分刺法"、新创的"募刺法"都获得了强有力的理论支撑,同时原由经脉理论支撑的"本刺法""输刺法"也获得了新的解释,这样三焦膜-原学说与经脉理论形成最大的互补:在外,脉行分肉间,肓也在分肉间;脉行气,脉出入之会处为输,肓也行气,气聚处为穴。分肉之间为脉与膜(肓)共行之处,也是络脉渗灌、卫气所行、邪气所客、针刺所在之处,曰谷、曰溪、曰分,总名曰"气穴";在内,一方面脉与膜并而为脏器之"系",另一方面,肓膜本身也是脉络所注之处,所谓"凡筋膜所在之处,脉络必分血气必聚"(《类经》卷十七)。

4. 古人"重虚空"的理念在这一学说中得到充分体现。从重实体之脏腑到重脏腑间、脏腑膜、脏腑之府,三焦成为人体最大的和最重要的府,五脏六腑功能的发挥皆有赖于三焦功能的正常。刺脉之法,从砭针启脉刺血,到毫针刺脉外调气,与刺肉肓靠近,而当刺脉、刺肓都聚集于气时,则所刺之处便谓之"气穴"——使得原本分立的"输"和"穴"统一在膜、气之下。从理论到实践都在膜-原的整合下实现了统一。借助于"膜"的连接,不仅是体内脏腑连成一个整体,而且向躯体外延伸与肢体的筋膜连成一体,将人体内外连成一个整体,成为继"脉"之外,又一连接、传输系统,形成了"膜"与"脉"双通道的连接模式。

三焦膜-原学说为实现分部理论的整合提供了理论支撑和操作路径,旧理论中的缺环在这里得到补强;旧理论的不和谐处在这里得到调适。之前不相关的理论在这里得到整合,其推陈出新,融古纳新的设计显得是那样的巧和妙,充分体现了古人在处理极端复杂问题时的"大道至简"的智慧。

结语：脉与膜的"双螺旋"

1. 分部理论是对疾病发生、发展常见模式及其诊疗规律的总结和理论说明。

2. 三焦膜-原学说的意义：以分肉之间的肉育作为三焦的外应，与胸腹之内的育膜构成一个整体，从而将内脏与内脏，内脏与肢体，上下内外连成一个多层次的整体，提供了分部理论跨界整合的平台。

3. 经脉理论的核心地位在古典针灸学的各个方面得到充分的体现，而同出一门的三焦膜-原学说因成型太晚，没能在传世本《黄帝内经》结集之前完整推出，失去了展示其巨大理论价值和应用实力的最佳平台，这一凝聚扁鹊医学大智慧的理论最终未能与经脉理论一道真正成为古典针灸学象征的"双螺旋"。长时间失去一条理论之链引领的古典针灸学难以稳定前行，那些旧有的和新创的、曾创造出针刺治疗奇迹的"针至病所"刺法也再次失传，成为日后针灸人最大的痛。

4. 从临床操作层面看，分部理论中，横向与纵向分部有许多共通处，例如支撑横向分部的"气街"与支撑经脉理论的"标本"在《灵枢》同一篇中出现，本身也提示二者有紧密的关联，横向、纵向分部理论相结合成为针灸诊疗的主体模式，《针灸甲乙经》所构建的针灸辨症模式和输穴分类体系则是这一主体诊疗模式成功应用的范例。

"病在脉"曾是针灸的唯一应用域，在这片土壤上诞生了经脉学说，在很长的时间内"脉"是实体与实体之间实现远隔联系的唯一路径，因而针灸脉输可以治疗远隔部位的病症。

在整个理论体系中，经脉理论后来居上成为理论核心，不全然因为中国人注重整体和联系的文化基因的亲合力，更因为它为古典针灸学打开了一个崭新的世界，赋予了"诊-疗一体"新的内涵，使原本孤立的诊脉部位关联起来并有了不同意义，突现了其他分部理论作为单个理论所不具备的新功能。

随着"血气说"重心由"血"向"气"的偏移，刺脉法也从刺脉出血向刺脉外调气的方向演变。而对"脉"之外的肉肓,特别是胸腹内肓膜功能的发现,则孕育出三焦膜-原学说,营行于脉,卫行于膜,脉、膜相偕如旋双链。

在古人眼中,**经脉是运送气血的隧道,而三焦才是血气生化之源、推送之力所在,营卫之气皆从三焦化生,并通过中焦、上焦运行周身**。经脉理论和三焦膜-原学说犹如"双螺旋"结构,使得古典针灸学理论更加和谐、更加有力量,极大地拓展了针灸的应用域。

针灸学的独特性与科学价值主要不在于针灸的方法,而在于通过这种方法细密地研究人体特定部位间相关联系规律这一重大科学命题,还没有其他医学体系像针灸学这样对这一领域进行如此细密的观察与智慧的探索。在这种注重关系的大背景下诞生的古典针灸学理论便以"分部"的形式呈现。

第 3 章　诊法与辨病
——诊血气知病所定可治

1. 病因多端,其中人或病或不病,既病也各有不同,如何知其病? 何以知病之所在?

2. 病症多端,难以胜穷,何以早期的针灸诊法独重寒热痛痹? 诊脉又为何以"虚实""寒热""坚陷"六诊为纲?

古典针灸学是以"诊"为先导构建的,治疗原则、刺灸法、设方模式皆由"诊"而出。

诊脉的重要性对于汉以前的古典针灸而言,无论怎么强调都不过分。"凡将用针必先诊脉",诊的是脉,刺灸的是脉,确定刺灸治疗量的是脉,判定针灸预后还是脉,脉贯穿于针灸诊疗的全过程。故曰:"所以贵扁鹊者,非贵其随病而调药,贵其犘息脉血,知病之所从生也"(《淮南子·泰族训》卷二十)。

如果说"分部"是针灸理论的范式,在诊法中"分部"的特征也表现得非常明显:色诊有脏腑分部,脉诊有三部九候,二部十二候,和十二部二十四候等。其中与经脉理论密切相关的为十二部标本诊法、人迎寸口二部三阴三阳脉诊法。诚如楼英《医学纲目》自序曰"故诊病者,必先分别血气表里上下脏腑之分野,以知受病之所在"。

一句话,如果不是通过诊脉解决了血气度量这一关键问题,则古典针灸学的"血气说"便无法立说。"诊"不仅孕育出丰富多彩的针灸疗法,而且还成为这些疗法进一步发展的动力和路标。诊法的变化在很大程度上决定了古典针灸学的发展方向。

《黄帝内经》最完整的辨病程式见于《刺疟》,包括了以下 6 步:

(1)辨病

(2)辨脉

(3)辨部位

(4)辨经辨穴

(5)辨脏腑

(6)择时

其中《黄帝内经》针灸诊疗应用最多的是前三项,《灵枢》结语篇《官能》论针工辨病选穴用针之理,重点强调的也正是此三项。

本篇诊法重点介绍与针灸治则、治法、刺灸法密切相关的诊法;辨病则重点介绍辨病名、辨病所和决死生。

术　语

【病应】

"病应"一词见《史记·扁鹊仓公列传》:"病应见(通"现"字)于大表",指医工通过"视而可见,扪而可得"的诊法所获取的疾病的外在反应,包括五色诊脏腑色部肤色及皮肤形态的变化;脉诊脉之形态、颜色、搏动变化;肤诊肌肤温度、干湿度、滑涩度的变化;筋诊肌张力的变化;腹诊腹内积块的位置及形状、活动度等。在《黄帝内经》主要关注色脉的变动,所谓"五藏六府固尽有部,视其五色,黄赤为热,白为寒,青黑为痛,此所谓视而可见者也""视其主病之脉,坚而血及陷下者,皆可扪而得也"(《举痛论》)。

病因多端,其中人或病或不病,既病也各不同,如何知其病? 何以知病之所在? 古人于繁杂多变中找出一至简之法:病皆有应,而应有所出,病应之处也即受病之处。

脉诊、色诊、筋诊都是诊"病应",只是脉诊更直接、更完整反应血气盛衰及邪气所在。其中输穴诊与脉诊具有近乎同等的作用,因为"输"本身就是脉之所注和出入之会,而"气穴"也是邪气所客,营卫所行之处。

【血脉　血络　结络】

血脉之义有二:其一,指行血之脉,所谓"夫脉者,血之府也"(《脉要精微论》),"壅遏营气,令无所避,是谓脉"(《决气》),是生理意义上的概念;其二,指"盛血之脉"或"甚血之脉",所谓"血脉者,在输横居,视之独澄,切之独坚"(《九针十二原》),"血脉者,盛坚横以赤,上下无常处,小者如针,大者如箸"(《血络论》),是病理意义上的概念。"血脉"为统称,其中小而横出者又曰"血络",细小之盛血之脉又曰"孙络血"。

在《黄帝内经》中,"血脉"一词共出现 41 次,其中属生理性概念的为 28 次,占多数;而"血络"一词除外篇名者共出现 19 次,其中生理性概念的只有 2 次,病理性概念的用法占了压倒性的多数。有一个简单的辨识规律:诊法、刺法、治则中出现的"血脉""血络"几乎都是病理性的概念。此外"盛络""盛血""甚血""络血""孙络血"也都是病理性概念,其义与病理性"血脉""血络"同。

古代医家中,唐代王冰最早看破这一点并明确指出:"先去其血,谓见血脉盛满独异于常者乃去之,不谓**常刺**① 则先去其血也"(《血气形志》)。

瘀血或郁滞之"血络"进一步发展聚而成结则曰"结络",所谓"其结络者,脉结血不和,决之乃行"(《阴阳二十五人》)。结络有大小,小者如黍米,大者如箸。凡"结络""结脉"一定是病理性"血脉",故"血脉"可统括"结络""结脉"。

【筋急　结筋】

筋急,指筋之挛急处。

结筋,指筋之结聚,按之坚硬,多伴有疼痛。

《黄帝内经》有类似的概念如"缺盆骨上切之坚痛如筋者灸之"(《骨空论》),具体定义则见于《诸病源候论》:"凡筋中于风热则弛纵,中于风冷则挛急。十二经之筋皆起于手足指,而络于身也。体虚者,风冷之气中之,冷气停积,故结聚,谓之结筋也"(《结筋候》卷二十二)。

结筋,后世古医籍有作"筋结"者,现代经筋疗法类书籍也多作"筋结"。而在《黄帝内经》中,"结"是描述经筋循行路径的最常用字,所谓"脉有经纪,筋有结络""血气有输,筋有结"是也。因此,作"筋结"易误解为生理性概念。此外,现代针灸书有将"筋结"用作病名者,指现代医学的腱鞘囊肿②,鉴于此,本书以"结筋"为规范名。

"筋急""结筋"的关系,凡"结筋"之处筋必急,故"筋急"可统括"结筋"。

【脉应　病形】

"脉应"指脉之变化,在遍诊法中,所诊各部脉动如一为正常脉应曰

---

① 常刺,又作"经刺",义即常规刺法。

② 河北新医大学.针灸[M].北京:人民卫生出版社,1975.

"经脉",所谓"九候若一,命曰平人",而一部之脉动独与众脉不同者曰"病脉";在人迎寸口脉诊和寸口脉诊中,以脉应四时为平人正常脉象,脉逆四时曰"病脉"。

"病形",又曰"病状""病能",今曰"病症"。

"脉应"和"病形"是古典针灸诊病之所在,定可治,决死生的主要依据。而在"脉应"和"病形"之间,更注重前者的诊病价值,例如:

黄帝问于岐伯曰:五脏之所生,变化之病形何如? 岐伯答曰:先定其五色五脉之应,其病乃可别也。(《邪气脏腑病形》)

黄帝问于岐伯曰:余欲无视色持脉,独调其尺,以言其病,从外知内,为之奈何? 岐伯曰:审其尺之缓急、小大、滑涩,肉之坚脆,而病形定矣。(《论疾诊尺》)

之所以诊病更看重色脉,有二个重要因素:其一,全身性疾病如热病、癫狂、疟病等不诊以脉则不能知病在何处;其二,在病的早期,病人没有自觉症状,只能通过色脉诊知。之所以诊脉应之外,还需察病形,是因为同样的"脉应"可见于不同的病症,欲求诊病"十全"须脉-症合参,故曰"按脉动静,循尺滑涩,寒温之意,视其大小,合之病能,逆从以得,复知病名,诊可十全"(《方盛衰论》)。

【应穴　天应穴】

疾病外在反应表现于脉者曰"脉应",表现于筋者曰"筋急",表现于输穴者曰"应穴",不正当输穴者曰"天应穴"。反应的形式为触觉(如压痛)、温度觉(如寒热)、皮表颜色(如肤色及血脉颜色)的改变,以及深浅不同部位的形态改变(如结络、结筋、肌肤的凸起或凹陷等)

【显病处　受病处】

患者症状所在处曰"显病处";医者通过诊法确定病变所在曰"受病处"。

选取刺灸处公理 12-1 曰"因病所在刺之",公理 12-2 曰"[视]其病所居随而调之",对于这两条公理所说之"病所",古人最初理解为病症所在,即常言所说"头痛治头,脚痛治脚",这一经验与人们的常识相符,很容易理解。后经大量的针灸诊疗实践,古人发现很多情况下头痛刺头痛不止,脚痛针脚痛难除。例如"头痛目眩"和"寒厥足痛"可同时出现,如脉见上盛下虚,在头与足之间常可"横络"加于脉上,在这种情况下,无论你在头部或足部取穴针灸皆无效,必用"解结"刺法去除"横络",脉通血气流行,则头痛足厥皆除。"巨刺"现象的发现使得古人对"病所"的认识进一步深入。基于这些发现,古人认识到病人的病症所在常常不是真正的"病所",而真正的病所需要通过色脉诊才能确定。《黄帝内经》将真正的"病所"名曰"病处",宋代王执中《针灸资生经》名曰"受病处",与病人自觉症状所在之"病所"区别更明确,故本书以"受病处"为规范术语。

又,在经筋病诊疗中古人发现了这样的规律:在同一经筋所过处出现的包括疼痛在内的种种复杂病症,都是由"有过之筋"——筋急引起,针刺治疗只要准确诊得"筋急"所在,以筋刺法刺之则诸症皆除;否则随痛随症状所在而刺则无效,或只有即刻疗效。于是,诊筋成为继诊色脉之外又一种诊察"受病处"的有效方法。

临床要辨的不是"显病处",因为显示病症之处或者望而可见,或者病人会主动告知,多不用针工明辨,也不需要理论指导。临证需要辨的是"受病处",需要通过脉诊、压诊、色诊方可知何处受病,再依据分部理论,可进一步确定病在哪一经或哪一络,哪一脏或哪一腑,上中下三焦哪一部等等。

【虚实】

虚实,是古典针灸学一个非常重要的概念,基于"虚实"概念而生的毫针"补泻"刺法几乎成了中国针灸在技法层面的一个象征。

在《黄帝内经》中"虚实"主要指脉之盛衰,以反映血气的有余不足。

脉之虚实主要表现两种形式:其一,外邪入侵与血气并所致脉之盛大,以及血气亏损所致脉之虚陷;其二,血气偏倾所致的脉的虚实变化。也就是说这样的"虚实"是由血气分布异常造成的,而非血气总量的增加或减少,故表现为脉的虚实并见,或阴脉盛阳脉虚,或阳脉盛阴脉虚,或脉上盛下虚,或下盛上虚。

脉有虚实,刺分补泻,而对于血气亏损所致的脉虚,针刺不能调节,需要药物补养。此外,毫针补泻主要针对第二种由血气偏聚所致脉的虚实,并且未形成有形之积时。由结络所形成的脉之虚实宜用解结法、导气法、温通法。

《难经·四十八难》将"虚实"分为"脉之虚实""病之虚实""诊之虚实"三类,随着"虚实"概念的改变,补泻刺法,特别是毫针补泻刺法也随之而变。

第 1 节　理·法·验

一、知常识异

命题 3-1　必先知经脉,然后知病脉。(S20)

——此文中之"经脉"是指常脉、平脉,即正常脉象,与下文"病脉"对举。

命题 3-2　九候若一,命曰平人。(S62)

——脉之九候相应上下左右若一。此即公理 10-2。

命题 3-3　脉口人迎应四时也,上下相应而俱往来也,六经之脉不结动也,本末之寒温之相守司也,形肉血气必相称也,是谓平人。(L9)

诊脉度量血气,首先要确定一个常人的正常值——"必先知经脉,然后知病脉",这是一个极端复杂的难题,而古人解决这一极端复杂难题的思路异常简单。

证明:据公理 10-2"九候若一,命曰平人",可知遍诊法以各部之脉上下左右若一为平人,非平脉则为病脉,故以独"动"者为病脉;又基于公理 6"声合五音,色合五行,脉合阴阳",故人迎寸口及诊寸口脉皆以脉应四时为平人,以脉逆四时为病脉。是以凡诊脉"必先知经脉,然后知病脉"。

二、察其所应知病所在

命题 3-4　内外相袭,若鼓之应桴,响之应声,影之似形。(L45)

命题 3-5　视其外应,以知其内藏,则知所病矣。(L47)

命题 3-6　察其所痛,以知其应,有余不足,当补则补,当泻则泻,毋逆天时,是谓至治。(L66)

命题 3-7　五藏有疾也,应出十二原,而原各有所出,明知其原,睹其应,而知五藏之害矣。(L1)

证明:基于公理 2-3"阴阳表里上下内外左右雌雄相输应也",可知人体表里也遵循阴阳相应的规律而"内外相袭",故诊法可以表揣内,以外应而知内藏也。五脏虽不可见,而其色见于明堂,故可望而知之;其血气之盛衰见于脉口,故可扪而知之。又五脏各有其外应,故通过察其外应的变化可知五脏之病。

早在扁鹊诊病时即明确提出了"病应见(现)于大表"的命题。疾病的反应主要包括:脉的反应(包括形态、色泽、搏动)、筋的反应、面部五色变化等,其中发展最完整、临床应用最多的是诊察疾病状态下脉的反应——"脉应"。

命题 3-8　审于分部,知病本始。(S77)

命题 1-73　知其所在者,知诊三部九候之病脉处而治之,故曰守其门户焉,莫知其情而见邪形也。(S26)

命题 3-9　面热者足阳明病;两跗之上脉竖(坚)[若]陷者足阳明病,此胃脉也。(L4)

命题 3-10　审按其本末,察其寒热,以验其藏府之病。(L48)

命题 3-11　五藏六府固尽有部,视其五色,黄赤为热,白为寒,青黑为痛,此所谓视而可见者也。(S39)

证明:基于总病机命题 1-82"血气不和,百病乃变化而生",可知百病之生皆因血气不和,则诊得血气不和方得知受病处也;又据公理 10-1"脉之盛衰者,所以候血气之虚实有余不足",知血气不和以色脉知之,故曰"知其所在者,知诊三部九候之病脉处而治之""审于分部,知病本始",循部视脉察色以知受病处。

既然古典针灸学理论是关于分部的理论,则人体不同的部位,不论相隔多远,也不论是体表间的上下相隔,还是体表内脏的内外相隔,只要根据分部理论属于同一分部,它们便存在着特定的关联,表现在疾病,就有"病在甲处,痛在乙处"现象,这时分部理论便为诊法提供了诊察"受病处"的导图和理论支撑。不论病人的症状表现为多少部位,古人认定异常脉即"有过之脉"才是受病之处,如果发现异常脉动处不止一处,则与众脉差异最大的脉为原病处;所谓"知其所在者,知诊三部九候之病脉处而治之"(《八正神明论》)。

三、"诊独"与"独诊"

命题 3-12 脉之卒然动者,皆邪气居之,留于本末;不动则热,不坚则陷且空,不与众同,是以知其何脉之动也。(L10)

命题 1-4 察九候独小者病,独大者病,独疾者病,独迟者病,独热者病,独寒者病,独陷下者病。(S20)

命题 3-13 是动则病。(L10)

——"是动则病"原本是指十二标本诊法中诊脉处脉之"大小""疾迟""坚陷"以及皮肤之寒热变化,其中脉象的变化更灵敏,可在病人自觉症状出现之前诊察到。也指通过望诊和触诊所发现的络脉颜色、形态和感觉的异常,例如诊异常盛血之脉曰:"血脉者,在输横居,视之独澄,切之独坚"(《九针十二原》),其诊察之要在于其形态、指下触感以及颜色皆"不与众同"——诊"独"法。

证明:由公理 10-2"九候若一,命曰平人"可知,遍诊法的原理是"察同求异",故诊察独与众脉不同的脉即为"有过之脉",诊经脉、络脉皆如是,例如"诊龋齿痛,按其阳[明]之来,有过者独热,在左左热,在右右热,在上上热,在下下热"。

"诊独"的理念后被移植于其他诊法,而成为所有遍诊法共通的诊察原理。例如"肘所独热者,腰以上热;手所独热者,腰以下热。肘前独热者,膺前热;肘后独热者,肩背热。臂中独热者,腰腹热"。

命题 3-14 气口成寸,以决死生。(S21)

——此为诊寸口脉法。

命题 3-15 别于阳者,知病处也;别于阴者,知死生之期。(S7)

——此为人迎寸口脉诊,以人迎诊病之所在,以寸口决死生。可见,命题3-15实为命题3-14的展开,进一步说明寸口脉的主要应用在于"决死生",知四时五脏之脉,而非"知病之所在"。

证明:由公理10-3"所谓平人者不病,不病者,脉口人迎应四时也"可知,独诊法定常人平脉的依据是"脉合四时阴阳",故知五脏四时常脉为:肝脉弦,心脉钩,脾脉代,肺脉毛,肾脉石;三阴三阳六经常脉为:"厥阴之至其脉弦,少阴之至其脉钩,太阴之至其脉沉,少阳之至大而浮,阳明之至短而涩,太阳之至大而长"(《至真要大论》)。非平脉者皆为病脉。

相对于十二经脉标本诊以及三部九候诊"独"法,独诊寸口脉法对于针工的要求更高,须对四时五脏常脉了然在胸,而后始能识病脉及病之逆顺也。既需要有"徐而安静"的禀性,又要求后天及早的治身治神的修炼。

四、色脉相通

命题3-16 脉有阴阳,知阳者知阴,知阴者知阳。(S7)

命题1-99 闻病之阳,论得其阴;闻病之阴,论得其阳。(《史记·扁鹊仓公列传》)

命题3-17 夫色脉与尺之相应也,如桴鼓影响之相应也,不得相失也,此亦本末根叶之出候也,故根死则叶枯矣。色脉形肉不得相失也,故知一则为工,知二则为神,知三则神且明矣。(L4)

——与此命题相类的文字又见于最新出土的老官山汉墓出土医简"五色甫(通)天。脉之出入与五色相应也,□(犹)乡(响)之应声也,犹京(景)象刑(形)也□"(简050)。

命题3-18 见其色而不得其脉,反得其相胜之脉,则死矣;得其相生之脉,则病已矣。(L4)

命题3-19 能合脉色,可以万全。(S10)

命题3-20 善调尺者,不待于寸,善调脉者,不待于色。(L4)

命题3-21 凡人分部陷起者,必有病生。(《删繁方》引扁鹊医籍佚文,转引自《备急千金要方·肝脏脉论第一》卷十一)

命题 3-22 五色之见也,各出其色部,部骨陷者,必不免于病矣。(L49).

——"部骨陷者",当据命题 3-21 改作"部起陷者",是指根据"色部"的凸起和凹陷诊五脏之病,并且可具体诊病之虚实,色部凸起者为病实,色部凹陷者为病虚也。这种诊虚实法系从脉之"坚陷"诊虚实法直接移植而来。以往由于对于传世文献中扁鹊色脉诊佚文辨识太少,故对色诊的这种诊虚实法全然不知,并对同源的《五色》之诊也无法解读。

证明:基于公理 6"声合五音,色合五行,脉合阴阳"可知闻诊、色诊、脉诊是相通的,精于一而可以此知彼,故曰"善调尺者,不待于寸,善调脉者,不待于色"。

诊法,早期强调脉与五色合;晚期强调寸口脉与三部九候合,其理其用一也。不同诊法各有长短,取长补短而能十全,所谓"能合脉色,可以万全"。故曰:"善诊者,察色按脉,先别阴阳;审清浊,而知部分;视喘息,听音声,而知所苦;观权衡规矩,而知病所主。按尺寸,观浮沉滑涩,而知病所生,以治无过,以诊则不失矣"(《阴阳应象大论》)。

五、诊疗互验

命题 1-23 经脉者,所以能决死生,处百病,调虚实,不可不通。(L10)

命题 3-23 人有三部,部有三候,以决死生,以处百病,以调虚实,而除邪疾。(S20)

命题 1-73 知其所在者,知诊三部九候之病脉处而治之,故曰守其门户焉,莫知其情而见邪形也。(S26)

命题 3-24 五藏有疾也,应出十二原,而原各有所出,明知其原,睹其应,而知五藏之害矣。凡此十二原者,主治五藏六府之有疾者也。(L1)

命题 3-25 邪气之所客也,针石缘而去之。(S10)

——此言邪之所客,即针石补泻之所在。邪气常留于经脉本末,则本输标输为最常用的刺灸处也。

证明:基于公理 12-1"因病所在刺之",则诊法在确定"病所"的同时也确定了刺灸所在——刺灸处,例如"十二原"既是诊五脏之疾的脉口,也是针灸治疗五脏疾病的脉输；十五络诊络之处也是治疗络脉病候的络输所在；又知"邪气居之，留于本末"，则经脉本末既是诊脉之处，也是刺灸之处，特别是经脉本输，更是统治经脉病候的治本之输。

这一组命题说明"脉"本身就具有"诊"和"疗"的双重功能，既度量血气，又可调节血气。"决死生""处百病"言脉之诊，"以调虚实""除邪疾"言脉之疗，一体而二用，故"守经隧调血气"以治百病。在这个诊疗互动过程中，"诊"的有效性和针对性通过"疗"而得以检验，而"疗"之效验又由前后再次"诊"之比较加以判定。

命题 3-26　焠刺者，刺寒急也。（L13）

命题 3-27　恢刺者，直刺傍之，举之前后，恢筋急，以治筋痹也。（L7）

——"傍之、举之者，谓直刺入，转针头从傍挑举其筋也"（《医学纲目》卷七）。

命题 3-28　浮刺者，傍入而浮之，以治肌急而寒者也。（L7）

这一组命题说经筋病刺法。筋病只有两种——筋急和筋纵，寒则筋急，热则筋纵。而针灸治疗针对的是筋急，《经筋》所述十二经筋种种复杂的病症几乎都由筋急所致。

证明：根据公理 12-1"因病所在刺之"，则病在经筋刺经筋，即刺取筋急处，上述治疗经筋病的定式刺法"焠刺""恢刺""浮刺"正是基于这一治则设计。

"诊-疗一体"是古典针灸学最突出的特征，而体现这一特征最典型、最直观、最坚定的正是经筋病刺法和刺血通脉法。

任何一种诊法的可靠性都不能百分百，关键问题是针工如何知道这种不可靠，以及采用何种办法加以校正，以提高诊病的可靠度。这是一个现代医学也没能解决的难题。

古人通过以下两条路径加以控制：第一，诊-疗的互验，通过这个极具智慧的解决方案，将可靠度不高的诊法淘汰；第二，色脉的对照；脉与形，脉与时，脉与症等的参照，将吻合度不高的诊法汰去。今天的诊法所以不能十全者，最根本的原因即在于缺失了这种"诊-疗互验"的双重检验。

诊以脉，疗效评价同样以脉；诊以筋，疗效评价也依筋，这样不仅为针灸疗效评价提供了简明的标准,而且反过来也可以通过疗效这一端检验脉诊的准确度——诊脉不和则病,调脉令和则病愈;诊筋急则病,刺筋令柔则病愈。为"血气不和,百病乃生""六经调者,谓之不病,虽病谓之自已也"命题提供临床实践的证据。正是因为经过了"诊"和"治"的双重检验,古人对以脉诊病、治病,才能表现出如此的自信:"补则实,泻则虚,痛虽不随针,病必衰去"(《终始》),"血痹……脉自微涩,在寸口、关上小紧,宜针引阳气,令脉和,紧去则愈"(《金匮要略·血痹虚劳病脉证并治第六》)。

可见,针灸的诊、疗不能分开,针工如果不诊则无以知补泻所在;既治也无从知疗效高下,故曰"凡将用针,必先诊脉,视气之剧易,乃可以治也"(《九针十二原》)。

把确定"人病与不病"如此复杂的问题解决得如此简单、漂亮,古人的智慧似在不经意间自然流淌而出。**今天的针工丢掉了脉,又没有找到新的目标和路标,如在黑暗中行路,心中缺少了古人的那般自信,摆脱不开治疗的盲目和心中的茫然。**于是将目光投向针具针法,在"术"的层面寻求出路。

六、诊则诊纲

命题 3-29　治之要极,无失色脉,用之不惑,治之大则。(S13)

命题 1-104　视其血脉,察其色,以知其寒热痛痹。(L71)

命题 3-30　审切循扪按,视其寒温盛衰而调之。(L12)

证明:已知疾病总病机为"血气不和",又知血气不和可由色脉知之,故曰"治之要极,无失色脉,用之不惑,治之大则";又"色脉诊"的目的在于诊血气之虚实,以明针灸之补泻,而"寒""热""痛痹"乃血气不和之常见反映,故诊脉察色尤重"寒热痛痹"也。

"寒""热""痛痹"此三者对于古典针灸学的重要意义在于:"寒",作为邪气而言,是古典针灸学的主病因;"寒""热",作为症状,则是不同邪气所致众多疾病的共有症状。此外,"寒""热"还是标本诊法中诊肤的重要内容,是判断病之所在,以及病之逆顺的重要依据;"疼痛"是临床最常见的症状,也是针灸应用最广的病症,从诊的角度看,痛痹与血脉形态和颜色的变化密切相关,是判断血气和与不和极为方便而有效的指标。最后从治疗的角度看,"寒""热""痛痹"已明确见于《黄帝内经》所立的治疗大法中——"盛则为热,虚则为寒,紧则为痛痹,代则乍甚乍间。盛则泻之,虚则补之,紧痛则取之分肉,代则取血络且饮药,陷下则灸之,不盛不虚,以经取之,名曰经刺"。也正因此,不辨明此三者则不明针灸之治,因而当脉诊的重心从诊脉形脉色转向诊脉动脉气时,依然是诊脉的重要内容,例如标本诊法和三部九候诊法皆是。察"寒热痛痹"为色脉诊之要,而所主治者又恰是九针之魂"毫针"——"七曰毫针,取法于毫毛,长一寸六分,主寒热痛痹在[经]络者也"(《九针论》)。

古人能从错综复杂、千变万化的病因、症状、体征中紧紧抓住"寒""热""痛痹",执简驭繁,显示出在处理复杂问题上的非凡智慧,一方面基于对疾病发病规律的整体把握,另一方面也来自"血气不和,百病乃变化而生"观念的指引。

命题 3-31 视其主病之脉,坚而血及陷下者,皆可扪而得也。(S39)

命题 1-4 察九候独小者病,独大者病,独疾者病,独迟者病,独热者病,独寒者病,独陷下者病。(S20)

命题 3-32 持针纵舍,必先明知十二经脉之本末,皮肤之寒热,脉之盛衰滑涩。(L71)

——这一组命题强调了诊脉之"虚实""坚陷"以及脉位处皮肤之"寒热"。

证明:已知疾病之总病机为"血气不和",又知血气不和以脉知之,则诊脉之"坚陷"可知血脉通与不通;诊脉位皮肤之寒热以知病之所在也。

在"虚实""寒热""坚陷"三对范畴中,需要特别说明的是后两对。"坚""陷"是指脉形的改变;"寒""热"是指脉口处肌肤温度的改变,源出于古诊肤法:

鱼络血者手阳明病,两跗之上脉竖(坚)[若]陷者足阳明病,此胃脉也。(《邪气藏府病形》)

——"坚若陷"者,指趺阳脉坚实而盛,或虚空凹陷。其脉坚者为实,陷者为虚。若脉上盛而下陷常常是有结络所致。

小肠病者,小腹痛,腰脊控睾而痛,时窘之后,当耳前热,若寒甚,若独肩上热甚,及手小指次指之间热,若脉陷者,此其候也,手太阳病也。(《邪气藏府病形》)

——此即标本诊法的应用实例,诊经脉标本处肌肤寒热,及脉之坚陷。

胆病者,善太息,口苦,呕宿汁,心下澹澹,恐人将捕之,嗌中吩吩然,数唾,[候]在足少阳之本末,亦视其脉之陷下者灸之。(《邪气藏府病形》)

《邪气藏府病形》记载了六腑病标本诊法的应用示范,于标本脉处诊肌肤之"寒""热"是该诊法的重要内容,所谓"审于本末,察其寒热,得邪所在,万刺不殆"(《官能》),"必审按其本末,察其寒热,以验其藏府之病"(《禁服》)。

针灸诊法,特别是早期的诊法,强调诊脉之"虚实"及肤之"寒热",所以然者,乃"虚实"为诊脉之要,"寒热"为诊肤之要,而古诊法常诊脉按尺合参,取二者之要以为诊纲也,故曰:"持针纵舍……必先明知十二经脉之本末,皮肤之寒热,脉之盛衰滑涩"(《邪客》)。

诊"坚""陷"主要是指诊脉之"坚而血""陷下",部位表浅,视而可见,扪而可得。脉之坚盛充血进一步发展可形成"结络",其形成多由于郁热、瘀血,也有因血寒脉结者,古典针灸对此进行了极为细密的观察,对其形成的机制,以及在针灸治疗中的重要性均有阐述,并总结出了有效而规范的针灸治法,详见第4章"刺灸处与刺灸法——血气的开关和调控"。

那么,何以于"虚实"之外,另诊脉之"坚陷"? 或以为脉之"坚盛"与"虚陷"可归入脉"虚实"之下。针灸诊法的目的在于度量血气以知其和与不和,血气不和主要表现在两方面:其一,血气偏盛偏虚;其二,脉不通血气不流行。诊脉之盛衰可知血气之虚实有余不足,而诊脉之坚陷以知脉通与不通;诊"虚实"以知补泻之所在,诊"坚陷"以知解结通脉行血气也。而且古人从理论推导和实践检验两方面获得这样的认识:脉通无阻是毫针补泻调经法取效的前提,换言之,若诊见血络、结络,必先解结通脉使血气流行,然后毫针补泻调血气方可获效。基于这一认识,《黄帝内经》于针灸治疗大法"盛则泻之,虚则补之,热则疾之,寒则留之,陷下则灸之,不盛不虚,以经取之"之外,又专为刺"血络""结络"之解结刺法另立一治则"实则泻之,虚则补之,必先去其血脉而后调之,无问其病,以平为期"(《三部九候论》),此乃优先级别最高的治疗原则,在《黄帝内经》中被反复强调。

诊"虚""实""坚""陷""寒""热"为针灸诊法之六纲,《黄帝内经》针灸治疗大法正是根据此六诊确立,并且制订了相应的刺灸法规范,形成了"诊法""治则""刺灸"环环相扣的诊疗链。如果一个针工不能明辨针灸六诊,针灸治疗大法则无处落脚,相关的针具及刺灸法也失去意义。

第 2 节　常 用 诊 法

传统中医诊病以四诊——望、闻、问、切,所谓"望而知之谓之神,闻而知之谓之圣,问而知之谓之工,切脉而知之谓之巧"(《难经·六十一难》)。**四诊之法皆源出于扁鹊医学,其中的"闻"诊最具孕育扁鹊医学的齐文化特征,在扁鹊医学中备受推崇,**而融诸说于一统的《黄帝内经》,于诊法只是强调了"望""切"和"问",而未辑录"闻诊",从此,扁鹊医学极为看重的"闻"诊便渐渐失传了。

古典针灸学的诊法最早发展起来的是脉诊、五色诊和肤诊,脉诊观察脉之形态、色泽和脉动;五色诊观察"色部"的色泽、形态变化;肤诊观察特定部位皮肤的温度、湿度、色泽和形态变化,三者共同的观察内容是色泽和形态变化。之后脉诊得到更快的发展,于是以脉诊为主集成五色诊和肤诊的观察内容,形成了一种综合诊法——"标本诊法",在人体头面颈项和四末上下各选取若干观察部位,观察脉之大小疾迟坚陷及诊脉处皮肤之寒热变化。在此基础上又分化出上中下三部九个脉位的"三部九候诊法";寸口,作为诊四时五脏脉的脉位,在《黄帝内经》中主要用于"决死生";人迎寸口诊法则将"知病之所在"和"决死生"两类诊法合二为一,最初主要用于判定病邪在表在里,以及病势之进退,特别是"关""格"的机制。

汉以前典籍记载的诊法有:诊血络法、标本诊法、三部九候诊、尺寸诊、寸口诊,人迎寸口诊;五色诊、目诊;五音诊等。

在以上各种诊法中，只有诊血脉（络）法没有固定的诊察部位和固定的名称，而正是这个特点，使得这一诊法无法被后出的诊脉法所移植、取代，因而这一古老的诊脉法一直传承到今天，简直就像诊脉法的一块"活化石"。

古人总结了这多诊法，其实基本的观察内容和意义是相同或相通的，而这些基本的观察内容和意义早在标本诊法中已经确立，后来的诊法只是为了适应不同的目的将这些内容移植到不同的部位而已。所以理解了"标本诊法"也就理解了其他诊法。各种诊法的相互关系见表2。

遍诊法与独取寸口法各有侧重，寸口诊长于知四时逆顺，决死生，三部九候遍诊法长于知病之所在，且长于早期诊断，《素问》主张合用以取长补短也。自《难经》始将脉诊的两种不同功能统合于寸口脉法之中成"独取寸口三部九候法"，极大拓展了其应用范围。

正因为不同脉诊系统的构建要素的意义是相同的，存在着共通之处，故精于一种即可推知其他，所谓"善调尺者，不待于寸，善调脉者，不待于色"（《邪气藏府病形》）。

五色诊、闻诊是扁鹊诊法中重要的两种诊法，特别是在决死生方面有更多的应用，这两种诊法的式微，乃至失传，主要还是由于技术的失传，故在诊法日益衰弱的今天，有必要进一步发掘整理，并验之于临床，重新确定其诊病的意义和价值。

决死生诊法，除了寸口脉诊法外，张家山出土汉简《脉书》还记载了一种弹脉诊法：

相脉之道，左□□□□□案之，右手直踝而簟之。

在《三部九候论》及敦煌卷子中可见有更具体的文字：

察九候独小者病，独大者病，独疾者病，独迟者病，独热者病，独寒者病，独陷下者病。以左手上去[足内]①踝[上]五寸而[指微]按之，庶[以]右手[指]当踝[上微]而弹之，其[脉中气动]应过五寸以上蠕蠕然者不病，其应疾中手浑浑然者病，中手徐徐然者病，其应上不能至五寸者，弹之

---

① 方括号中文字，据敦煌卷子（编号：P3287）补，下同。

不应者死。

对于不同文献所记载的这种诊法,今人的理解出入很大,或说是诊动脉,或说是弹踝诊法,或说是弹击神经,其实只要在人体实际操作几遍就很容易明白古人说的是什么。

如果观察的是动脉和神经,那么不应当受体位的影响或影响很小,而事实上当你把下肢平放地上和诊床上,再做同样的操作时应动就变得很微弱,不仔细体会甚至很难察觉;当你平躺并抬腿 90° 时,应动便完全消失。还有一个重要特征:"应动"总是出现在叩击点的上方,这用动脉和神经都无法解释。通过这个简单的实验便可断定,古人观察的是静脉血的回流状态。

具体诊法如下:病人直立或屈膝 90° 坐位,医者左手 2~4 指平放于病人内踝上五寸处,用右手单指(如食指)或二三指(如食指、中指、无名指)轻叩踝前显露的络脉(大隐静脉),体会左手指下的脉动状态:如果应指的力度和速度和缓为正常;如果应指力大,速度快,或者应指无力速度慢皆为有病;如果应指不及五寸,或完全不应者,则为死征。可见,这是一种"决死生"的特殊诊法,其具体的临床意义有待于进一步的实际观察确认。如果从血管医学的视角来看,这一诊法反映的主要是血管弹性和血液流行的状态,所谓指下"应动"实为血液对血管壁的冲动,与静脉血的回流状态相吻合。

诊法虽有切脉、望色、听声、写形之分,但以切脉望色为主,所谓"脉出于气口,色见于明堂"(《五阅五使》),故针灸之诊也简称作"色脉"诊。

关于诊法的演变可归纳为以下几个特点:

第一,演变方式:新法通过移植旧法而保持诊法的延续性,例如诊脉也察色,且脉色的意义与色诊五色的意义相同;诊脉察脉形之"起""陷"(盛坚),而五色诊、输穴诊也诊"起""陷",且意义与脉诊相同。

第二,不同诊法常配合使用,特别是不同类型的诊法的取长补短合用。从最新出土的老官山汉简"敝昔诊法"残简即有"知死生之期,谨精□脉之与众□其人□""心主不实"诊脉法遗存。从中可见,当时扁鹊诊法中遍诊法和寸口脉法是并行的,且常常需要配合应用,而不是一种取代另一种。

寸口脉法之所以后来一枝独秀，不完全是学术发展的自然结果，而是有诸多偶然因素的左右。

第三，诊法演变的推动力来自古人对"血气"的认识，早期"血气说"的重心偏于"血"，故诊脉以诊络脉之形态和色泽为主；中期"血""气"并重，故诊络脉和经脉并行；后期偏重于"气"，故诊脉以诊脉动为主，以诊经脉、脏腑之疾，"所谓动气知其藏也"。

第四，诊脉部位越少的诊法变化越快越多，只有一个部位的"寸口脉法"变化最多，一直到王叔和《脉经》才基本定型，但晚至宋代还在变，例如将三部九候的诊独之"七诊"移植于寸口脉中；其次是人迎寸口，《黄帝内经》不同篇章的人迎寸口各有不同，《黄帝内经》之后，直到唐代《备急千金要方》犹可见对此诊法的改造。而多部位的标本诊法，以及无固定部位的诊血脉法几乎没有变化，保持其最初的模式。

诊察部位越少的诊脉法脉象越复杂，对诊脉者的手指触觉的灵敏度要求也越高，所谓"在心易了，指下难明"，因而需要很高的天赋和长期的后天练习才能真正掌握。

如前所述，寸口脉诊法虽是一种集大成的诊脉法，但这个集成化工作在《黄帝内经》结集时还没有完成；从临床应用来看，《黄帝内经》中的寸口脉法的主要功能是"决死生，定可治"，若要落实于"知病之所在"用于指导选穴设方，一般需要结合其他脉位诊察，例如与人迎脉合的"人迎寸口脉法"。然而《终始》人迎寸口脉法主要目的在于为建立十二经脉"如环无端"的循环模式提供一种临时的理论支撑，得鱼忘筌，如环无端周而复始的经脉流注说既立，而作为垫脚的"人迎寸口诊法"便完成了历史使命，与新说更加契合的独取寸口诊法便自然成为新宠而得到更多的关注和更大的发展空间。

诊法的演变呈现出"合成"与"分化"两个不同的方向。《难经》独取寸口诊脉法本身是分化的产物，而随着经验的不断积累又朝向合成与整合的道路发展——整合了三部九候、人迎寸口、诊三焦法等诊法于寸口之间，使之具备更多功能的同时，也更增加了其复杂性。

表 2 针灸诊法

名称	诊察部位	诊法及意义	临床应用
诊血脉法	十五络、孙络等表浅血脉，以四末为主	诊脉体的坚而血与陷下，尤其探察坚而血之"血脉""血络"及颜色以诊寒热痛痹	经刺、络刺、豹文刺，解结法，缪刺法
五色诊	面部及目	诊脏腑分部皮肤颜色、润泽及肤肉之隆起、凹陷；察目之五色	诊脏腑之病；诊微邪；决死生
标本诊法	十二经脉标本	诊脉之坚陷虚实，大小缓急，肤之寒热	诊有过之脉以知病之所在
三部九候法	上中下三部九处脉位	同标本诊法	诊微邪，余同标本诊法
独取寸口脉法（《内经》）	寸口脉	《黄帝内经》多为一部诊法。诊脉应四时：肝脉弦，心脉钩，脾脉代，肺脉毛，肾脉石	诊四时五脏脉；决死生。决死生还有冲阳脉和太溪脉，而最常用的还是寸口脉
独取寸口脉法（《难经》）	寸口脉寸关尺三部	三部者，寸、关、尺也。九候者，浮、中、沉也。上部法天，主胸上至头之有疾也；中部法人，主膈以下至脐之有疾也；下部法地，主脐以下至足之有疾也	上中下横向分部诊法
独取寸口脉法（《脉经》）	寸口脉（脉位法）	寸主射上焦，出头及皮毛竟手；关主射中焦，腹及腰。尺主射下焦，少腹至足	《脉经》卷二寸口三部诊法的针对性和操作性强，为三焦针法的选穴设方依据
独取寸口脉法（《脉经》）	寸口脉（脉象法）	少阳之脉，乍小乍大，乍长乍短，动摇六分。太阳之脉，洪大以长，其来浮于筋上，动摇九分。阳明之脉，浮大以短，动摇三分。大前小后，状如蝌蚪，其至跳。少阴之脉紧细，动摇六分。太阴之脉，紧细以长，乘于筋上，动摇九分。厥阴之脉，沉短以紧，动摇三分	见《脉经》卷五，源出于扁鹊阴阳脉法。诊六经之病

名称	诊察部位	诊法及意义	临床应用
人迎寸口脉法	人迎、寸口	人迎一盛，病在足少阳，一盛而躁，病在手少阳……人迎四盛为外格。脉口一盛，病在足厥阴，厥阴一盛而躁，在手心主……脉口四盛为内关。人迎与太阴脉口俱盛四倍以上，命名关格，关格者，与之短期	判定病邪在表在里，以及病势之进退；从阳引阴，从阴引阳补泻针法的依据
尺寸诊法	寸口脉、尺肤	诊脉浮沉缓急小大滑涩、尺肤之滑涩寒热	诊知病在经在络以及虚实所在
尺肤诊法	尺肤	切循尺肤寒温滑涩	审皮肤之寒温滑涩，知其所苦

本节重点介绍与针灸治则、治法、刺灸法密切相关而《黄帝内经》《难经》《脉经》无专篇论述的诊血脉（络）法、标本诊法、输穴诊法。

一、血脉诊法

命题 3-33　血脉者，在输横居，视之独澄，切之独坚。(L1)

命题 3-34　血气之输，输于诸络，气血留居，则盛而起。(L59)

命题 3-35　诊血脉者，多赤多热，多青多痛，多黑为久痹，多赤、多黑、多青皆见者，寒热。(L74)

命题 3-36　凡诊络脉，脉色青则寒且痛，赤则有热。胃中寒，手鱼之络多青矣；胃中有热，鱼际络赤；其暴黑者，留久痹也；其有赤有黑有青者，寒热气也；其青短者，少气也。(L10)

命题 3-37　鱼上白肉有青血脉者，胃中有寒。(L74)

证明：已知疾病的总病机为"血气不和"，又知"血气不和"以脉知之，基于公理 10-2"九候若一，命曰平人"，则凡诊见脉形之独坚盛独陷下、脉色之赤黑青紫等与平脉"不一"之脉皆为有过之脉。

（一）意义阐微

诊血脉法是通过观察体表络脉的颜色和形态的改变，判定寒热痛痹虚实和瘀血的常用诊法,其诊血脉颜色的意义与五色诊相通,而诊脉形的内容后被移植应用于"标本诊法""三部九候诊法"之中。

诊血脉不仅是古典针灸学最早应用和应用时间最长的一种诊法,而且是不间断传承至今的唯一古诊法,其意义有二:其一,诊血脉法最主要的应用在于指导刺络(刺血)法;其二,为古典针灸的核心刺法"毫针补泻调经法"创造必备条件——脉通无阻,这原本是诊血脉法的一个附加意义,然而随着"毫针补泻调经法"在古典针灸学核心地位的确立,在《黄帝内经》作者眼中诊血脉这一原本的附加意义之大远远超出其初始意义,为强调这一点,专门设立一条优先级最高的治疗原则"凡治病必先去其血[脉],乃去其所苦,伺之所欲,然后泻有余,补不足"(《血气形志》),并在《黄帝内经》中反复强调。

(二)诊法要略

【血络类型】

根据郁滞程度分作"盛而血"和"结"两级,前者为脉盛血聚而未结,后者则血聚久而血脉外形发生明显改变,提示"瘀积"的程度更重。根据其大小也可分为两类:大者"如豆",小者"如针""如黍"。其中诊察大的结络,古人特别强调其"横出"的特点:

血脉者,盛坚横以赤,上下无常处,小者如针,大者如箸,则而泻之万全也。(《血络论》)

血脉者,在腧(输)横居,视之独澄(满),切之独坚。(《九针十二原》)

一经上实下虚而不通者,此必有横络盛加于大经,令之不通,视而泻之,此所谓解结也。(《刺节真邪》)

解脉令人腰痛,痛引肩,目眈眈然,时遗溲,刺解脉,在膝筋肉分间郄外廉之横脉出血,血变而止。(《刺腰痛》)

会阴之脉令人腰痛,痛上漯漯然汗出,汗干令人欲饮,饮已欲走,刺直阳之脉上三痏,在跷上郄下五寸横居,视其盛者出血。(《刺腰痛》)

以上经文提示:这些"横出"之脉络是在特定的病理条件显现,而在血气平和的"平人"不显现。之所以表现为"横出"的特征,说明这些部位结构特殊,血气最容易瘀阻。

【血络常见部位】

血络常见于四肢,特别是关节周围,所谓"皮之部,输于四末"(《卫气失常》),"凡此八虚者,皆机关之室,真气之所过,血络之所游,邪气恶血,固不得住留"(《邪客》)。因为诸络脉皆不能经大节之间,必行绝道而出,入复合于皮中,其会皆见于外,故血络多见于大节之外。正如河道堵塞多发生在中下游,且多在分叉弯曲处,结络也最常见于下肢且在脉之横出分叉处。

【血络的辨识】

"如豆"之血络、结络易辨,视之充血甚,抚之热,指下的触感与周围正常血脉明显不同,病人自觉胀痛。这时用针轻轻刺破,紫血涌出如泉。其见可以正当经俞之上,亦有不在经俞者,所谓"血脉者,在输横居,视之独澄,切之独坚"(《九针十二原》),"血脉者,盛坚横以赤,上下无常处,小者如针,大者如箸,则而泻之万全也,故无失数矣"(《血络论》)。从经文"视之独澄,切之独坚",不难看出,诊血脉法也是一种"诊独"法,强调与正常血脉相比,一种独然不同的视觉和触觉感受。

从《黄帝内经》作者的立场来看,更注重诊孙络之血络和刺孙络血,今人似乎普遍忽略了这一点。

(1)**孙络三百六十五穴会**,亦以应一岁,**以溢奇邪**,以通荣卫,**荣卫稽留,卫散荣溢,气竭血着**,外为发热,内为少气,疾泻无怠,以通荣卫,**见而泻之,无问所会**。(《气穴论》)

(2)**孙络外溢,则经有留血**……视其血络,刺出其血,无令恶血得入于经,以成其疾。(《调经论》)

(3)孙络之脉别经者,**其血盛而当泻者,亦三百六十五脉**。(《气穴论》)

从上引经文第一条、第三条可知,孙络既有会于经穴者,又于经穴之外别有三百六十五脉,可谓无处不至。孙络又是奇邪所注之络,可谓"奇邪之络",故治奇邪在络的缪刺法刺取盛而血之孙络及四末阴阳之会井穴之孙络;从经文第一条还可知,孙络通行营卫,而**"荣卫稽留,卫散荣溢,气竭血着"**实为结络、血络产生的总病机;第二条经文则进一步指出,孙络外溢可致大络留血,故刺孙络出血,无令恶血入于大络则不成其疾也。从经脉-络脉-孙络来看,孙络也最容易堵塞不通,孙络通则表明真正意义上的血气流行。足见刺孙络之血有着不可替代的特殊意义。

【细络诊察要点】

(1)盛血之孙络所在皮肤的颜色、光泽,以及指下的滑涩、软硬、寒温等皆与正常皮肤明显不同,也可见特定形状的色素沉着。盛血孙络颜色多呈淡红色、暗红色,甚至呈紫黑色;形状有网状、放射状和线状等。如果不明显,可用手指捋按(推擦)几下,或用几个手指拍打几下,使局部皮肤稍稍充血则更容易观察。

(2)盛血之孙络中血液是流动的,而且压力较大,有时轻轻点刺,即可见恶血喷涌或喷射而出,正如经文所说"结络如黍米,刺之血射以黑"。如按压盛血细络,血液不移动,此血络只不过是静脉的膨大(**非刺血之络,刺之也不出血**)。这类盛血之细络也可见于正常人。

(3)盛血之孙络的好发部位是下肢,依次为足内侧、踝、小腿、大腿,此外项、背、腰、胸、面、肩也比较常见。女性的大腿、小腿特别容易出现细络。

关于刺血络、结络的治疗原则及临床应用详见第 4 章"刺灸处与刺灸法——血气的开关和调控"。

二、标本诊法

标本诊法是一种综合诊法,集诊脉、诊络、诊肤三种诊法于一身,相互比对,三诊合参,因而可以最大限度提高诊断的准确度,看似繁实则简,颇便于学习和掌握。

命题 3-12　脉之卒然动者,皆邪气居之,留于本末;不动则热,不坚则陷且空,不与众同,是以知其何脉之动也。(L10)

——脉的异常反应,有一个专门的术语曰"脉动"。邪居本末,皮肤常表现为"热",也有为"寒"者,故此处"不动则热"应统括"寒热"。

命题 3-38　当耳前热,若寒甚,若独肩上热甚,及手小指次指之间热,若脉陷者,此其候也,手太阳病也。(L4)

——此诊手太阳标本脉处寒热之变,足证命题 3-12 所言"不动则热"包含了"寒"在内。

命题 3-9 面热者足阳明病;两跗之上脉竖(坚)[若]陷者足阳明病,此胃脉也。(L4)

——此诊足阳明标处热,以及本脉之盛衰变化。

命题 3-39 审于本末,察其寒热,得邪所在,万刺不殆。(L73)

证明:基于公理 10-1,可知诊脉之盛衰,所以候血气之虚实有余不足;又知邪气客人留于本末,本末之脉则可见与其他众脉不同的异常反应——不动则热或寒,不坚则陷且空,据公理 10-2 则可知"独动"者则为血气不和,是为受病之处也。故曰"审于本末,察其寒热,得邪所在,万刺不殆"。

(一)意义阐微

标本诊法在很长时间内广泛应用,并直接催生了经脉学说的诞生,《经脉》十二经脉病候下治则"为此诸病,盛则泻之,虚则补之,热则疾之,寒则留之,陷下则灸之,不盛不虚,以经取之",这里提及的"盛""虚""寒""热""陷下"之诊皆出于标本诊法,只是《经脉》篇作者出于构建如环无端的十二经脉流注模式的考虑,为标本诊法贴上了"人迎寸口诊法"的标签。

(二)诊法要略

标本诊法是一种"诊独"法,比较各诊脉处,发现与"众脉"不同的独异之脉,即所谓"诊独",那些独与众脉不同的脉即为"病脉",又曰"主病之脉""有过之脉"。

三、输穴诊法

命题 3-40 胃中寒,手鱼之络多青矣;胃中有热,鱼际络赤。(L10)

命题 3-41 手太阴之别,名曰列缺,起于腕上分间,并太阴之经直入掌中,散入于鱼际。其病实则手锐掌热,虚则欠㰦,小便遗数,取之去腕半寸(一寸半),别走阳明也。(L10)

证明:已知脉之出入之会为"输",脉输都是从诊脉之脉口演变而来,基于公理 10-2"九候若一,命曰平人",则凡诊得脉输独小独大独疾独迟独坚盛独陷下独凸起独寒独热等与平脉"不一"之象皆为"病应"之输。

（一）意义阐微

最早一批有固定位置和名称的刺灸处"脉输"直接源出于诊脉之脉口，二者的位置和命名相同，最新出土的老官山汉简扁鹊针方《刺数》的脉输命名正是早期"脉-输一体"现象的见证。从这个意义上说，诊输可以等同于诊脉。

老官山出土汉简扁鹊脉书曰："其脉、输、郄皆不盛曰死"；又曰："□至为汗不出而发其心输，**输不盈，心主不实**，不可石也"。

从中不难看出诊脉与诊输合用的情形，同时也提示诊脉与诊输已经出现了分化。

从脉输的发生来看，在早期脉口、脉输是一体的，针灸部位"脉输"与诊脉部位的"脉口"一体同名，例如"太渊""尺泽""天府"既是脉口名，又是脉输名，脉口的诊候也即脉输的主治——"诊-疗一体"观念的产物。也就是说，**脉输原本就具有"诊"的功能，而不仅仅是针灸治疗的部位**，故老官山出土汉简扁鹊脉书察"脉、输、郄"的盛虚以诊病。可见，输穴诊和脉诊临床常常合用。古代常用脉输诊有：十二原诊、六腑下合输诊。所有的诊脉部位都演变为相关的输穴，因此十二标本、三部九候、人迎寸口等，既是脉诊，也可视为输穴诊。《刘涓子鬼遗方》所载诊痈肿所在的 10 处脉口同时也是相应的脉输所在，描述的是观察周身脉口"肿"（微凸起）而诊痈之所在的一种诊脉法，是扁鹊脉诊的特色之一。宋代《太平圣惠方》依据脏腑募穴的微起和微痛来鉴别脏腑痈疽，显然是对这一诊法的继承和发展。

（二）诊法要略

疾病的外应，除了"脉应"之外，还有体表其他组织的异常反应，其中最常见者为压痛和形态的微起和陷下（比照观察脉之"坚""陷"而来），而这些反应更常见于气穴之处，特别是那些大穴要穴，例如背输、募穴、督脉输，这些部位为血气之会，故血气的变化更容易在这些输穴处反应出来。这种异常反应如果出于有固定位置和名称的经俞者称作"应穴"，无定处者曰"天应穴"。

诊输穴之"病应"也从诊"脉应"类推而来：三部九候诊"独"为受病处，则输穴之"独"亦为受病处。如果"独"不止一处则以"先受病"处为本，或以"独"甚者先治之。具体而言，如果同时有多个"应"穴，则按压对异常脉象恢复最明显、同时其他应穴的反应性显著降低者为"主应"穴。如果同时有多个压痛穴，要找到最痛的那一个。如果有多个"病应"处，且先后难别，反应程度相当，则表明存在多个不同的"受病处"。

从输穴诊疗一体的发现过程来看，《黄帝明堂经》记载的所有 349 穴，都可用作其所主治病症的诊察，只是其中的脉输用于诊疗经脉、脏腑病症，而气穴主要用于诊疗皮肉筋骨及分肉间的病症。大输要穴实际上都是最常用的诊病部位。

周身有固定部位、有名称的经俞已不下数百，而那些无固定部位和名称的奇俞更难计数，临病时如何快捷探查应病之输？除了根据分部理论按部探穴外，《黄帝内经》还给出了颇便于初学入门的解决方案：总结出针灸常用病的高频病应输穴，以方便临床诊疗之选。

灸寒热之法，先灸项大椎，以年为壮数，次灸橛骨，以年为壮数，视背输陷者灸之，举臂肩上陷者灸之，两季胁之间灸之，外踝上绝骨之端灸之，足小指次指间灸之，腨下陷脉灸之，外踝后灸之，缺盆骨上切之坚痛如筋者灸之，膺中陷骨间灸之。掌束骨（去骬骨）下灸之，[夹]脐下关元三寸灸之，毛际动脉灸之，膝下三寸分间灸之，足阳明跗上动脉灸之，巅上一灸之。（《骨空论》）

此皆寒热病高频"病应"处。此外《黄帝内经》提及的"五十九穴""五十七穴"也并非针灸方的实例，而是热病、水病的高频"病应"处，以为临床设方之便也。

第 3 节　知 病 名

命题 3-42　按脉动静，循尺滑涩，寒温之意，视其大小，合之病能，逆从以得，复知病名，诊可十全。（S80）

——"病能"即"病态"，又曰"病形""病状"，今多作"病症"。

命题 3-43　治所以异而病皆愈者,得病之情,知治之大体也。(S12)

证明:已知疾病的总病机为"血气不和",又据公理 10-1 可知诊以色脉候血气有余不足以知病之所在,再参以病状则可知血气不和所致何病也。

诊色脉虽可知病之所在,但不知所患为何病,即"不知病名"。欲确知病名,除按脉循尺,还须察病人,参病症。同一种脉象,可见于不同的病,因而很难单凭脉象确定具体的病,特别是独取寸口脉法,常常需要结合病症(内证、外证)才能确知病名。例如"青脉之至也,长而左右弹,有积气在心下支胠,名曰肝痹,得之寒湿,与疝同法,腰痛足清头痛",单凭"长而左右弹"的脉还不能确定具体的病,如结合腹诊"有积气在心下支胠",则可诊为"肝痹",如再进一步结合病因和病症,则"诊可十全"。知病名,则可得病之情,而知治之大体——疾病的发展规律、预后,以定可治,决死生。

以上命题皆出自传世本辑录扁鹊医学的专辑"《素问》七篇",其中《疏五过论》还从反面阐述了知病名,得病之情的重要性,所论诊病"五过"的第一过失曰:"良工所失,不知病情,此亦治之一过也。"在扁鹊学派看来,"知病名""得病之情"至少是一名良工应当具备的素养。

虽然针灸不必辨明病即可施治,甚至邪未见,症未显时,即可诊有过之脉而知病之所在选穴施治,但早在扁鹊针灸就很重视辨病,张家山《脉书》、老官山脉书皆开篇辨病候立病名。传世经典《素问》则有更为详细的辨识病名的专篇,如《奇病论》《腹中论》《长刺节论》等,不仅讨论病名的辨识,还详述病机。

扁鹊脉法之所以对"知病名"如此强调,是因为对针工而言,知病名的意义在于:其一,如是针灸常见病,往往有专用的诊法,可以进行针对性更强的诊断,详见表 3"专病诊法示例";其二,一般针灸治疗有优势的常见病,病机清楚,多有经典的基础方,可直接采用,这样可以在无明显"病应"可察的情况下,进行有效的基础治疗,或整体治疗;其三,知病名,可以掌握疾病的发展规律,及时准确判断预后,决死生定可治,对于针灸可治之病,还可确定最佳的治疗时机。例如针灸治疗牙痛起效快,疗效肯定,但并非所有病的牙痛针灸都能治,如果能首先辨明引起牙痛的病,则可判断是否为针灸的适应证,确定之后,再进一步辨明"受病处",则可开出针对性强的针灸方。

经脉病候即包括病和症两个层次的诊断："是动则病"描述的是一组有关联的症状的病名；"所生病"则是特定部位症状的列举。虽然辨得症状之所在（经和络，脏或腑）即可针对性治疗，而"是动病"则是确定了这组特异关联的症状与本经脉口的异常是直接相关的，故能提供针对性更强、预见性更高的治疗。

从某种意义上说，知病名也是为了更好地知病所、知病机，故知病名，辨逆顺，决死生，定可治，知治之大体，是一名合格针灸医生必需具备的意识和掌握的本领。

表 3　专病诊法示例

病种	诊法	应用	备注
癫狂	于诊癫狂常规诊脉处诊脉之盛满与虚陷，盛者为实，陷者为虚也	详见第 5 章示例之"例五、癫狂惊——诊-疗一体的范例"	是典型遍诊法的遗存，所诊之处即所治之处，为古典针灸"诊-疗一体"典型实例
小儿惊痫	诊耳后痫惊脉（又名"惊脉"）；鱼际络脉	婴儿病，其头毛皆逆上者，必死。耳间青脉起者，掣痛。（《论疾诊尺》）	详见第 5 章示例之"例五、癫狂惊——诊-疗一体的范例"
齿病	标本诊法	诊龋齿痛，按其阳［明］之来，有过者独热，在左左热，在右右热，在上上热，在下下热。（《论疾诊尺》）	出自扁鹊脉法，实为标本诊法应用实例
痈疽	诊法一：按脉口之起陷以诊痈之所在。诊法二：诊脏腑输募之隆起隐痛以辨痈与疽	详见第 5 章示例之"例一、痈疽——血气说始终的路标"	
寒热	诊目脉	诊寒热，赤脉上下至瞳子，见一脉一岁死，见一脉半一岁半死，见二脉二岁死，见二脉半二岁半死，见三脉三岁死。（《论疾诊尺》）	

续表

病种	诊法	应用	备注
黄病	诊手歧脉:近手屈肘前臂上,当有三歧脉,中央者,名为手肝脉;两厢者,名歧脉。 诊寸脉:凡黄候,其寸口近掌无脉,口鼻冷气,并不可治也	凡人着黄,五种黄皆同。其人至困,冥漠不知东西者,看其左手脉,名手肝脉,两筋中,其脉如有如无。又看歧脉。看时若肝脉全无,两厢坏,其人十死一生,难可救济。若中央脉近掌三指道有如不绝,其人必不死。脉经三日,渐彻至手掌,必得汗,汗罢必愈。(《诸病源候论·五色黄候》卷十二)	《脉经》《太平圣惠方》皆有类似记载。有必要进一步观察在其他病症中是否也有此现象,以及在判断预后上的意义,发现其普适意义

【备注】随着对疾病认识的不断深化,古人对于那些诊疗经验丰富的病症,以及某些"奇病",总结出最适用的诊法以及最有效的诊察方式,这些专病诊法在很大程度上具有通用性和可移植性,可为探索同类病症的诊法规律时借鉴,例如痈疽病诊法完全可以类推于其他病。其实通用诊法也都是从专病诊法类推提升而成的,因此通用与专用诊法是相辅相成的。只是古人没有自觉地拓展和应用,这是一个薄弱环节,应当加强。

第4节 知 病 所

命题 3-39 审于本末,察其寒热,**得邪所在**,万刺不殆。(L73)

命题 3-44 合于明堂,各处色部,五藏六府,察其所痛,左右上下,知其寒温,**何经所在**。(L73)

命题 3-45 审皮肤之寒温滑涩,知其所苦,膈有上下,知**其气所在**。(L73)

命题 3-46 是故工之用针也,知气之所在,而守其门户,明于调气,**补泻所在**,徐疾之意,所取之处。(L73)

——这组关于辨病所命题皆出于《灵枢》结语篇《官能》,论及的"得邪所在""何经所在""其气所在""补泻所在"4个"所在"之辨,不外"知病所在"和"知刺灸部位所在",而以前者为主,因为知道了病之所在,刺灸部位也就随之而知。关于知病所在,这里提到辨"有过之脉"所在,以及通过色脉诊知病在何经、何脏,这些是辨病所在最主要的方面。

命题 1-73 知其所在者,知诊三部九候之病脉处而治之,故曰守其门

户焉,莫知其情而见邪形也。(S26)

命题 1-4 察九候独小者病,独大者病,独疾者病,独迟者病,独热者病,独寒者病,独陷下者病。(S20)

命题 3-12 脉之卒然动者,皆邪气居之,留于本末;不动则热,不坚则陷且空,不与众同,是以知其何脉之动也。(L10)

证明:基于公理 10-2"九候若一,命曰平人",可知非平脉即为病脉,故标本诊法通过"诊独"审察与众脉不同之脉即可知"有过之脉"。诊得有过之脉即知邪之所在。甚至可于病人尚未有自觉症状时,察有过之脉而知邪气之所在。

命题 3-47 察其病形,以知其何脉之病也。(S36)

——王冰注曰:"随其形证,而病脉可知"(《刺疟》)。

证明:基于公理 10-2"九候若一,命曰平人",则诊脉察"独"即知病脉所在;反之,如诊得相关脉之典型病候,即可推知"有过之脉"或"主病之脉"所在,此为反推法。

一方面可以诊察十二经脉口的异常变动判定病在何经;另一方面十二经脉病症原本是基于脉口和脉输的诊疗病候的总结,当成为经脉学说的构成要素后,便成为一种辨识病位的模板,故确定病在何经有两种方法:其一,根据"有过之脉"而定病在何经;其二,根据特定组合的病症确定病在何经。以"脉应"为主,结合"病形"是《黄帝内经》确定"受病处"的主要路径。《针灸甲乙经》也以"病形脉诊"为篇名论诊病。

古人对"病所"的认识有一个不断深化的过程,起初以病痛所在即显病处为"病所",从新出土的老官山汉简扁鹊针方《刺数》看,"病所"的概念还没有从"显病所"中走出,而在《黄帝内经》已经自觉通过诊有过之脉等"病应"以知"受病处",临床上除了显而易见的病症所在外,都是通过病变的外在反应"病应",特别是"脉应",来判断病之所在,所谓"察其所痛,以知其应"是也。诊"脉应"长于知病在何经何络、何脏何腑;诊压痛则长于知病在皮肉筋骨;尺寸合诊可知病在经在络以及虚实所在;诊三部九候、五色诊可诊病人尚无自觉症状的微邪所在。至于全身性的疾病如热病、疟病、癫狂等,更要依据诊脉应以知"受病处"。

根据"病应"辨识病所应当包括以下两个步骤：

第一步，辨"病应"（主要是脉应）以知受病处及主病之脉；

第二步，根据外应推知内合，从上推下，从左推右，以"合而察之，切而验之，见而得之，若清水明镜之不失其形也"。正是这一步催生了古典针灸学，对于诊察到的病应进一步推演和解释需要理论的指引，此乃产生"分部"理论的动力所在。如果只是诊病应，以"病应为输"刺灸之，那么针灸将停留在"术"的层面，永远不能上升到"学"和"道"的高度。

第5节 决死生定可治

命题 3-48 刺之大约者，必明知病之可刺，与其未可刺，与其已不可刺也。（L55）

命题 3-49 脉从阴阳，病易已；脉逆阴阳，病难已。脉得四时之顺，曰病无他。（S18）

命题 1-1 六经调者，谓之不病；虽病谓之自已也。（L75）

命题 3-50 血气有余，肌肉坚致，故可苦已（以）针。（L37）

推论 3-50 血气不足，肌肉不坚，不耐针，刺之病难已。

命题 3-51 诸小者，阴阳形气俱不足，勿取以针，而调以甘药也。（L4）

命题 3-52 少气者，脉口人迎俱少而不称尺寸也。如是者，则阴阳俱不足，补阳则阴竭，泻阴则阳脱。如是者，可将以甘药，不可饮以至剂。（L9）

命题 3-15 别于阳者，知病处也；别于阴者，知死生之期。（S7）

命题 3-14 气口成寸，以决死生。（S21）

命题 3-53 明乎此立形定气，而后以临病人，决死生。（L6）

命题 3-54 形气相得，谓之可治；色泽以浮，谓之易已；脉从四时，谓之可治；脉弱以滑，是有胃气，命曰易治，取之以时。形气相失，谓之难治；色夭不泽，谓之难已；脉实以坚，谓之益甚；脉逆四时，为不可治。（S19）

证明：基于公理7"人之所有者，血与气耳"，古典针灸定可治决死生皆依乎血气，色合五行，脉合四时阴阳，故血气充盛，则"虽病谓之自已也"；脉逆四时,血气不足,则病难已,或不宜针灸也。

这一思想对张仲景构建伤寒病诊疗理论体系影响深远,例如其论血痹的诊疗曰:"血痹……其脉自微涩,在寸口关上小紧,宜针引阳气,令脉和紧去则愈。"针以调血气,血气亏甚则无以应针,故曰"阴阳形气俱不足,勿取以针,而调以甘药也"。

命题 3-55 必先定五藏之脉,乃可言间甚之时,死生之期也。(S22)

证明:基于公理 6"声合五音,色合五行,脉合阴阳",又据公理 4、公理 5 五行相生相克原理,知病之预后存在如下规律:"夫邪气之客于身也,以胜相加,至其所生而愈,至其所不胜而甚,至于所生而持,自得其位而起""病在肝,愈于夏,夏不愈,甚于秋,秋不死,持于冬,起于春,禁当风。肝病者,愈在丙丁,丙丁不愈,加于庚辛,庚辛不死,持于壬癸,起于甲乙。肝病者,平旦慧,下晡甚,夜半静"。

结语:诊应知病辨位据治

1. 针灸学是一门以度量血气为先导的学科,治疗原则、刺灸法、设方模式皆由"诊"而出。诊察受病处的精度和深度决定了针灸疗效的确定性,故善针者,必先诊脉以知病之所在,定可治。

2. 在所有"病应"中,"脉应"的权重最高,也是"诊""治""评"三个环节一以贯之体现得最充分最自然的诊法。据"病应"(主要是"脉应")"病形"(症状)诊知"受病处",据分部理论定病在何"部",看"部"选穴设方,最后据脉评定疗效,乃古典针灸学的诊疗常规。

3. 针灸补虚泻实发挥调血气之功能的前提是脉通无阻,而中寒"筋急"则为痹经脉不通;久痹不已入内则"内筋急"皆致脏腑血气不行而为"积",欲除"筋急""腹积"则须精于诊筋诊腹。故作为上工,除精于诊脉外,还须兼通诊筋诊腹之法。

诊脉之"动"知病所在而定"刺灸处";诊脉之盛衰以知血气有余不足而定刺法补泻;诊脉和与不和以知"气至"与否。《灵枢》开篇即明言"凡将用针,必先诊脉,视气之剧易,乃可以治也",全书用最大的篇幅论"诊",以此来为"人之所有者,血与气耳"元命题作注脚。对于今天的针灸人而言,恐怕尚未体悟《黄帝内经》作者的这片良苦用心。

根据"诊-疗一体"的法则,作为诊断的指标也是疗效评价的指标,例如脉象异常是疾病诊断的依据,而脉象恢复正常则是疾病痊愈的依据,即脉平血气和才是结束治疗的依据,所谓"无问其病,以平为期"。

"所以贵扁鹊者,非贵其随病而调药,贵其瘺息脉血,知病之所从生也"(《淮南子·泰族训》卷二十)。仓公之所以成一代名医百代流芳,亦非因其疗效高,而是其"定可治决死生"精准,因而疗效确定性高。"定可治"是今天针灸人最薄弱的环节,因而针灸疗效的确定性难以保证。

第4章　刺灸处与刺灸法
——血气的开关和调控

1. 不同的诊法和分部理论有不同的"刺灸处",后来这些不同来源的"刺灸处"不约而同地朝向一个方向集结,究竟是什么引发了这样的迁移?

2. 《黄帝内经》作为论道之书,对于针"术"多略而不言,然而毫针补泻刺法是唯一的例外,为何对此针法情有独钟?

3. 为什么古典针灸特别注重押手?

度量血气可"知病所在""知虚实所在",落实到治疗就须"知补泻所在"——刺灸处。诊脉之所在即补泻之所在,刺法之补泻基于脉之虚实,刺之效也以脉评价。

刺灸处,既是针灸活动的始生之地,也是针灸理论的落脚之地,甚至可以说古典针灸学即关于刺灸部位的发现、阐释和临床应用的学问。针灸学的理论、诊法、治则、刺灸法如果最终不能落实到刺灸部位,特别是那些有固定位置、主治、名称的"经俞",那么它的意义便难以体现,因而也就很难获得进一步发展的动力和空间。正确认识古典针灸学的形成和发展,理清"输"与"穴"概念的本义及其演变是关键的一步。

术　语

【俞　输　窬　穴】

《说文解字·舟部》曰"俞,空中木为舟也"。舟的主要功能是"转输",其结构特征为"中空"。为了表达"俞"字的"转输"和"中空"之义,古人另造两个衍生字"输"和"窬"。徐锴《说文解字系传·通释第十四》注曰:"胍,脉字也。若今人言五藏窬穴有肝窬肺窬是也。"此处徐锴以"窬"注"穴"字。又注"窬"字曰:"一曰中空之貌……五藏俞穴也。"此又以"俞"注"窬",可见"俞""窬""穴"三者同源,"窬""穴"皆由"俞"字衍生而来也。

水流有送致聚处曰"输",则脉行以出入之会为输也;中空之貌曰窬,只是"窬"字很快被"穴"字替代而没有流行开来。则气行之虚空曰气穴,以"凹陷"为定位特征的刺灸处亦可曰气穴也。而宋以前古医籍中表达"脉之出入之会"概念时则"输""俞"并用,在出土文献中也可见这种二字通用的现象。在传世文献中,唐代杨上善《黄帝内经太素》规范使用"输"字,《医心方》卷二引录诸家明堂,除《华佗针灸经》外,也均作"输"。至于后来再加上"月"字旁作"腧",以示与人体有关,实则没有必要,正如没有必要给"穴"加上肉月旁一样。而表达以"凹陷"为定位特征的刺灸处,除上述

《医心方》所引《华佗针灸经》外，皆用"穴"，或"穴空""孔穴""气穴"，不再使用"腧"字。

不论是从文字学，还是从针灸学术发展的历程来看，表达"刺灸处"的术语"俞""输"使用在前，"穴"在后，《史记·扁鹊仓公列传》以及最新出土的老官山汉简针灸简中都只有"俞"和"输"字，而不见"穴"字或"腧"字。老官山出土汉简扁鹊针方专篇《刺数》共载有固定部位和名称的刺灸处笔者确认约 28 个，皆为"脉输"，其中包括落（络）输 4 个。

"病在血脉"曾是针灸的唯一适应证，脉也就成为最早的刺灸处，《九针论》《血气形志》皆明言"病生于脉，治之以灸刺"，也提示在"输"的发现之前有一个"刺脉疗法"的阶段。在"以砭启脉"的刺脉阶段，但见盛脉结络便刺，即《气穴论》所谓"见而泻之，无问所会"。而当《素问》这样说的时候，脉会之"输"不仅已经被发现，且已成为常规的刺灸处。因为"无问所会"的言下之意恰恰强调了"脉会"的重要性：即若非血热、血瘀所致盛络、结络所当急去之者，须求"脉会"——输，故《灵枢》绪论篇《九针十二原》曰："欲以微针通其经脉，调其血气，营其逆顺出入之会，令可传于后世"，直以脉之"出入之会"通经脉，调血气。结语篇《官能》则进一步阐发曰："用针之理，必知形气之所在，左右上下，阴阳表里，血气多少，行之逆顺，**出入之合**……明于经隧，左右肢络，**尽知其会**。"凡脉之所出、所入、所会、所别之处皆曰"输"。

《论衡·顺鼓》所说"投一寸之针，布一丸之艾于血脉之蹊，笃病有瘳"，这里的"蹊"系"谿"之异体[①]，"血脉之蹊"是对"输"的另一种表达，水之所注为"谿"（溪），脉之所注为"输"，故王冰注曰："大经所会，谓之大谷也""小络所会，谓之小溪也"（《五藏生成》）。说明此时脉输作为常规刺灸处的认识已经被医科之外的人熟知。

——蹊：谷中径也，同"谿"。谿径又作"蹊径"；谿壑又作"蹊壑"（慧琳《一切经音义》卷七）。

正因为以脉之出入之会为"输"，故《卫气失常》曰"皮有部，肉有柱，血

---

① 慧琳《一切经音义》卷八《大般若波罗蜜多经》卷第五百六十六"谿谷"条下云："上启鸡反。《尔雅》'水注川也'；《说文》'山渎无所通'，亦从水作'溪'，从石作'磎'。"

气有输,[筋有结],骨有属"。所述皮肉脉筋骨的刺灸处中唯有脉言"输",其他的刺灸处皆不以"输"名。

脉为血气之府,而脏腑为血气之源,最初的"输"字引入针灸学表述刺灸部位只用于脉输和脏腑之输,皆以水为喻,与脉相关。《官针》所说"输刺"之输正是特指经脉之输和五脏之输。

既然有固定位置的刺灸处出现了两类——脉输和气穴,就有必要确立一个包含"输"和"穴"的统称。《黄帝内经》有三种方案,其一,以"输"统"穴"的方案,见于《气府论》;其二,以"穴"统"输"的方案,见于《气穴论》;其三,名曰"穴输"的合称方案,见于《生气通天论》。后世采用的是第三种方案,唐代王冰注《素问》皆以"穴输"作为刺灸处的统称,《外台秘要》有曰"俞穴"之例,宋代《太平圣惠方》从之,《铜人腧穴针灸图经》统一作"腧穴"[①]。

本书统一规定:脉输统一作"输"字,刺灸处统称作"输穴",有固定位置和名称的刺灸处曰"经俞",无固定位置的刺灸处曰"奇俞"。除特别强调,不用后出的"腧"表达刺灸处的统称,也不再用"窌"字表达"气穴"的概念。

【窌与髎】

窌,与"穴"义相近,在用于针灸穴名时多指骨之陷空处,后另造字作"髎"。在传世中医古籍中,正式用"髎"字取代"窌"作为穴名者为宋代针灸输穴国家标准文本《铜人腧穴针灸图经》,但传世本《素问》王冰注已经明确采用"髎"字,只是不能确定系唐代王冰原文,还是宋代校注《素问》时所改。

【经俞与奇俞】

经者,常也;奇者,异也,非常也;俞者,刺灸处之统称也。故"经俞"者,有常处之输也;"奇俞"者,无常处之输也。《黄帝内经》经文恰好也表达了这层含义:

夫邪客大络者,左注右,右注左,上下左右与经相干,而布于四末,其气无常处,不入于经俞,命曰缪刺。(《缪刺论》)

---

① 这一改动完全遮蔽了"输"字所表达的"输注""运输""中空"的本义,实在是个败笔。

黄帝曰:刺节言彻衣,夫子乃言尽刺诸阳之奇俞,未有常处也。(《刺节真邪》)

既曰"其气无常处,不入于经俞",言下之义则"经俞有常处也";而《刺节真邪》经文更明言"奇俞,未有常处也",足见"奇俞"与"经俞"相对举,是指"无常处"的输穴,这里的"奇"字用作"经"的反义词——非常。

《黄帝内经》中有固定位置和专用名称的"经俞"为脉输和气穴,因此其规范术语应选用能统括脉输和气穴的"俞"字;无固定位置和名称的"奇俞"主要包括"病所""病应"两种类型,通俗地说即"以病所为输""以痛为输""以按之痛解处为输"。

从针灸"刺灸处"发展轨迹来看,无固定部位、名称的"奇俞"发现和应用在前,而有固定部位、专门名称的"经俞"发现在后。但在仓公医案针灸方以及最新出土的老官山汉简扁鹊针方《刺数》取穴都明显以"经俞"为主了。古代,特别是宋以前关于输穴的专书或专篇几乎都是对"经俞"的总结,或许在古人眼中,没有固定位置和名称的"奇俞"难以或不必要总结。例如《黄帝内经》虽然十分看重"血脉""血络""结络"等奇俞在治疗疾病中不可替代的重要作用,但"藏之金兰之室,署曰气穴所在"者只是会于气穴的"孙络三百六十五穴会",而将不与气穴交会的"其血盛而当泻者,亦三百六十五脉"坚决地排除在外。

到了明代出现了另一种输穴分类法,按照输穴的文献来源分为两大类:出于《针灸甲乙经》或《铜人腧穴针灸图经》者称作"经穴",出自其他针灸书者则命曰"奇穴"[①]。这与《黄帝内经》"经俞""奇俞"概念不同,切不可相混。

【大输】

老官山汉墓出土的扁鹊针方中已有"大输"概念,之后的《黄帝内经》《黄帝明堂经》皆有"大输"之说。

所谓"大输"从字面意思上可理解为"大脉之输",诸脉之中,大脉之输为"大输";而同一脉之中,本输为大。十二经脉之长者为足阳明脉,十二经

---

① 朝鲜《东医宝鉴》将输穴分为"经穴""奇穴"和"别穴"三类:以"不出于《灵枢》《内经》,故谓之奇穴";"不出于《铜人》,而散见诸书,故谓之别穴"。

脉之海者为冲脉,故足阳明之人迎、足三里,冲脉之大杼、气冲,以及十二原者皆为大输。

其次,可以理解为诸脉交会之输。既然以"脉会"为输,那么所会之脉越多,其输也就越大。例如鱼际在"散脉中"(《黄帝明堂经》),其脉虽不大,然系诸阴脉交会处,且是重要的"诊血脉"处,其诊疗范围广,主治作用也相应更强,故也可谓之"大输"[1],尽管其为小脉络输。

一个输或穴要具有比较宽的治疗范围和比较强的治疗作用,无外乎通过"调经脉""调脏腑""调三焦"三个路径实现,能具备三者之一即可视为大输。当然如能同时拥有全部三个路径则更是大输,例如"十二原"既可调经脉,又可调五脏,又可调三焦,属于全能之大输。还有这样一个规律——被不同理论覆盖越多的输穴,其主治作用越广,例如五脏十二原,既是五脏之所出,又是三焦原穴之所聚,又是经脉之本,还是六阴经五输之"输"。既可治经脉病候,又治相应的脏腑之病,还调三焦病候。

总之,以脉之大者、会之多者为"大输"。

【以痛为输】

"以痛为输"是筋痹刺法中一个重要概念,关乎到经筋学说的正确理解,从某种程度上可以说决定着该学说生死存亡的发展命运。

十二经筋病候下皆标注有"治在燔针劫刺,以知为数,以痛为输"的治则,以往人们以经筋病多为痛症,故将"以痛为输"解读为"以疼痛处为输而刺",如此解读则经筋学说便失去了存在的意义。"以痛为输"之"痛",是指针工通过循按所发现的"筋急"处,而非病人主诉的痛处。《经筋》十二经筋病候下所言经筋之病皆由"筋急"所致,其中包括诸多不表现为疼痛的病症,治疗所有这些复杂的病症,只需刺"筋急"令缓则诸症尽愈,因此十二经筋病候下之"以痛为输"只能理解为"以病为输",即以"筋急"处为输,也即《卫气失常》所说"筋部无阴无阳,无左无右,候病所在"之义。具体考证见第 2 章第 3 节之"经筋学说"。

---

[1] 若按今之取穴法,则很难发挥其"大输"的功用。

【溪谷】

溪谷的本义是指流水处,《黄帝内经》借用水之流、脉之会的"溪""谷"表达气穴的体表特征——凹陷,当"溪""谷"对举时,以小的凹陷曰溪,大者曰谷,所谓"肉之大会为谷,肉之小会为溪"(《气穴论》),单言时则大小凹陷皆可曰溪或谷。

肉会于骨,骨会于节,故最大的"谷"应是手足腕踝肘膝肩髀十二个大关节,故有"人有大谷十二分"(《五藏生成》)之说;十二大节中又以两肘两腋两髀两腘为五脏虚邪留住之所,谓之"八虚",又曰"八溪",故有"溪谷属骨"之说。可见肉之会、骨之会,皆可言"溪"或"谷",其中骨之会又曰"节""节之交""节间"。皆为虚空凹陷处,皆为气行之处,其言肉之会曰"肉分之间,溪谷之会,以行荣卫,以会大气""溪谷三百六十五穴会,亦应一岁"(《气穴论》);言骨之会曰"节之交,三百六十五会""所言节者,神气之所游行出入也,非皮肉筋骨也"(《九针十二原》)。

【经隧】

"经隧"一词,在《黄帝内经》有二义:其一,与"经脉"义同;其二,指经脉通行之道,这一意义的"经隧"仅见于《黄帝内经》极为独特的一篇《调经论》:

气有余,则泻其经隧,无伤其经,无出其血,无泄其气。不足,则补其经隧,无出其气。

——这一意义的"经隧",《甲乙经》作"经渠"。

从这一应用实例可推知,经隧行气——卫气,故刺经隧以调气之有余不足;而经隧之内的经脉行血气,故刺经隧需要精准控制深度,勿伤其经脉泄血气也。

如果说"脉为血之府",则"经隧为脉之府";如果借用现代医学术语则曰"血管鞘"。正确解读此义的古代医家是清代高世栻[1],现代医家则以韩

---

[1]（清）高士宗．黄帝素问直解［M］．于天星,按．北京:科学技术文献出版社,1998:406.

绍康先生 ① 为早。

提出这一"经隧"概念的意义在于,促进毫针刺脉补泻法从刺脉出血向刺脉外调气的方向偏移,与"血气说"的重点从"血"向"气"偏移形成互动。

【肓膜　募原】

在躯体,卫气行于分肉之间曰"肉肓",气之出入处曰"气穴";在胸腹之内曰"肓膜",其气之所聚处谓之"原",又曰"募",也是脏腑之气出于胸腹者也。

需要说明的有两点:第一,"膈之原""肓之原"与脏腑之募的性质相同,都是指脏腑之膜所集所系也。第二,五脏之中,心一分为二作"心"和"心包",但心之募只有一,后人有主张以"膻中"为心包之募,而该穴正当胸骨上,不具备脏腑之"募"的特征,因此如果一定要补,也只能选择"膈之原"鸠尾。因为"膈中"与"心"犹如"胸中"与"肺"的关系一样,具有同位的关系 ②。

【分理　分间　分腠　分肉】

分理,体表视而可见之肌肉走行轮廓曰分理,简曰"分"。

"分肉"之义有二:其一,体表可见之两肉之分或之会;其二,皮、肉之分处,又曰"分肉之间"。

分肉是皮与肉之分的间隙;分腠则是皮与皮下之分的间隙。"分腠"之"腠"字本作"湊",《生气通天论》曰"骨正筋柔,气血以流,湊理以密",此乃传世本偶存之古字也;又王冰《素问》注保留了较多的"湊理"的写法。《说文解字》曰:"水上人所会也。从水奏声。"引申为凡所会之处。张家山出土汉简《引书》作"奏",宋以后古籍改作"腠",与"俞""输"改作"腧"字思路一样。

---

①赖新生,张家维.岭南针灸经验集[M].北京:中国医药科技出版社,1998:52-57.

②例如《五藏生成》曰:"咳嗽上气,厥在胸中,过在手阳明、太阴。心烦头痛,病在膈中,过在手巨阳、少阴。"

在人则皮纹间、皮与肌、肌与肉、肉与肉之间、骨节之交处皆曰"腠"或"凑"，由浅而深而有毫毛腠理（又曰毛腠）、皮腠、腠理、分腠、肌腠、肉腠、节腠，皆为气之所凑、津之所凑、邪之所凑之虚空处。以往人们常见《黄帝内经》"腠理"一词，故一见"腠"字总会联系到"理"字，常在其下注一"理"字，后人传抄误作大字，则成"腠理"。例如"八风伤人，内舍于骨解腰脊节腠**理**之间，为深痹也"（《九针论》），于"节腠"后衍"理"作"节腠理"，《太素》无"理"字，是。

"分腠"又作"分腠之间"，指皮与肌之间的虚空，为卫气之道，其外达皮肤内至分肉之间。

取盛经分腠，绝肤而病去者，邪居浅也。（《水热穴论》）

络脉治皮肤，分腠治肌肉。（《寒热病》）

病在分腠之间，巨（卧）针取之。（《热病》）

古人关注"分理"或"分"的意义在于：其一，衡量肌肉坚脆的体表标志；其二，是取穴定位的常用体表标志：

形充而大，肉䐃坚而有分者肉坚，肉坚则寿矣；形充而大，肉**无分**理不坚者肉脆，肉脆则夭矣。（《寿夭刚柔》）

黄帝曰：何以候肉之不坚也？少俞答曰：䐃肉不坚，而**无分**理，理者粗理，粗理而皮不致者，腠理疏。此言其浑然者。（《五变》）

下廉，在辅骨下，去上廉一寸，辅辅齐兑肉，**其分**外邪。（《黄帝明堂经》）

上廉，在三里下一寸，**其分**抵阳明之会外邪。（《黄帝明堂经》）

人有小有大，尺寸不同，度数同等，**常以窅穴分理乃应也**。（《太平经》）

——这里明言，取穴虽有分寸，但常以体表凹陷分理为标志也。

关于分腠之间和分肉之间的意义在于：其一，二者皆为卫气所行处，特别是分肉之间更是卫气行于表的主干道；其二，是古典针灸"三刺法"的深度界标：

卫气者，所以温分肉，充皮肤，肥腠理，司关合者也……卫气和则分肉解利，皮肤调柔，腠理致密矣。（《本藏》）

所谓三刺则谷气出者，先浅刺绝皮，以出阳邪；再刺则阴邪出者，少益

深,绝皮致肌肉,未入分肉间也;已入分肉之间,则谷气出。(《官针》)

——一刺绝皮至"分腠",与《水热穴论》所言"取盛经分腠,绝肤而病去者"契合;二刺从"分腠"至肌;三刺刺至肌与肉之分——分肉之间。

不难看出,古人把从皮到肉又细分作三层,第一层,皮下分腠之间;第二层,肌腠(俗语曰"白肉",相当于脂肪层);第三层,分肉之间。此三层皆为卫气所行,其分肉之间为卫气行于躯体部的主干道,以此为界,越"界"过"分"中肉,则洞穿了卫气之道,触犯刺气穴之禁也。可知"三刺"法乃刺气穴法的操作规范。

【气道 气穴 刺道 押手】

气道:卫气行于分肉之间的主干道。"气道"又是刺灸处"气穴"的"底",刺气穴至分肉之间气道乃止,不可过"分"中肉。

气穴之义有三:其一,人之卫气及天之气(实风、虚风)出入之穴道;其二,春夏秋冬四时之气所在;其三,有固定部位和名称刺灸处的统称。其中第三种用法可视为狭义的"气穴"。狭义"气穴"与广义"气穴"的关系,犹如"气穴"与"溪谷"的关系——气穴多位于溪谷处,而溪谷不都是气穴。

水输在诸分,热输在气穴。(《气穴论》)

——这里的"诸分"指体表视而可见的"分理""分肉"间,包括"足少阴分间"的凹陷处;"气穴"是广义的概念,泛指所有卫气出入之穴道。历代注《素问》诸家中,只有高世栻注明了此义,其于该句下注曰:"气穴,阳气循行之穴孔也。"

刺此者,必中气穴,无中肉节,中气穴则针染(游)于巷,中肉节即皮肤痛。(《邪气藏府病形》)

胀论言无问虚实,工在疾泻,近者一下,远者三下。今有其三而不下者,其过焉在?岐伯对曰:此言陷于肉肓,而中气穴者也。不中气穴,则气内闭;针不陷肓,则气不行。(《胀论》)

——此"气穴"是广义的概念,指卫气由分肉之间主干道出入肤表之细道。

气穴所发,各有处名,溪谷属骨,皆有所起,分部逆从,各有条理,四时

阴阳,尽有经纪。(《阴阳应象大论》)

——此"气穴"是狭义的概念,指有固定部位和名称的刺灸处。

四时之气,各有所在,灸刺之道,得气穴为定(宝)。故春取经血脉分肉之间,甚者深刺之,间者浅刺之;夏取盛经孙络,取分间绝皮肤;秋取经输,邪在府,取之合;冬取井荥,必深以留之。(《四时气》)

——此"气穴"特指脉气随四时阴阳之气浮沉而表现为"在经脉""在络脉""在肌肉""在皮肤""在骨髓"之深浅变化。

黄帝曰:人之多卧者,何气使然?岐伯曰:此人肠胃大而皮肤湿,而分肉不解焉。肠胃大则卫气留久,皮肤湿则分肉不解,其行迟。夫卫气者,昼日常行于阳,夜行于阴,故阳气尽则卧,阴气尽则寤。故肠胃大,则卫气行留久;皮肤湿,分肉不解,则行迟。留于阴也久,其气不清,则欲瞑,故多卧矣。其肠胃小,皮肤滑以缓,分肉解利,卫气之留于阳也久,故少瞑焉。(《大惑论》)

——所谓"肠胃大而皮肤湿,而分肉不解"之人,即《卫气失常》所说之"肉人",其特征为"皮肉不相离",这种类型的人"分肉之间"过于致密,卫气难以通行,故曰"其行迟";而"肠胃小,皮肤滑以缓,分肉解利"之人,即《卫气失常》所说之"膏人",其特征为"䐃肉不坚,皮缓者",此人"分肉之间"过于疏松,卫气得以多留,故曰"卫气之留于阳也久"。

刺道,卫气由分肉之间,经分腠出于肤表的虚空如巷的通道曰"气穴",在体表常表现出"凹陷"的特征,是除"脉刺"法之外的诸刺法针刺的入口及行进之道,故名曰"刺道",此乃古典针灸一个非常重要的独特概念。

"刺道",在《黄帝内经》也用作"灸刺之道"的简称,此"道"是指"规律""法",有具体的语境,不会与表达针刺行针通道的"刺道"相混。

押手,是指循分揣穴,协助进针,闭合针孔的辅助之手,对于大多数针工而言,是以右手持针行针,左手押辅,故常以"左手"代指押手,《难经·七十八难》曰"知为针者信其左,不知为针者信其右",说的正是押手和刺手的关系。

如何才能让针灸针沿刺道而行,以达到进针不痛且行针有"针游于巷"游刃有余的舒畅,《黄帝内经》也有具体论述,其要领在于押手的配合,由此也形成了古典针刺的另一个鲜明特点——重押手的传统。只有理解了"刺道"的意义，才能真正理解《黄帝内经》《难经》如此强调押手重要的真义，才能自觉练习，持针纵舍才能左右逢源，默契如一。

第 1 节 输穴离合

"输"与"穴"原本是不同的概念，无论是从文字上，还是作为一种特定的医学概念，"输"的出现都明显早于"穴"。

关于常规刺灸处"经俞"的种类，《诸病源候论》归纳为四类曰："夫针灸，皆是节、穴、输、募之处"。输者，脉输，背输；募者，包含膈、肓之"原"；穴者，气穴。此三者皆有固定的位置和名称，为典型的"经俞"，而"所言节者，神气之所游行出入也"（《九针十二原》），虽是输穴常在之处，而"节"并非专用的刺灸处，不能与前三者成并列关系。如果经俞一定要分作四类，则比"节"更合适的为"窌"，因为：其一，窌，从字义上看指"骨空"，《素问》有论骨空的专篇《骨空论》，并且该篇所论作为刺灸处的骨空已明确归属于输穴专篇《气府论》相关经脉的"脉气所发"之穴；其二，作为刺灸处，"输窌"一词已见于《黄帝内经》。故经俞若分为四类应作：输、穴、募（原）、窌（节解、节间、骨孔）。输为脉之会，募为膜之聚——偏于血；穴为筋肉之分，窌为骨之空——偏于气，四者共为血气之会。

不论经俞分为几类，其主体皆为脉输、气穴，故以"输穴"作为刺灸处的统称。元代《针经摘英集》"凡穴不离分肉之间、动脉之中"，所指也是脉输和气穴也。然而，在"经俞"发现之前，还有一个"奇俞"盛行的时代。

"刺灸处"的演变大致经历以下三个阶段：

第一阶段：以病所为输，针至病所。

主要针对躯体病变部位局限的病症，以痈疽和痛痹为代表。基于选取刺灸处公理 12-1 "因病所在刺之"，随痈肿所在及疼痛所在而刺，例如：

病在皮肤无常处者，取以镵针于病所，肤白勿取。（《官针》）

病在分肉间，取以员针于病所。（《官针》）

报刺者，刺痛无常处也，上下行者，直内无拔针，以左手随病所按之，乃

出针复刺之也。(《官针》)

赞刺者,直入直出,数发针而浅之出血,是谓治痈肿也。(《官针》)

疠风者,素刺其肿上,已刺,以锐针针其处,按出其恶气,肿尽乃止。(《四时气》)

膝中痛,取犊鼻,以员利针,发而间之。针大如氂,刺膝无疑。(《杂病》)

以上皆为病症部位局限的痈肿和痛痹,针刺则根据病之深浅和大小采用不同的针具和刺法直接于病变局部针刺。

第二阶段:以有过之脉筋为输。

对于像热病、疟病、癫狂这类表现全身性症状的疾病治疗,针刺病变局部的路就走不通了。这时古人诊病的焦点便从病变显示部位"显病所"转移到病变反应部位"受病所"。最早观察以及观察时间最长的是脉的反应"脉应",早期观察的重点为表浅血脉的形态及颜色的变化,例如血脉"坚而血及陷下"的形态改变,以及"青黑赤紫"的颜色改变等,凡与正常血脉不同之脉即为"有过之脉",是为"受病处",针刺治疗则直接刺取有过之脉。紧接着又在"痛痹"的诊疗上获得重大发现——有过之筋"筋急"在痛痹诊疗中的重要意义。古人发现更多的痛痹的反应不在脉而在筋,是由"筋急"所致,或者说是病先发于筋,继发于脉,刺取筋急处以柔筋则诸痛尽失,其疗效远比直接针刺疼痛所在要好,效率也明显提高。于是诊有过之筋"筋急",随筋急所在而刺便成为诊疗痛痹的常规模式。

"有过之脉""有过之筋"在疾病诊疗中重要意义的发现极大地拓展了针灸应用范围,显著提高了针灸疗效。这一阶段成为古典针灸诊疗的第一次飞跃。

第三阶段:以脉、气之出入之会为输。

随着"血气说"的重心由"血"向"气"的偏移,诊"有过之脉"也从诊脉形脉色向诊脉气延伸,通过诊脉动之大小浮沉盛衰以知血气有余不足。与诊脉形脉色不同的是,诊脉动常有固定的脉位,随着脉位及脉候的定型,便出现了第一批有固定位置和名称刺灸处"脉输",成为针灸输穴发展史上具有划时代意义的重大事件;随着经络学说的流行,脉输中的本输成为毫针补泻调血气的主要刺灸处。接着古人又于体表诸分凹陷处发现了大批有固定部位的刺灸处,体表凹陷处多为卫气出入之会,故这些部位的刺灸处名曰"气穴",与脉输共同构成了"经俞"的主体。脉输和气穴的发现成为针灸刺灸处演变过程中的第二次也是意义最为深远的飞跃。

可见,在"刺灸处"的选择上,虽然选取刺灸处的原则"因病所在刺之"一直未变,但对"病所"的认识却不断深化:从"以显病处为输"到"以有过之脉和有过之筋为输"是古人在"病所"认识上的一次飞跃。前者关注疾病的表象和前景——病邪,后者则更关注疾病的本质和背景——血气。在确立"血气"为古典针灸学的理论原点之后,取"有过之脉和有过之筋为输调血气"的路径越走越宽广,很快成为确立"刺灸处"的常规。而在经络学说流行后,取经脉之输,特别是取经脉下输——本输调血气成为主流,守经隧以治百病,而将刺皮、肉、筋、骨等针至病所刺法作为刺脉输调血气的补充。

今天用作刺灸处的统称"输穴"一词在传世文献中见于唐代文献,宋代针灸输穴国家标准《铜人腧穴针灸图经》又将"腧穴"定为标准术语,而在《黄帝内经》只有"穴输"而不见"输穴"的表述。不论是"输穴"还是"穴输",都表明刺灸处的主体由"输"和"穴"构成,厘清"输"与"穴"的离合对于理解古典针灸学具有特殊意义。

命题 4-1 ［脉之］所注为输。(L1)

——《咳论》王冰注曰:"《灵枢经》曰脉之所注为输。"

命题 4-2 脉出于气口。(L37)

——这里的"气口"为广义用法,泛指所有脉出于表者,而非特指手腕部寸口脉处。所谓"经脉者常不可见也,其虚实也以气口知之"(《经脉》)。从马王堆出土帛书《足臂十一脉灸经》犹可见其描述经脉循行路径几乎都用同一个术语"出",所出之处皆为诊脉之处"脉口",同时也是刺灸之处"脉输",最新出土的老官山汉简十二脉及相关络脉"间别脉"则提供了新的更有力的证据。不仅经脉之输在所"出"之处,而且络脉之输也在所"出"之处,例如"胃之大络,名曰虚里,贯膈络肺,出于左乳下"(《平人气象论》),"脾之大络,名曰大包,出渊腋下三寸,布胸胁"(《经脉》),"［足］三焦者,足少阳太阴(一本作阳)之所将,［足］太阳之别也,上踝五寸,别入贯腨肠,出于委阳,并太阳之正"

(《本输》)。

命题 4-3 凡刺之道,必通十二经络(脉)之所终始,络脉之所别处。(L2)

——所以必通"络脉之所别处"者,乃络脉之诊和络输皆在脉之"所别处",即"所出"之处也。十五络之输皆在所别之处,故于十五络病候下皆曰"取之所别也"。

命题 3-34 血气之输,输于诸络,气血留居,则盛而起。(L59)

——"血气之输"有两类:其一,会于气穴者,即"孙络三百六十五穴会",属于经俞;其二,不会于气穴者,即"孙络之脉别经者,其血盛而当泻者,亦三百六十五脉"(《气穴论》),属于奇俞。

证明:由命题 1-82 可知,疾病的总病机为"血气不和";又据公理 10-1 可知"血气不和"以脉知之,故经脉出于表之"脉口"可候血气有余不足也;再据公理 12-3"视有过者取之"的诊-疗一体理念,所诊之处即所治之处,故诊脉之脉口自然成为刺脉调血气的最佳刺灸处,曰"脉输""络输"。

血脉阻塞血气不流行是"血气不和"的常见形式,在长期的诊疗实践中古人观察到,瘀血最常出现于脉之分叉或交会处曰"别""会",遂成为针刺守经隧调血气的刺灸处"血气之输",其中大络之别为"络输",小络之别与"气穴"交会者归属于气穴,不与气穴交会者曰"血络",归属于"奇俞"。可见,脉之出入分会之处皆为"输"。

因此古人观察脉,特别注重的是脉之出入以及脉之分会处,且表现出这样的规律:所会之脉越多,所主治病症越多。

命题 4-4 水输在诸分,热输在气穴。(S58)

——"诸分"是指诸分理、分肉间;"气穴"是广义的概念,指卫气出入、邪气出入之穴道。《气穴论》这一命题不能倒过来说:诸分皆为治水病之输,气穴皆为治热病之输也。

命题 4-5 所言节者,神气之所游行出入也,非皮肉筋骨也。(L1)

——"节之交三百六十五会者,络脉之渗灌诸节者也"(《小针解》)。

证明:据公理 9 可知"气行虚空,正气不行则邪气客之",又知卫气行于躯体最大的虚空处——分肉之间,其出入于肤表之道曰"气穴",此既是卫气出入之处,也是邪气所客之处。基于选取刺灸处公理,则知病之所在、邪之所在即刺灸之处,故刺灸处在"气穴";又基于命题1-39可知"卫气之所留止,邪气之所客也,针石缘而去之",体表溪谷之会凹陷之中便成继脉输之后刺灸处所在,其常用之处被命有专门的名称,统称曰"气穴"。

脉输与气穴的关系可简述为:输行血(营)气,穴行卫气。营卫之气在孙脉交换,如此输与穴便有了沟通的中介,于是"穴"被归属于"脉气所发"。

经脉被定位于"分肉之间",脉从分肉之间出于表者曰脉输;卫气常规路径也行"分肉之间",卫气从分肉之间出于表者曰气穴。而当孙脉渗灌会入穴成为"气穴"的构成要素后,"穴"获得了"输"的属性,横在"输"与"穴"之间的隔膜便消解了。于是原本边界分明的"输"与"穴"便有了整合的可能,在《黄帝内经》先后出现了两种不同的整合思路:即其一,《气府论》"以输统穴"的方案;其二,《气穴论》"以穴统输"方案。最后采用的是"穴输"合称的方案。

尽管随着观念的转变和理论的发展,"输"与"穴"之间的隔阂渐渐消除,然而二者与生俱来的先天差异却难以被抹去。输与穴最显著的区别可用一句话概括——脉所出入分会为输曰"脉输",气所出入聚会为穴曰"气穴"。二者由此在形式及功能表现出如下不同的特征:

第一,输可远达,穴以近治。脉所出入分会为输,其重要的特征在于运输——从甲到乙处,意味着一定距离的相隔——脏腑之输为表里之隔,脉输则为上下之隔,因而**"输"具有诊疗远位病症的特点,故最能体现古典针灸学特色的治本之法即选经脉和脏腑本输**。

穴则不然。即使后来将所有位置固定的穴都被归属为"脉气所发",甚至自唐以后《黄帝明堂经》所载之穴都被归属于十二经或十四经穴之后,也依旧没能使得"穴"具有像"输"那样治疗远隔部位及脏腑病症的作用——直到今天,对于绝大多数"穴"而言,虽经千针万灸的实践,仍以治疗局部或邻近部位的病症为主。也就是说"穴"与"输"在名义上早就平等了,而在地位上直到今天也没有获得真正的平等。

第二,输有方向,穴无上下。水脉有原(源)有流,有上游下游。血脉有本有末,故输有上下之别;作为气血之源的五脏六腑有上下之输,五脏之输上出于背,下输应出于原;六腑之输,上出于背,下合于肘膝也。十二经脉也有上下之输——标输、本输(又曰"下输"),其中本输又一分为五而有五输,皆以水为喻——井、荥、输、经、合。而作为刺灸处的气穴无上下之分。

第三,输分三类,穴只一型。输有"点状""线状"和"面状"三种类型。其中,点状之输如五输、背输之类;线状之输如"尻上五行行五者,此肾输","踝上各一行行六者,此肾脉之下行也,名曰太冲"(《水热穴论》)之类;面状之输如"病在肝,输在颈项""病在心,输在胸胁""病在肺,输在肩背""病在肾,输在腰股""病在脾,输在脊"(《金匮真言论》)之类。"穴",正如其名所示,只有"点状"这一种类型。

第四,脉有虚实,输有补泻。《灵枢》"经脉""禁服"篇所言针灸治则"盛则泻之,虚则补之……不盛不虚,以经取之",所谓"盛虚"是指脉象,自然毫针补泻刺法原本只针对脉和输而言,不涉及"穴"的操作。在古人眼中只有行气血的脉(输)才有虚实之变,也才有相应的补泻之法。不仅在传世本《灵枢》《素问》如此,即使集"输""穴"于一书,并于穴下注明"脉气所发"的《黄帝明堂经》,言及针刺补泻仍针对脉和输,而没有类推及"穴"。

正是由于难以消除的差异存在,在《黄帝内经》某些特定刺灸处的表达上仍用"俞""输"而不用"穴",例如与脉相关的"流注""运输"之义的刺灸处:"输刺者,刺诸经荥输藏输也"(《官针》),以及"脉输""本输""下输""五输""背输""四海之上下输"这些术语中的"输"字都难以改称作"穴"。此外,"病在肝,输在颈项""病在心,输在胸胁""病在肺,输在肩背""病在肾,输在腰股""病在脾,输在脊"这类表述中的"输"也不能改换作"穴";"水输五十七穴"不能说"水穴五十七输"。虽然《气府论》已将周身之穴明确归属于"脉气所发",但对于十一脉五输、五脏之原及六腑下合输仍作"输",而不曰"穴"。

只有了解"输"与"穴"和而不同,才能深刻理解《黄帝内经》输与穴的应用规律,例如在《黄帝内经》中见到这样的针灸方:

头痛不可取于输者,有所击堕,恶血在于内。(《厥病》)

此方中的"输"只有回到"输"的古典定义——输为脉之出入之会,才能得到正确的理解。因为输的本义为"脉之出入之会",因此取经脉本输发挥其远达治疗作用就需要一个前提条件——脉外无所阻,内无所积。如果由于瘀血或其他原因导致脉不通,则远取本输无效,这便是这首针灸方所处的特定背景,也就是说此方中的"输"不能改换成"穴"。《黄帝内经》中不少类似的针方都只能按"输"的本义才能解得通。

了解输与穴的不同,才能对后世针灸文献的论述作出正确的评价和理解,例如对于今天针灸人熟悉的针灸名言"宁失其穴,勿失其经",如按穴与经的关系则说不通,因为穴在凹陷不必在经,何以言"勿失其经"?如说"宁失其输,勿失其脉(经)"还勉强能通。"穴"离凹陷则不为穴,输离其脉则不为输。故《针经摘英集》曰:"其经脉粗细状如细线,但令当经而刺之,依法补泻,即能愈疾矣。"

第2节 输穴点面结构

在今人眼中,"气穴"是一个没有固定结构无法触摸的抽象概念;而在古人看来,气穴是外有口,内有底,四壁有界可以触摸感知的结构,刺气穴一定要在其确定的结构内刺到"位"而又不能越"位"——不能洞穿其"底"。

输穴不是点状结构,而是一个内有"机",外有"关"的点面相关结构,"关"相当于输穴的体表面积的轮廓,在这个范围内有通向最快触发最佳疗效的点——"机"。

一、输穴有"关""机"

命题 4-6 粗守关,上守机,机之动,不离其空,空中之机,清静而微。(L1)

——"粗守关者,守四肢而不知血气正邪之往来也;上守机者,知守气也。机之动,不离其空中者,知气之虚实,用针之徐疾也。空中之机,清净以微者,针以得气,密意守气勿失也"(《小针解》)。

命题 4-7　伏如横弩, 起如发机。(S25)

——王冰注曰:"血气之未应针, 则伏如横弩之安静, 其应针也, 则起如机发之迅疾"(《宝命全形论》)。

证明:已知疾病总病机为"血气不和", 则"守经隧调血气"即为针灸治疗的总原则。调血气有输, 而输又有"关"有"机", 循"关"触"机"则血气应针而至也。

经文描述输穴结构的术语"关""机"直接借用于兵器弩的术语, 而且从《黄帝内经》经文描述"机""关"结构关系, 可以明显看出秦弩特有的特征。秦弩有一个非常巧妙的设计, 即在"机"四周设计了一竹制围栏曰"关"(又写作"阑"), 起保护"机"的作用, 可以防止误击发(见图 3)。

回过头来看输和穴的结构, 不论脉口之输, 还是分中之穴, 特别是前者, 都是一个有一定面积的区域, 而在这个区域内至少有一点(立体位置)能够触发最迅捷的血气反应——此血气应针现象曰"气至", 可见输穴的结构实为一点面双重结构, 这种结构关系犹如脉与输、骨膜与骨孔以及膈肓与膈肓之原, 而最恰当而又形象的比喻莫过于秦弩的"关"和"机"(见图 3)。于是《黄帝内经》关于输穴的结构、针具的形制大量采用秦弩的术语描述, 而刺法操作术语也直接借用于发弩的动作术语。

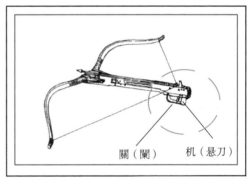

關（闌）　机（悬刀）

图 3　据秦兵马俑一号坑出土秦弩复原模式图

空中之机"清静而微", 难以用语言或文字规范表述, 故《黄帝内经》《黄帝明堂经》关于输穴定位标准只针对输穴之"关"而言, 而知"机"所在、触"机"之法, 则为上工追求的"至治"之境。也正因为空中之机"清静而微", 故《黄帝内经》论毫针刺脉输的操作才极精极微, 要求针工必先治神, 静心一意体会针下"若有若无""若存若亡""若得若失""若行若按, 如蚊虻止"(《九针十二原》)的感应以确定"机"之所在, 并守住这一针感。

刺输穴之"关"提供基础主治, 而刺中输穴之"机"则可获得最佳疗效。

对于"众工"而言,取输穴的策略为"守关"——先知"关"之所在。如果将输与脉放在一起考量,则选择"宁失其输,勿失其脉",这是"粗工"的水平。

二、气穴有"口""底"

命题 4-8　卫气之所留止,邪气之所客也,针石缘而去之。(S10)

命题 4-9　气穴之处,游针之居。(S58)

——"凡三百六十五穴,针之所由行也"(《气穴论》)。气穴的体表定位在于诸分之凹陷,即处在广义"气穴"之中;其刺法也要求沿广义之"气穴"徐缓而入——其道大分小分曰"刺道",以"无伤脉肉为故"(《长刺节论》),故曰"气穴之处,游针之居"(《气穴论》)。

命题 4-10　刺之有道乎? 岐伯答曰:刺此者,必中气穴,无中肉节,中气穴则针染(游)于巷,中肉节即皮肤痛。(L4)

命题 4-11　针不陷肓,则气不行;上越中肉,则卫气相乱,阴阳相逐。(L35)

——"肓"即分肉之间的肓膜,此为卫气行表的主干道,也为躯体部的表里之界,故刺气穴须刺至分肉之间才能"气至",但又不能过界刺中肉分。为此,古人规定了刺气穴的"三刺法"。

命题 4-12　一刺则阳邪出,再刺则阴邪出,三刺则谷气至,谷气至而止。(L9)

——"所谓三刺则谷气出者,先浅刺绝皮,以出阳邪;再刺则阴邪出者,少益深,绝皮致肌肉,未入分肉间也;已入分肉之间,则谷气出"(《官针》)。

证明:由公理 9 可知"气行虚空,正气不行则邪气客之",又知卫气、邪气出入于肤表之道曰"气穴",卫气行于躯体最大的虚空处"分肉之间"为卫气运行躯体的主干道,也是邪留之所,据选取刺灸处公理 12-2"[视]其病所居随而调之",则卫气所行、邪气所客之处即是刺灸之处——由卫气、邪气出入之口"气穴"而入,至气道之底"分肉之间"而止。故曰"此皆卫气之所留止,邪气之所客也,针石缘而去之"。

前一组命题阐述了输穴有点有面的双重结构,而这一组关于气穴刺法的命题进一步揭示"气穴"是一个有口有底有边界的立体结构。其开口在肤表之凹陷中,故刺气穴"必先按而循之"以寻得其开口;其边界即肉间狭小之气道(又曰刺道),故进针强调"因其分肉,左别其肤,微内而徐端之",目的在于保持针行于刺道内"无与肉果(裹)",针在刺道内的手下感为"针游于巷",超出刺道刺及肉,则针下有涩滞感,病人的感觉为"皮肤痛";气穴之"底"即皮肉之"分",过分及肉,即刺破了气穴,则"卫气相乱,阴阳相逐"。可见,刺气穴当循刺道,可分浅、中、深三层及至肉肓谷气至而止,不可过"分"。三层之中各有其"机",其治也各有不同。

——《黄帝内经》以下两千多年之间,深识输穴,明确提出输穴为"有口有底"结构者,据笔者所知仅笔者忘年交周楣声先生一人而已(其论"识底"详见《针铎》)。

刺脉守输调血气之"机"是一个立体概念,既然输在脉上,故不论是刺脉输还是刺络输,都强调既不离脉又不过于脉,即从脉外经隧到脉外壁最后到陷脉至脉中,而不能过深刺穿对侧内膜,并根据四时阴阳之气沉浮及邪气之深浅而定刺脉内脉外以及具体的刺法。

由于输穴之"机"难以言表,知机守机颇难,于是有些针灸人注毕生精力于一个或数个输穴而达到"极于一穴"境界,其中全国知名的如极于"风池"的郑魁山教授、极于"太溪"的张士杰教授"张太溪";当地有名的如极于"人迎"的山东魏履霜副教授"魏人迎"等。这些极于一穴或数穴的针灸家由于在各自擅长的输穴中探寻到"机"的把握很大,甚至能在一穴之中精准定位多个"机",或者发现输穴之机的不同的控制方式,因而能将该穴的主治用到极致,从而获得稳定的疗效,并充分体现出输穴主治的特异性。

第3节　输穴两面功能

所谓"两面"之义有二:第一,作用方向的正反;第二,治病与致病的双面作用。

"正气所会,邪气所客"的输穴属性,决定了它治病和致病的两面性;而同一输穴中可补可泻的操作,以及血气对刺灸良性应答的趋向,使得同一输穴治疗方向相反的病症成为可能。

一、虚实寒热同输调之

命题 4-13　阴阳俱有余,若俱不足,则有寒有热。皆调于三里。(L20)

命题 4-14　[足]三焦者,足少阳太阴(一本作阳)之所将,[足]太阳之别也,上踝五寸,别入贯腨肠,出于委阳,并太阳之正,入络膀胱,约下焦,实则闭癃,虚则遗溺,遗溺则补之,闭癃则泻之。(L2)

命题 4-15　手少阳之别,名曰外关,去腕二寸,外绕臂,注胸中,合心主。病实则肘挛,虚则不收,取之所别也。(L10)

命题 4-16　脾之大络,名曰大包,出渊腋下三寸,布胸胁。实则身尽痛,虚则百节尽皆纵,此脉若罗络之血者,皆取之脾之大络脉也。(L10)

这一组命题描述的皆为刺灸同一穴而治疗两组性质相反的病症,这是针灸区别于方药治疗的一个鲜明特征。

证明:已知疾病总病机为"血气不和",又知脉盛脉虚是血气不和的主要形式,可以表现为性质相反的病症,故以毫针针刺同一输穴补虚泻实调血气令和,便可以治疗性质相反的病症;又基于阴阳转化定律,血气出现偏盛偏衰时,机体本身有一个朝向平和状态回归的内趋力,如此内外合力使得血气平和以消除偏盛偏衰之病症。

二、补泻反则病益笃

命题 4-17　补泻反则病益笃。(L4)

命题 4-18　脉动而实且疾者疾泻之,虚而徐者则补之,反此者病益甚。(L9)

命题 4-19　无实无虚,损不足而益有余,是谓甚病,病益甚。(L1)

命题 4-20　无盛盛,无虚虚,而遗人夭殃。(S70)

命题 4-21　泻虚补实,神去其室,致邪失正,真不可定,粗之所败,谓之夭命。(L35)

命题 4-22　刺足少阴脉,重虚出血,为舌难以言。(S52)

——肾足少阴之脉"循喉咙,挟舌本",主治舌病,在《黄帝内经》也可见明确的应用,例如"厥气走喉而不能言,手足清,大便不利,取足少阴"(《杂病》),

"舌纵涎下,烦悗,取足少阴"(《寒热病》)。此二方中的"足少阴"都是"经脉穴"名,而不是经脉名。同样,命题 4-22 中之"足少阴脉"也是经脉穴名,在《调经论》肾不足取穴为"复溜",《黄帝明堂经》复溜穴下记有"春无见血,出血太多,虚不可复",也与命题 4-22 所论相合。在这一实例中,足少阴脉虚,而误用泻法重虚出血,触犯"虚虚"之诫,以至于原本主治"舌卷不能言"的复溜却导致了"难以言"。从治病走向了反面——致病。也许今天的针灸人以为此为孤证,不以为然,试举《刺禁论》经文如下:

刺舌下,中脉太过,血出不止为喑。

——《气府论》所录足少阴脉唯一脉输即"足少阴舌下"。

刺缺盆中内陷,气泄,令人喘咳逆。

——"邪在肺,则病皮肤痛,寒热,上气喘,汗出,咳动肩背……取之缺盆中以越之"(《五邪》)。

刺客主人内陷中脉,为内漏为聋。

——"上关,一名客主人。刺太深,令人耳无闻……主耳痛聋鸣"(《黄帝明堂经》)。

以上三例与命题 4-22 所述情形完全相同——误治所致的病症恰恰是所刺之输穴原本主治的病症。不仅针法如此,灸法同样也有类似现象——灸法以艾炷大小及壮数多少以为补泻,与针法的轻重补泻和深浅补泻的理念相同:

地苍二穴……主偏风口㖞,失音不言,不得饮水浆,食漏落,脉瞤动……灸亦得,日灸之二七壮,重者灸七七壮,其艾炷大小壮如粗钗脚大,灸壮若大,口转㖞,可灸承浆七七壮。(《太平圣惠方》卷九十九)

——补泻反,则主治口㖞的地仓反而导致口㖞。

如果认为这些实例还不够多,请再读宋代《圣济总录》卷一九四"误伤禁穴救针法",读过古人这些误针实例,恐怕再不能对此现象熟视无睹,掉以轻心。恰似水能载舟,亦能覆舟,输穴作用犹如硬币的两面一样:一面治病,另一面致病。

证明:基于命题 1-94 可知针灸治则为"盛则泻之,虚则补之,不盛不虚,以经取之",实则泻之,虚则补之,故可令血气平和而病得愈也,以此推之可知实者补之,虚者泻之,则血气不和将更甚,所谓"泻虚补实,神去其室,致邪失正,真不可定,粗之所败,谓之夭命"。

对于"补泻反则病益笃"的命题,今天的针灸人多不以为然,以为今天的针灸针比古代的针细很多,随便扎扎即便治不好病,也不会治坏了。试以今人眼中针灸最有优势的病种——面瘫诊疗为例说明如下。

都说面瘫是针灸的优势病种,书刊中报道的都是针灸治好了多少面瘫,很少见有针灸治坏了多少面瘫的报道,而古人对此进行了大量细密的对照观察,从误治中寻找正治之道,并不断总结规律上升至理论以指导后人的实践,在"补泻反则病益笃"这一命题的背后,就包含了古人针灸治疗面瘫大量正反两面的经验总结。详见本章第 6 节"不变之灸法"。

想成为一名上工,一定要树立绿色治疗的理念,在治愈疾病的同时不造成新的损伤,不埋下新的病根,不破坏针灸赖以起效的输和穴的正常结构。自觉追求"至治"的境界——"察其所痛,以知其应,有余不足,当补则补,当泻则泻,毋逆天时,是谓至治"(《百病始生》)。

第 4 节　微针刺约

在调气针法发明之前,针刺的操作大多很简单,只有进针出针,针刺的方向和深浅、留针的长短。随着毫针的发明和毫针补泻刺法的出现,针刺补泻形成精细的操作程序,应用范围也不断拓展。

一、针具与刺法

命题 4-23　针各有所宜,各不同形,各任其所为。(L1)

命题 4-24　七者星也,星者人之七窍,邪之所客于经,而为痛痹,舍于经络者也。故为之治针,令尖如蚊虻喙,静以徐往,微以久留,正气因之,真邪俱往,出针而养者也。(L78)

命题 4-25　刺寒者用毫针也。(L75)

——"凡刺寒邪日(日)以温,徐往徐来致其神,门户已闭气不分,虚实得调其气存"(《刺节真邪》)。

证明:已知针灸治则为"盛则泻之,虚则补之,不盛不虚,以经取之",又知九针之中刺脉调虚实集补泻于一身者唯毫针也,故毫针"守经隧调血气"的作用更全面,应用更方便,为《黄帝内经》时代针具的代表,毫针补泻调经法成为刺法的核心。

毫针细微,可刺脉不出血,更可"静以久留",精准刺脉外以调气,故又称"气针"。具有温阳散寒、补气调神之功,是九针中唯一具有"静以久留"以及补和泻双重作用的针具。故元针灸大家窦汉卿曰"观夫九针之法,毫针最微,七星可应,众穴主持",注曰:"古针有九名,毫针按七星斡运璇玑,最为常用也"(《针灸玉龙经·注解标幽赋》)。

可以这样说,毫针虽然是"九针"中一种,但九针其实可以分为两大类,毫针和其他针。而在当今,毫针更是成为了针灸针的代名词。ISO颁布的题为"一次性无菌针灸针"的标准实为毫针标准。

毫针出现的特殊意义——一针而兼补泻,调血气更自如有效;调神,将针带入道的层面,至小无内,至大无外也。

在中国传统文化中,援技入道是百工的最高追求,不独针工也。而毫针及其相关刺法的出现无疑为针工通往针道提供了最理想的梯子。

毫针在针具的设计上应当具备什么样的特点,《黄帝内经》没有详述,后人虽苦苦求索也难得其要。

清代李守先《针灸易学·论修针》卷上曰:"古针有九,先屡造总不如法,后得吾师口授,用缝衣大钢针一个,长二寸,或一寸五分,三棱针一个,皆以铜丝缠其首,极紧,留下三分,已足用矣。钢针即古毫针也,医百病,内有手法列后;三棱针刺而即出,出血,无手法,曰泻针,医百病。毫针去锋,遇筋筋躲,逢骨骨顶,不伤肌肉;三棱针不去锋,便出血也。"

——其实,在李氏之前,明代的《针灸秘法全书》论"制针法"已明言"其尖务用磨圆,不可用尖刃。若有尖刃,逢□□□□□,逢骨便伤乎骨矣"。

只有点明了毫针针尖设计"不露锋芒"的这一特征,才能领悟宋以前毫针刺法的慢进针法:"下针之时,掐取穴,置针于营上三十六息,以左手掐穴令定,法其地不动,右手持针,象其天而运转也,于此三十六息然定得针。右手存意捻针,左手掐穴,可重五两以来计。其针**如转如不转**,徐徐下之,若觉痛即可重二两,若不觉,以经下之"(《太平圣惠方》卷九十九)。

如今,不用说掌握这种进针术的人不多,即使是这种针术未曾失传,在当今的针灸临床也很难推行,因为从病人这方面来看,他们早已被灌输了这样的观念——进针快代表着技术好;从医者这方说,对于针具没有选择,毫针的制作越来越细,越来越尖,医者操作也就要适应针具的形制特点,想用慢进针之法也难。

针尖不太锐,迎合了慢进针的需求——或者说,正是由于微圆的针尖设计,古人才发明了慢进针法。清代注重手法的针灸家李守先经过不断的实践,并在其师的启示下,终于悟出微圆针尖的设计对于发挥毫针之功的重要性。如今也有人通过对照观察得出了"慢速捻转进针法所致感传明显优于快速进针法"的结论[①]。对于某些特殊部位的针刺,例如深刺眼部的眼针,当下通行的锐尖毫针的弊端暴露无遗,于是常用眼针的针灸医生会委托厂家定制圆尖的毫针。其实,在我看来,除了刺"血脉""结络",以及刺肿、刺积的"贯刺法"外,其余刺法所用毫针皆当用微圆针尖。

二、刺输不离脉 刺穴不离道

提到古典针灸学的特征,人们首先会想到其特有的"输穴"概念以及解释输穴远隔治疗作用的经脉理论,然而古典针灸学的针术还有一个重要而独特的概念"刺道",这个特有的概念又形成了古典针灸刺法的一个鲜明特点——重押手的传统。

命题 4-10 刺之有道乎? 岐伯答曰:刺此者,必中气穴,无中肉节,中气穴则针染(游)于巷,中肉节即皮肤痛。(L4)

命题 1-35 陷于肉肓,而中气穴者也。不中气穴,则气内闭;针不陷肓,则气不行;上越中肉,则卫气相乱,阴阳相逐。(L35)

命题 4-26 黄帝曰:扞皮开腠理奈何? 岐伯曰:因其分肉,左别其肤,微内而徐端之,适神不散,邪气得去。(L71)

---

① 袁青,邓晶晶,靳瑞.缓慢捻转进针法与针刺效应之关系的探讨[J].世界中医药,2008(06):353-354;赵利华,闫红霞,黄瑜,等.缓慢捻转进针法得气效应及临床研究概说[J].黑龙江中医药,2013,42(02):70-72;黄燕彬,吴加利,孙铄,等.缓慢进针手法浅析[J].中国针灸,2012,32(09):807-809.

证明：基于公理 9 "气行虚空，正气不行则邪气客之"，则针刺 "卫气所注" 之气穴自当针行于虚空之中才能实现既调气又不伤肉的目的；若超出 "分肉之间" 则洞穿了 "气道"，故导致 "卫气相乱，阴阳相逐"。

《黄帝内经》之所以一再强调刺气穴须由分间而入，依 "刺道" 而行，其意义主要在于：其一，不伤肌肉——这是古典针灸刺法的一个重要观念；其二，减少痛感；其三，也是最重要的，是容易 "气至"。而最根本的目的正如命题 4-26 所言 "适神不散，邪气得去"，进针缓慢无痛，病人才能凝神；而进针时沿刺道而入 "以开其门如利其户"，以及出针时的 "摇大其道，如利其路" "闭塞其门" "外引其皮，令当其门" 的 "开合" 补泻操作才说得通；古人视气穴为 "门" "户" 的观点才能成立。足见极精极微的 "刺道" 实有极深极厚的内涵。

从气穴的另一古称 "穴道"，也能看出这样一层意思：刺气穴不离气道，犹如刺脉输不离血道一样。**如果说刺脉输 "宁失其输，勿失其脉"，那么刺气穴则当 "宁失其穴，勿失其道"**，正因如此，定穴虽有分寸，而古人 "常以窌穴分理乃应"，也才立有 "坐点坐刺、立点立刺" 的法则——由于穴的体表位置是一个相对位置，如果体位变了，改变的不是穴的体表位置，而是改变了穴下的 "道"。也正基于此，《黄帝内经》才提出了 "气穴之处，游针之居" "中气穴则针染（游）于巷" 的命题，一个 "游" 字将针行刺道的感觉逼真如神地刻画出来，"游针" 者，谓得刺针之道，如庖丁解牛一样，以神遇之若游刃然，恢恢乎有余地矣。

关于刺入刺道并保持游行其间的操作要点，《黄帝内经》也有论述：

持针之道，欲端以正，安以静，先知虚实，而行疾徐，左手执骨，右手循之，无与肉果（裹）。泻欲端以正，补必闭肤，辅针导气，邪得淫泆，真气得居。（《邪客》）

黄帝曰：扞皮开腠理奈何？岐伯曰：因其分肉，左别其肤，微内而徐端之——夏取盛经孙络，取分间绝皮肤。（《四时气》）

——张介宾曰："**针入之道，由大分小分之间耳**"（《类经》卷二十二）。

先得其道，稀而疏之，稍深以留，故能徐入之。（《官能》）

——这里的 "稀" 意为 "开"；"疏" 意为 "通"。此段经文对针游于刺道过程的描述十分形象生动:先用押手按寻得刺道口,再按压撑大其道,针行一定深度若遇明显的阻碍感,须稍停针,机体会自动让开一条道,故能徐缓游行至应针之深度——如停针"道"未开,则需稍改变方向寻找针下疏松之虚空感。

循刺道刺气穴其要点有三:其一,通过押手的按压撑开刺道的入口,即如《圣济总录》卷一九四所言"凡针筋皮,须重手按开而取正穴";其二,徐缓进针始终保持针游行于刺道,勿越道至肉;其三,泻法出针时摇大针孔,补法则闭合针孔——由于今天的针比古针细很多,对于这一点的临床意义大多数针灸人已经难以体会。

在针灸临床上"针游行于巷"的针下手感出现于两种情形:第一,刺分肉之间不伤肉的"员针分刺法";第二,毫针刺气穴法,于"分间"刺道缓慢顺势进针。

正因为古人讲究顺刺道进针运针,则针尖不能太锐,进针、运针不宜太快,遇阻碍时停一停、退一退,等"道"让出来——针太锐进针太快很难保证针行于刺道。汉代郭玉所说"医之为言意也,腠理至微,随气用巧,针石之间,毫芒即乖",说的实为"刺道"。刺道有时很狭小,毫芒之差即偏出,这时须押手挤压"稀而疏之"撑大刺道,刺手缓慢推进,"稍深以留"故能"徐入"。

作为应用补泻调经刺法的针具,同时也作为"气针"的代表,**毫针的刺法比其他针更加注重"刺道"的应用,而押手的巧妙应用真正的意义就在于探寻"刺道",并保证针不偏离其道也。毫针针尖形态及进针、行针的操作,也都受这个深而不见而又无时不在的"刺道"的支配。**

【应用实例】

"刺道"原本专为刺气穴而言,后来被移植于除刺脉之外的刺肉刺筋刺骨刺募等所有可借用刺道行针的刺法中,在很大程度上重塑了"针至病所"刺法。从刺法标准专篇《官针》的定式刺法在《长刺节论》的应用实例就很能说明问题:

病在筋,筋挛节痛,不可以行,名曰筋痹,刺筋上为故,**刺分肉间**,不可中骨也,病起筋炅病已止。

病在肌肤,肌肤尽痛,名曰肌痹,伤于寒湿,**刺大分小分**,多发针而深之,以热为故,无伤筋骨,伤筋骨,痛发若变,诸分尽热,病已止。

病在骨,骨重不可举,骨髓酸痛,寒气至,名曰骨痹,深者刺无伤脉肉为故,**其道大分小分**,骨热病已止。

病在诸阳脉,且寒且热,诸分且寒且热,名曰狂,刺之虚脉,视分尽热病已止。

这里的针至病所刺法,除无需"刺道"的刺脉外,都要求针循分间行进,并特别注明"深者刺无伤脉肉为故,**其道大分小分**",又以"诸分尽热"作为评价疗效的指标。不难看出,在"气行虚空"观念的引导下,以及"刺道"的支撑下,曾广泛应用的"针至病所"刺法除脉之外已从刺皮肉筋骨的实体悄然转向了虚空。

无独有偶,《黄帝内经》很看重的"四时刺"除夏刺络脉之输外,也皆强调"循理""循分"而刺:

春刺散输及与**分理**,血出而止,甚者传气,间者环也。夏刺络输,见血而止,尽气闭环,痛病必下。秋刺皮肤**循理**,上下同法,神变而止。冬刺输窍于**分理**,甚者直下,间者散下。(《诊要经终论》)

——依秋刺法、冬刺法例,春刺法之"及与分理"当作"及于分理"或"于分理"。

"刺道",虽然在《黄帝内经》没有专门论述,但古人似乎心领神会,除了在《长刺节论》的针至病所刺法的示例中有明确的应用外,在《刺节真邪论》的七言古诗体"五邪刺"的刺法下,也有古人关于刺道用法的附注。鉴于这些附注文字见于所有的传本,很可能是《黄帝内经》结集时旧有的文字。

三、刺气穴勿伤肉

此节内容本可以在上节标题下展开,但出于对《黄帝内经》作者一片苦心的同情,特专立一节论述。

命题 4-27　二者地也,人之所以应土者肉也。故为之治针,必筒其身而员其末,令无得伤肉分,伤则气得竭。(L78)

命题 4-28　病在血,调之络(脉);病在气,调之卫;病在肉,调之分肉;

病在筋,调之筋;病在骨,调之骨。(S62)

命题 4-29 春气在经脉,夏气在孙络,长夏气在肌肉,秋气在皮肤,冬气在骨髓中。春者,人气在脉;夏者,在孙络;长夏,在肌中;秋者,在皮肤;冬者,在骨髓。(S64)

命题 4-30 春取络脉,夏取分腠,秋取气口,冬取经俞,凡此四时,各以时为齐。络脉治皮肤,分腠治肌肉,气口治筋脉,经输治骨髓、五藏。(L21)

证明:命题 4-27 所说之针具为专门治肉之员针,既专为治肉而设,却又强调"令无得伤肉分";命题 4-28 所说"病在肉,调之分肉",而不直言"肉"。这两个命题既不合刺灸处公理 12-1"因病所在刺之",也不合常理。但显然不是《黄帝内经》作者的疏忽,恰恰相反,"不刺肉"正是其特别在意而反复强调的一条重要针刺原则,在传世本《灵枢》《素问》可见大量这样的论述:

1. 合谷刺者,左右鸡足,针于分肉之间,以取肌痹,此脾之应也。(《官针》)

2. 肌肉蠕动,命曰微风……取分肉间,无中其经,无伤其络,卫气得复,邪气乃索。(《调经论》)

3. 病在肌肤,肌肤尽痛,名曰肌痹,伤于寒湿,刺大分小分。(《长刺节论》)

4. 以冬遇此者为骨痹,以春遇此者为筋痹,以夏遇此者为脉痹,以至阴遇此者为肌痹,以秋遇此者为皮痹……肌痹不已,复感于邪,内舍于脾。(《痹论》)

——以上第 1 条为刺五脏外应的定式刺法:浅内刺皮气,此肺之应也;刺中脉取经络血,此心之应也;刺筋上取筋痹,此肝之应也;刺至骨取骨痹,此肾之应也。刺法与五脏外应之五体的对应关系一一吻合,唯独"脾之应"刺法不刺肉,而刺"分肉之间";不取"肉痹",而取"肌痹"。第 2 条,刺"脾病之微邪"同样是刺"分肉间",而不是"肉"。第 3 条治疗病症与第 1 条同,也是刺"大分小分",而不刺"肉"。第 4 条论五脏五体与四时的关系,也唯独脾对应的是"肌痹",而不是"肉痹"。"五脏外应刺"和"四时刺"同时把五体中最大的一体"肉"给回避了。

《黄帝内经》作者还唯恐后人不解,又一遍遍强调勿刺肉,勿伤肉,并给出明确的解释:

刺此者,必中气穴,无中肉节,中气穴则针染(游)于巷,中肉节即皮肤痛。(《邪气藏府病形》)

针不陷肓,则气不行;上越中肉,则卫气相乱,阴阳相逐。(《胀论》)

持针之道,欲端以正,安以静,先知虚实,而行疾徐。左手执骨,右手循之,无与肉果(裹)。(《邪客》)

——《针灸甲乙经》"果"作"裹"。

深者刺无伤脉肉为故,其道大分小分。(《长刺节论》)

以上各例皆反复强调针刺"无得伤肉",并从不同角度阐述其理。再从刺气穴的"三刺"法来看,同样不能刺及肉:

所谓三刺则谷气出者,先浅刺绝皮,以出阳邪;再刺则阴邪出者,少益深,绝皮致肌肉,未入分肉间也;已入分肉之间,则谷气出。故《刺法》曰:始刺浅之,以逐邪气而来血气;后刺深之,以致阴气之邪;最后刺极深之,以下谷气。(《官针》)

——是以"分肉之间"为界,不能越界而刺及肉。

正当肌腹的"承筋"的刺法演变或许也有助于理解古人"刺无伤肉"的理念。《黄帝明堂经》此穴定位"在腨肠中央陷者中",为治疗转筋急痛的要穴,"禁不可刺";至宋初《太平圣惠方》虽言可刺,然只"针入三分",而同为宋代官修的《圣济总录》仍强调"承筋不可伤,伤即令人手脚挛缩,凡针筋皮,须重手按开而取正穴"。这里更将古人的此条禁忌推广到一切如"承筋"正当肌腹之穴,如必欲刺"须重手按开",可视为对《黄帝明堂经》承筋定位文字"陷者中"的解读——此穴不重手按则不得"陷者中"也。宋以后只有清代《循经考穴编》载有此穴刺法作"一法:可平针一寸五分",也在皮下肉上。

查对《黄帝明堂经》,绝大多数输穴的针刺深度在3~5分间,深刺的输穴都是不在肉上的任冲脉筋膜募穴、骶部骨空,以及少数沿骨膜或分肉间斜刺的输穴。显然,《黄帝内经》"无得伤肉"的理念深深地影响了随后的输穴经典《黄帝明堂经》。

刺正当肉上的输穴除了宋代《圣济总录》强调手法的技巧外,清代以刺法名世的李守先则从针具的形制上强调毫针针尖不能太锋利,以便刺气穴"不伤肌肉"。

关于刺气穴不能刺肉的道理很简单,气穴的立体结构,其"底"就定于"分肉之间",超过"分"就相当于把气穴给刺漏了,气道也就被破坏了,卫气泄漏,邪气由表入里,导致"邪气不出,与其真相搏,乱而不去,反还内著",故曰"上越中肉,则卫气相乱,阴阳相逐"(《胀论》)。

然而,"五脏外应刺法"为何刺皮刺脉刺筋刺骨,唯独不刺肉?九针及所有定式刺法皆无刺肉者,凡涉及肉者皆刺分肉之间或分腠之间,并强调"勿伤肉分"以及伤肉的后果。可以刺大分小分,刺肉之会、肉之分。为何五体独不刺"肉",脏腑之募都能刺何以不能刺人体最大的组织"肉"?经刺、缪刺皆如是?

在我看来,之所以强调"不刺肉",首先是受到"血气说"这只无形而强有力大手的指引。血行脉,气行虚空,故刺脉、刺输、刺气穴这些血气之输,以及刺分肉之间、刺筋之膜、刺骨空、刺骨膜这些气行之处,自然被倡导而盛行;肉非虚空处,"中无有空,不得通于阴阳之气",既不能行正气又非邪留之处,刺之徒伤良肉。因此,刺肉法即便是曾经使用甚至流行过,也会衰落。其次,古人必定也经过了反复的临床实验,发现刺肉不易得气,甚至还会造成损伤——要知道两千年前的针灸针比现代粗很多。

古人为了不刺及肉,主要采用了两种方式:其一,用钝尖的员针斜刺至分肉之间,"揩摩"肌外膜;其二,在体表两块肌肉之间,用押手撑开间隙——古人称作"刺道",直刺进针,用提插捻转方式刺激。两种方式实际上都刺在了肌外膜,只不过前者刺及一块肌肉的外膜,而后者可刺及两块或多块肌肉的外膜。

今天的针灸人恐怕很难理解,而且除了刺皮及刺皮下的针法外,其他针法似乎也无法避免刺及肉,因为以今天的针具和刺法,几乎不可能不刺及肉。当代医家明确提出不能刺肉的是腕踝针的发明人——一位西医,而不是针灸人。只是他仅仅从临床实践中注意到针刺及肉分影响疗效,并没有阐明为什么不能刺肉的机理,因此并没有引起针灸人的重视,除了与腕踝针同源的皮下针操作者,其他的针灸人,如果对他说"不刺肉",他大概只能"弃针而去"了。

不少直接刺肉的针灸师也治好或缓解了不少病症,恐怕是今天的毫针刺法与古典针法已经有很大的不同。HELENE M.LANGEVIN 的实验表明,这种刺法实际处理的是肌肉内外的筋膜而不是肌肉本身[①]。至于说今天如此频繁刺肉没有出现明显的损伤,或许今天的针具比古代细很多,刺及肉的不良反应显示不出来。也许是没有做长期的观察,损伤没有观察到,或者没有报道。其实当代不少以刺肉针法,特别是粗针法见长的针灸医生已经明确提出:刺肉要顺着肌纤维刺,这不仅出于临床经验,还有实验观察数据[②]。

第5节　刺法之演变

针刺可分为调形针法、调气针法、调神针法,调形针法强调针至病所,调气针法强调气至病所,调神针法强调意至病所,反映出古典针灸治疗的三个主要路径——形气神三途。调气调神针法皆见于《调经论》,针刺的部位几乎都是"脉"和"输",而篇名曰"调经",颇耐人寻味。

经脉行于分肉之间,经脉理论盛行之后,分肉之间便成为针刺的最主要的操作层,在这一地带操作的"脉刺"与"分刺",代表了针至病所与气至病所的两大针术。

一、病在脉者刺灸脉

命题 4-31　病生于脉,治之以灸刺。(L78)

① LANGEVIN H M,BOUFFARD N A,BADGER G J,et al.Subcutaneous tissue fibroblast cytoskeletal remodeling induced by acupuncture:evidence for a mechanotransduction-based mechanism[J]. J Cellular Physiol,2006,207(3):767-774;LANGEVIN H M,STORCH K N,CIPOLLA M J,et al. Fibroblast spreading induced by connective tissue stretch involves intracellular redistribution of α-and β-actin [J].Histochem Cell Biol,2006,125(5):487-495;LANGEVIN H M,YANDOW J A.Relationship of acupuncture points and meridians to connective tissue planes[J].The Anatomical Record(New Anat),2002, 269(6):257-265.

② 卢鼎厚,张志廉,段昌平,等.阿是穴斜刺治疗肌肉损伤的研究[J].上海针灸杂志,2000(S1):65-67.

命题 4-32　五藏之道,皆出于经隧,以行血气;血气不和,百病乃变化而生,是故守经隧焉。(S62)

命题 4-33　审视血脉,刺之无殆。(L1)

命题 4-34　孙络外溢,则经有留血;视其血络,刺出其血。(S62)

命题 4-35　孙络之脉别经者,其血盛而当泻者,亦三百六十五脉。(S58)

证明:"病在血脉"曾是针的唯一适应证,基于选取刺灸处公理 12-1 "因病所在刺之",则病在脉刺脉是为正治;又据命题 1-82 可知疾病总病机为"血气不和",则守经隧刺脉调血气即是相对应的总治则也。

古典针灸的诊法主体为脉诊,最早有固定部位和名称的刺灸处为脉输,应用最广的理论为经络学说,可见从刺灸处、诊法、针具、理论这些古典针灸学的核心要素所提供的强有力的层层支撑皆指向刺脉/输法,古人对这一刺法倾注了不尽的心血和爱,因为它完美诠释了古典针灸学的元命题"人之所有者,血与气耳"和总病机"血气不和,百病乃变化而生"。

病在脉(血气)刺灸脉也,诊脉刺脉调虚实治百病,思路非常明确。在针灸注重诊-疗一体的《黄帝内经》时代,作为脉诊法专篇《三部九候》详细记载了针灸治法:

帝曰:其可治者奈何? 岐伯曰:经病者治其经,孙络病者治其孙络血,血病身有痛者治其经络。其病者在奇邪,奇邪之脉则缪刺之。留瘦不移,节而刺之。上实下虚,切而从之,索其结络脉,刺出其血,以见通之。

——所述刺法悉为刺脉,比《调经论》反映的针灸图景更早。

在以脉为输,刺脉治病盛行时期,古人甚至为刺脉输特设一个专用的术语——窬,《说文·穴部》曰:"窬,入脉刺穴谓之窬。"这里的"入脉刺穴",准确地说应作"入脉刺输",所以用"穴"而未用"输",提示《说文解字》结集时很可能"穴"已经成为针灸刺灸处的统称。

早期刺脉多为泻法,且主要通过针具本身实现泻的作用,作为针具和刺法标准的专篇《官针》,所述定式刺法之刺脉法皆为刺脉出血法:"经刺者,刺大经之结络经分也""络刺者,刺小络之血脉也""豹文刺者,左右前后,针之中脉为故,以取经络之血者"。

"经脉之病皆有虚实""百病之生,皆有虚实"命题的提出标志着"虚实"概念形成,与之对接的必然是针之补泻,才能实现"守经隧调血气"的治则。早期是通过特定的针具实现特定的补或泻的作用,可称作"针具补泻法"。毫针的诞生不仅使针刺深层脉成为可能,而且由同一种针具有实现补和泻两种相反的效应,经针具补泻法后形成了"手法补泻法",并迅速成为古典针灸学刺法的象征。

二、病在经脉调脉输

命题 4-36 豹文刺者,左右前后,针之中脉为故,以取经络之血者,此心之应也。(L7)

命题 4-37 神有余则笑不休,神不足则悲;神有余,则泻其小络之血,出血勿之深斥,无中其大经,神气乃平。神不足者,视其虚络,按而致之,刺而利之,无出其血,无泄其气,以通其经,神气乃平。(S62)

命题 4-38 邪在心,则病心痛喜悲,时眩仆,视有余不足而**调之其输**也。(L20)

命题 4-39 病在脉,气少当补之者,取以锓针于**井荥分输**。(L7)

命题 4-40 阳明脏独至,是阳气重并也,当泻阳补阴,**取之下输**。(S21)

——同样是病在脉、病在心,命题 4-37 直接刺取血络、虚络,而命题 4-39 及命题 4-40 则明言刺取其输——本输。

命题 4-41 病在五藏固居者,取以锋针,泻于**井荥分输**,取以四时。(L7)

——此命题则进一步明言,五脏病皆取本输。

证明:基于选取刺灸处公理 12-1"因病所在刺之",则病在脉刺脉;又知脉之出入之会曰"输",故病在脉亦可取脉输调血气;又据命题 1-52、命题 1-53 可知,脉输出于四关者曰"本输",其调血气作用更强,主治经脉、脏腑之病,故经脉、脏腑病症多取经脉本输治之。

从这组命题重点的转移可以清晰看出刺脉法演变轨迹——从刺脉到刺脉之输,再到刺脉之本输。病在脉刺脉及脉之输可直接由"选取刺灸处公理"导出,而病在脉刺脉之本输,则需要经络理论的支撑。

命题 4-42　刺营者出血,刺卫者出气,刺寒痹者内热。(L6)

——"黄帝曰:刺寒痹内热奈何? 伯高答曰:刺布衣者,以火焠之。刺大人者,以药熨之"(《寿夭刚柔》),"焠刺者,刺燔针则取痹也"(《官针》),"焠刺者,刺寒急也,热则筋纵不收,无用燔针"(《经筋》)。

命题 4-43　刺痹者,必先切循其下之六经,视其虚实,及大络之血结而不通,及虚而脉陷空者而调之,熨而通之。(L27)

命题 4-44　切循其经络之凝涩,结而不通者。此于身皆为痛痹,甚则不行,故凝涩。凝涩者,致气以温之,血和乃止。(L64)

命题 4-45　治厥者,必先熨调和其经,掌与腋、肘与脚、项与脊以调之,火气已通,血脉乃行,然后视其病,脉淖泽者刺而平之,坚紧者,破而散之,气下乃止,此所谓以解结者也。(L75)

证明:已知针灸总治则为"守经隧调血气",这一组命题将调血气刺法总分为两类——"刺营""刺卫",使得针灸总治则具体化;另据血气属性公理 8"血气者,喜温而恶寒",故刺寒痹需配合灸法、熨法;又因寒痹多由中寒筋急而致,故用"筋刺"法治寒痹以为补充。从筋刺法之"焠刺"犹可见其从熨法治寒痹脱胎而来的痕迹。

"刺营""刺卫"概念的提出对于调血和调气也分别提出了不同的评价标准——刺卫须"气下乃止""气和乃止""气调而止";刺营须"血变而止""血尽而止""血出而止""见血而止""血和乃止"。

对应于《黄帝内经》刺营刺卫刺寒痹,在唐代形成了血针法、气针法、火针法,而已故国医大师贺普仁先生的毫针微通、血针强通、火针温通的"三通法"也是一脉相承的发展。

三、诸刺皆出"刺肿""脉刺""分刺"

古典针灸千变万化的刺法实际上都从基本刺法"刺肿""脉刺""分刺"演化而来,其演变的简略路径如下:

"刺肿"是基于早期针刺治疗痈肿的经验形成的定式刺法,主要是用不同的针具和刺法直接刺肿块局部,由此延伸出针至病所刺法。古人在这一路径的探索很早,延伸很远,并最先到达巅峰,《黄帝内经》刺法标准专篇《刺节》记载了古人在这一路径上探索所达到的高度。而从《诊要经终论》所说"刺肿摇针,经刺勿摇,此刺之道也"来看,在《黄帝内经》结集时,针至病所刺法源头的"刺肿"法已经不再作为针灸治病的常规刺法。关于"刺肿"的形成及其对针至病所刺法的影响,详见本书第 5 章示例之"例一、痈疽——血气说始终的路标"。

"脉刺"是古人最早总结出的定式刺法,主要包括"刺血通脉法"和"刺脉调经法"两类,后者在《黄帝内经》获得最高程度的重视,得到最广的应用。

由"分刺"法延伸出的刺气穴法,促进了气针法的盛行;从刺"筋"之膜(肉肓)到刺体内之膜(肓膜),再到刺膜之原(募),催生了"募刺法"的诞生。由"分刺"延伸出的最重要的刺法为治疗筋急痛痹的"筋刺"法——"恢刺""浮刺"。分刺法以及由此延伸出诸多刺皮下至分肉之间的斜刺、平刺法曾是针灸治疗最大病症——痛痹的常规刺法。可惜,随着诊筋法及经筋学说的衰落而长期被埋没。关于脉刺、分刺、刺肿及其延伸刺法详见表 4、表 5。

《黄帝内经》以下,古典针灸刺法的三大源头"刺肿""脉刺""分刺",只有"脉刺"中的早期刺法"刺血通脉法"得到不间断的传承;"刺肿""分刺"法则长期被埋没,其中"分刺"法在元代被重新发现后亦未曾受到重视,直至现代才再次复兴。

《黄帝内经》还有一种刺法的分类,将所有刺法分为两大类:一类为"经刺",一类为"缪刺"。所谓"经刺"即指基于针灸治疗原则的常规刺法,而常规刺法之外的所有刺法统名曰"缪刺"。可见,"缪刺"主要不是从操作层面说的一种专门的刺法,而是相对于"经刺方"(经方)而言的一种设方的模式,故置于第 5 章"针方之道——血气调控的原则与模式"讨论。

此外,《黄帝内经》还记有以调神为主要目的的刺法,详见第 6 章"特写:修身以治神——道不可道之道"。

表 4　脉刺分刺筋刺法

名称	针刺部位	针具与刺法	备注
刺脉通经法	血脉、血络、结络	镵针、锋针；经刺、络刺、解结	此为最早的刺法,也是传承最好的一种刺法
刺脉调经法	脉、输	毫针	详见下节"主流刺法"
养脉调神法	脉	锃针摩脉引气	神不足者,视其虚络,按而致之,刺而利之,无出其血,无泄其气,以通其经,神气乃平
刺经隧调卫法	经隧	毫针	气有余,则泻其经隧,无伤其经,无出其血,无泄其气。不足,则补其经隧,无出其气
《难经》刺营法	脉	按压脉输气散乃内针以刺阴	刺病在营
《难经》刺卫法	脉外	卧针而针刺阳	刺病在卫
分刺调卫法	皮、肉之间	员针	详见下节"主流刺法"
筋刺法	筋急、结筋	焠刺、恢刺、浮刺	主治筋急所致的各种病症

表 5　针至病所刺法

名称	针刺部位	刺法	应用举例
刺痈肿法	肿块	刺针必肃,刺肿摇针,经刺勿摇	微按其痈,视气所行,先浅刺其傍,稍内益深,还而刺之,毋过三行,察其沉浮,以为深浅。已刺必熨,令热入中,日使热内,邪气益衰,大痈乃溃。(《上膈》) 治腐肿者刺腐上,视痈小大深浅刺,刺大者多血,小者深之,必端内针为故止。(《长刺节论》) 疠风者,素刺其肿上,已刺,以锐针针其处,按出其恶气,肿尽乃止。(《四时气》)
刺瘰疬法	肿块	贯刺	寒热在颈者,治在燔针劫刺之,以知为数,以痛为输,其为肿者,复而锐之。(《经筋》) 针瘰,先挂针皮上三十六息,推针入内之,追核大小,勿出核,三上三下,乃拔出针。(《千金翼方》)

续表

名称	针刺部位	刺法	应用举例
发蒙法	耳中珠子(鼓膜脐部)	刺穿鼓膜一分,辅以咽鼓管吹张法	耳聋无闻,取耳中(《厥病》) 按:治疗耳聋耳鸣"发蒙法"当时被誉为最神奇的针术,从对鼓膜的精准针刺到实施咽鼓管吹张法辅助动作的设计,以及禁忌证的确定,均达到极高的水准
去爪法	阴囊中缝	铍针或中空针泻水	此为"五节"最古老也是流行时间最长的定式刺法

[备注]基于上述刺痈法的第 1 例,后世总结成治疗痈肿积聚的定式刺法——"留气法"。此法始见于《金针赋》载:"留气之诀,痃癖癥瘕,刺七分,用纯阳,然后仍直插针,气来深刺,提针再停";而《医学入门》所说"治痃癖癥瘕气块,先针入七分,行老阳数,气行便深入一寸,微伸提之,却退至原处,又得气,依前法再施,名曰留气法",则与《黄帝内经》刺胃痈的定式刺法更加接近。

附:毫针补泻刺法的默化

针刺补泻分两类:第一,是以不同的针具产生补或泻的单向效应;第二,是以同一种针具不同的刺法产生补和泻的双重作用。换言之,前一种补或泻的作用是针具产生的,而后一种补和泻的作用是刺法产生的。前一种出现很早,后一种则是在毫针出现之后——能刺入脉中静以久留而不出血,要求很精细的操作,在《内经》有大量篇幅反复论述和解说,成为古典针灸术的象征。**由针具表达的补泻古今差异不大,而由毫针刺法实施的补泻则变化很大——而且是在人们不知不觉中发生了质的改变。**故以下重点论述毫针补泻刺法的演变。

补泻的依据是"虚实",毫针补泻法的演变源自对"虚实"的不同理解。具体而言,主要是对十二经脉病候下"盛则泻之,虚则补之,热则疾之,寒则留之,陷下则灸之,不盛不虚,以经取之"的治则,以及十五络脉病候下"实则节弛肘废,虚则生肬"之类表达的理解。从《黄帝内经》给出的大量毫针补泻的示例不难看出经脉和络脉病候下治则所言之"虚实"皆为脉之虚实,补泻乃据脉之虚实而施,即脉实者治以泻法,脉虚者治以补法,补泻所在即有过之脉和经脉之本输。然而,早在《难经》和《黄帝明堂经》已经显露出据病补泻的倾向,经过《黄帝明堂经》《脉经》由脉之虚实向病之虚实的渐变,至初唐针灸大家甄权的补泻同施的毫针补泻法的创立,标志着毫针补泻由据脉补泻向据病补泻、由补泻于脉输向补泻于气穴的演变过程的完成。

人有三虚三实,何谓也? 然:有脉之虚实,有病之虚实,有诊之虚实也。(《难经·四十八难》)

——这里明确将“虚实”分为三种。

鱼际:主热病振栗鼓颔,腹满,阴萎,咳引尻,溺出,虚也;膈中虚,食饮呕,身热汗不出,数唾涎下,肩背寒热,脱色,目泣出,皆虚也,刺鱼际补之。(《黄帝明堂经》)

——这里刺鱼际用补法,依据的显然是病症之虚实而非脉之虚实。

关脉洪,胃中热,必烦满。宜服平胃丸,针胃管,先泻后补之。(《脉经》卷二)

——这里虽诊脉,然胃管“先泻后补”的刺法显然不是依据脉之虚实,据脉补泻,脉实则泻,脉虚则补,不会在同一输穴中出现又泻又补的补泻法。

甄权毫针补泻例一:心中烦热奔豚,胃气胀满不能食,针上管入八分,得气即泻。若心痛不能食,为冷气,宜先补后泻,神验。(转引自《千金翼方》卷二十七)

甄权毫针补泻例二:肤翳白膜覆瞳仁,目暗及眯,雀目冷泪,目视不明,努肉出,皆针睛明,入一分半,留三呼,泻五吸。冷者先补后泻,复补之。雀目者,可久留十吸,然后速出。(转引自《千金翼方》卷二十七)

起初,人们将《黄帝内经》基于脉之虚实的毫针刺脉输补泻法“移植”到刺气穴操作,随着这一移植而来的新枝越长越大,气穴补泻刺法成为了刺法的标准,人们反过来用此新的标准去规范刺脉输的操作。这一演变的情形与输、穴的演变模式如出一辙——气穴的概念借鉴了脉输的模式,而当气穴成为刺灸处的统称后,人们得鱼忘筌又反过来用“穴”的模板去重塑脉输。从以上甄权两首针方的毫针补泻用法来看,其用针或补或泻,或先补后泻,或先泻后补,皆凭病症之虚实,而彻底告别了脉之虚实。

唐以后医家明确指出《黄帝内经》十二经脉病候的补泻操作皆视标本脉之虚实寒热陷下而施者,只明代楼英一人而已。

第 6 节　不变之灸法

在《黄帝内经》时代,为何针与灸联姻成为一个不可分割的整体? 答案还是要从脉和血气中找寻。

命题 4-31　病生于脉,治之以灸刺。(L78)

命题 4-46　针所不为,灸之所宜。(L73)

命题 4-47　血气者,喜温而恶寒,寒则泣不能流,温则消而去之。(S62)

命题 4-48　厥在于足,宗气不下,脉中之血,凝而留止,弗之火调,弗能取之。(L75)

——"善行水者,不能往冰;善穿地者,不能凿冻;善用针者,亦不能取四厥;血脉凝结,坚搏不往来者,亦未可即柔。故行水者,必待天温冰释冻解,而水可行,地可穿也。人脉犹是也,治厥者,必先熨调和其经,掌与腋、肘与脚、项与脊以调之,火气已通,血脉乃行,然后视其病,脉淖泽者,刺而平之,坚紧者,破而散之,气下乃止,此所谓以解结者也"(《刺节真邪》)。

命题 4-49　视其脉之陷下者灸之。(L4)

——"陷下者,脉血结于中,中有著血,血寒,故宜灸之"(《禁服》)。这里需要补充一点,脉之陷下可因于血寒,也可因于血虚和结络,因寒和虚致脉陷下者,为灸之所宜;而因结络致脉陷者则是针之所长。

命题 4-50　络满经虚,灸阴刺阳;经满络虚,刺阴灸阳。(S28)

推论 4-50　灸偏于温补,针偏于泻。

——《脉经》以灸为补,与此同理。毫针虽有温阳散寒之功,但相比于泻法,补法的操作要复杂得多,且要求静以久留,可见毫针补气温阳主要通过手法及留针间接实现,故总体而言针法偏于泻,而灸法补的作用更强更直接。

命题 4-51　痹不仁肿痛,当是之时,可汤熨及火灸刺而去之。(S19)

推论 4-51　寒痹焠刺汤熨内热法,可以灸法代之。

——《周痹》曰"刺痹者……虚而脉陷空者而调之,熨而通之",而《禁服》明言"陷下则徒灸之,陷下者,脉血结于中,中有著血,血寒,故宜灸之",《经脉》

篇十二经脉病候下皆反复申明"陷下则灸之"的治则。

证明:已知病在血脉曾是针灸的唯一应用域,又据公理8"血气者,喜温而恶寒",则寒邪是引起血气不和的主病因;寒厥脉凝血结,弗之火调,弗能取之,故曰"寒则泣不能流,温则消而去之"。

从行水和穿地的实践中,古人认识到"善行水者,不能往冰;善穿地者,不能凿冻";并进而领悟到"善用针者,亦不能取四厥;血脉凝结,坚搏不往来者,亦未可即柔",这时需要借于艾灸的温通作用令脉通,才能使血气流行,针刺才能通过脉的传输功能而发挥调血气以治病的"远达"效应。从这个意义上说,"针灸学"这个学科的名称也根源于"人之所有者,血与气耳"这个元命题。

从《黄帝内经》针和灸结为一体来看,最初的刺灸部位应当是脉和输,至少是以脉和输为主体。由此可给出如下的推论:如果针刺的对象不是脉和输时,针刺与艾灸不可分割的依存关系就不存在了,至少关系不再紧密了,这时针刺便完全可以作为一种独立的疗法应用,这正是今天针灸临床应用的情形。

(一)要点及要义

灸脉法的两个特点:其一,注重远取;其二,艾炷当脉而灸——艾炷底径约1~3分。

《小品方》云:"黄帝曰:灸不三分,是谓徒哑。解曰:此为作炷欲令根下广三分为适也。减此为不覆孔穴上,不中经脉,火气则不能远达。"

敦煌卷子不知名医方(P.3930)曰:"凡灸头面,艾炷不得大,但须当脉取穴。"

可见,不仅针刺要"中其脉""当其输",灸炷也要"当其脉",因为在古人看来,能够实现远距离传输的联系通道只有"脉",故不论针、灸,若欲"远达",必借助于脉或输。

(二)治则与定式灸法

生熟原则:凡灸生熟,候人盛衰、老少、肥盛、肉之厚薄灸之。

1. 头手足肉薄处炷小数少,且宜时歇,不宜顿灸;腹背肉厚,炷大壮多,灸宜熟。

——"头手足肉薄,若并灸,则血气绝于下,**宜时歇。火气少时,令血气遂通,使火气流行**,积数大足,自然邪除疾瘥也,乃止火耳。《本经》多云刺入三分,灸三壮,兹乃举其大纲,未尽圣心,且手足皮薄,炷小数少;腹背肉厚,炷大壮多,斯皆以意商量也,背欲热即为佳也"(《千金翼方》卷二十八)。

2. 灸小儿老人艾炷宜小,壮数宜少。小儿则炷如雀矢大或更小,以意消息。

——《备急千金要方》卷二十九云:"凡新生儿七日以上,周年以还,不过七壮,炷如雀矢大";《太平圣惠方》卷一百小儿灸方皆注曰"炷并如雀屎大""炷如小麦大"。所谓"以意消息",是指对敏感的小儿应当再适度减小量。总的原则从小量始,不足再酌增量。仲景"火气虽微,内攻有力,焦骨伤筋,血难复也"之诚诚非虚言。

3. 与针法合用原则:针积肿后须灸,火针可不灸;寒凝及正虚者则针前灸。

需要说明的是,今天艾绒的质量远不及古代,特别对直接灸效果影响较大。选择精艾绒,特别是直接灸,温度适宜,能深达皮下,且不易起水疱,只留轻度烧伤,不会留瘢痕。相反粗艾绒温度过高,很不舒适,容易起水疱,且温度不能深达。

定式灸法一:透热灸

膏肓输无所不治……灸两胛中各一处,至六百壮,多至千壮。当觉气下砻砻然如流水状,亦当有所下出,若无停痰宿疾,则无所下也。(《备急千金要方》卷三十)

膏肓输:若不失其穴,灸至数壮,**觉胛骨中通热而不甚痛,意自快畅**(石用之云:当觉臂中习习然也)。(《灸膏肓输穴法·坐点坐灸法第七》)

——已故灸法大家周楣声先生生前发现了探寻"热敏点"方法,并以此法灸治多种疑难病症皆获奇效,所述灸效与上两书所述之膏肓输灸效颇似,若非先生的重发现,今人绝难理解千百年前古人灸膏肓输的奇特现象,古人的这一宝贵发现依旧会被埋没于故纸中。以下特于先生《灸绳》一书所载大量验案中选录一二附下,以纪念先生在重兴古典灸法上所做出的卓越贡献:

"热敏点"反应,也应注意选用。古方有神灯照法,是用辛温窜透之品,卷成药捻,点燃,在患处慢慢移动熏照。当照至敏感点时,每见火焰下沉,而局部之热感亦向深部窜透。或用艾条点燃慢慢熏烤,当熏至敏感点时,亦可使热感向内深透,或向远方传布。如有发现这就是最佳的灸点(亦可针)。

例1:周×民,男,成年。营养恶劣,全身及阴囊浮肿,小便短少,轻度腹水,咳喘,头痛失眠,左半身麻木,肝区有压痛及自觉痛,身柱压痛(+),左右膏肓(++),熏灸左右膏肓20分钟后,热流成片向下扩布,汇入下腹,肠鸣亢进,数步外亦清晰可闻。

例2:王×国,男,成年。全身浮肿,上腹胀痛,肝脾略可扪及。膏肓压痛(++),双侧熏灸,左右灸感均有2指宽窄,直下向腰部扩展,腹中发热,肠鸣亢进。约灸至30分钟后,在脐两侧出现跳动,愈跳愈强,逐步扩大。约60分钟后,跳动渐减,脐旁热气不断上泛。

定式灸法二:骑竹马灸

骑竹马灸法:不问痈生何处,已破未破,并用此法灸之,无不安愈。盖此二穴心脉所起。凡痈疽只缘心火流滞而生,灸此二穴心火即时流通,不过三日可以安愈。可谓起死救危,有非常之功,屡施屡验。(《备急灸法》)

——此灸法有极强的通脉行血气之力,比刺脉放血更有效更安全,在宋元时期有非常广泛的临床应用,值得重视。不足之处是比较费事,不易在今天的临床中推广,有必要根据其原理,简化操作,利于推广。其原理与水坝的蓄水突然放闸冲刷河道淤堵相似。

(三) 应用实例解析

特以今日针灸人眼中针灸最有优势的病症"面瘫"为例阐述《征四失论》提出的重要命题"治不能循理,弃术于市,妄治时愈,愚心自得"。

面瘫,《黄帝内经》作"口僻",后世又作"口㖞"。金元以前,面瘫非独立的病症,而是归属于"中风",后世又根据中风的程度分作"风中脉""风中腑""风中脏",面瘫属于"风中脉",其病机为脉虚中风,故《金匮要略》卷上曰:"夫风之为病,当半身不遂,或但臂不遂者,此为痹。脉微而数,中风使然。寸口脉浮而紧,紧则为寒,浮则为虚,寒虚相搏,邪在皮肤。浮者血虚,络脉空虚,贼邪不泻,或左或右,邪气反缓,正气即急,正气引邪,㖞僻不遂。"既然病的本质是"血虚,络脉空虚""正气引邪,喁僻不遂",则治以补虚为本,常用小炷少壮灸法,切忌妄泻。对此,古人通过大量临床实验而有深刻的认识,不可忽视:

若口喁僻者。衔奏灸口吻口横纹间,觉火热便去艾,即愈。勿尽艾,尽艾则太过。(《肘后方》卷三)

凡阴阳濡风口喁僻者,不过三十壮,三日一报,报如前。微者三报,重者九报,此风气濡微细入,故宜缓火温气,推排渐抽以除耳。若卒暴催迫,则流行细入成痼疾,不可愈也。故宜缓火。(《备急千金要方》卷二十九)

承浆一穴:在颐前下唇之下宛宛中是也。足阳明、任脉之会。主疗偏风口喁,面肿,消渴,面风口不开,口中生疮……日灸七壮,过七七讫,停四五日后灸七七。若一向灸恐足阳明脉断,令风不瘥,停息复灸,令血脉通宣,其风应时立愈。其艾炷不用大,一一依小竹箸头作之,不假大作,其病脉粗细大小,壮如细线,何用大作艾炷而破肉耶? 但令当脉灸之,雀粪大艾炷亦能愈疾。(《太平圣惠方》卷九十九)

地苍二穴……主偏风口喁,失音不言,不得饮水浆,食漏落,脉𥆧动……灸亦得,日灸之二七壮,重者灸七七壮,其艾炷大小壮如粗钗脚大,灸壮若大,口转喁,可灸承浆七七壮。(《太平圣惠方》卷九十九)

金元时期古人已经明确认识到面瘫除了见于"中风"病外,还有一种不伴有半身不遂的单纯口眼喁斜,并将这种面瘫单立一病以别于"中风"。

关于单纯的面瘫,古人认为系病在筋属于经筋之病,而非风中脉的经脉病症。早在《黄帝内经》中已经可以看出,论口僻偏重于经筋学说,至《诸病源候论》则将口喁完全归属于经筋病,其卷一"风口喁候"下曰:"风邪入于足阳明、手太阳之经,遇寒则筋急引颊,故使口僻,言语不正,而目不能平视。"

既然单纯的面瘫主要是寒中筋病在经筋,治当以筋刺法刺筋急,或配合以熨法和灸法。明确指出这一点是金元医家以及明初的楼英:

凡半身不遂者,必口眼喁斜。亦有无半身不遂之症而喁斜者,故另立附之。

口目喁斜之症,大率在胃而有筋脉之分。经云:足之阳明,手之太阳,筋急则口目为僻,急不能卒视,此胃土之筋为喎邪也。经云:胃足阳明之脉,挟口环唇,所生病者,口喎唇邪。此胃土之脉为邪也。

《内经》治口眼喎斜,多属足阳明筋病,盖足阳明筋结颊上,得寒则急,得热则弛,左寒右热,则左颊筋急牵引右之弛者,而右随急牵引,喎向左也。右寒左热,则右颊筋急牵引左之弛者,而左随急牵引,喎向右也。故其治法,以火灸,且为之膏油熨其急者。

〔子和〕一长吏,病口目喎斜,予疗之。目之斜,灸以承泣;口之喎,灸以地仓,俱效。苟不效者,当灸人迎。夫气虚风入而为偏,上不得出,下不得泄,真气为气邪所陷,故宜灸,所以立愈。楼英按:此乃脉兼喎斜,故灸之愈。若筋急喎斜,非灸可愈,必用服药及用燔针劫刺其急处,或用马膏涂法,可愈。故承泣、地仓、人迎皆足阳明,阳明胃脉之所发也。(《医学纲目·口眼喎斜》卷十)

——这里楼英明言若筋急喎斜"用燔针劫刺其急处"。实则尚可用《官针》之"恢刺""浮刺"之筋刺法也。

清阳汤治口喎,颊腮急紧,胃中火盛,汗必不止而小便数也。

红花　酒黄柏　桂枝以上各一分　生甘草　苏木以上各五分　炙甘草一钱　葛根一钱五分　当归身　升麻　黄芪以上各二钱

上件吹咀。都作一服,酒三盏,煎至一盏二分,去渣,稍热服,食前服讫以火熨摩紧结处而愈。夫口喎筋急者,是筋脉血络中大寒,此药以代燔针劫刺,破血以去凝结,内泄冲脉之火炽。(《脾胃论》卷下)

——这里明言口喎系"筋急"所致,乃筋脉血络中大寒,治以火熨摩紧急处,或燔针劫刺筋急处。

既然单纯性面瘫古人主要归属于经筋病,以筋刺法刺筋急处为正治,那么何以当代针工以经脉之说设方也能获得不错的疗效呢? 答案是:单纯性面瘫自金元单独作为一病后,针灸大家窦太师便在治疗面瘫刺穴法中引入筋刺法的招牌刺法——卧针斜刺,在与窦氏有关的《玉龙歌》《窦太师针经》等书中皆有大量明确应用。窦氏倡导的这一刺法尽管在明代曾受到维护"脉刺"正统针灸家的质疑,但凭借优良的疗效一直流传到今天。

经筋之病有两种——筋急和筋纵,筋急主要因于寒,也有因于血虚者;

而筋纵者则主要因于血气虚。具体到面瘫治疗,中寒筋急者刺筋急处以泻法;晚期因血虚筋急或筋纵者则治以养脉和血为主:浅刺久留针,轻轻勤捻针。若诊不分寒热虚实,则其治虽有显效而未能十全也——且毋庸讳言还有不少误治者。今人眼中针灸最佳适应证的面瘫的诊疗正可用作判定今日针工水平和境界的试金石。

第 7 节　主 体 刺 法

如前所述,常规的刺灸处"经俞"四类曰"输""穴""募"(原)"窬",相应的常规刺法应当为"输刺""穴刺""募刺""窬刺",然而后三者或由于在《黄帝内经》结集时应用的时间较短,或支撑其刺法的理论构建尚未完成,因此相关的刺法只有散在的记载,而未见系统阐述。故本节重点介绍针灸治则中提及的刺法"脉刺法""分刺法"。鉴于"募刺法"可视为"分刺法"的延伸,具有很高的技术含量和重要的应用,且今人又知之甚少,故本节也一并介绍。后世及现代应用极广的刺气穴法在《黄帝内经》的确切描述太少,且主要内容已在本章第 2 节、第 4 节介绍,故以附篇形式另作些许补充介绍。又"四时刺"原本是脉刺法的一个附加元素,本可以在"刺脉调经法"下一并论述,考虑到此法在《黄帝内经》有多篇论述,经文互有出入,后人特别是今人误解颇多,有必要专门论述以明其本义,故特以附篇形式专门论述。

一、刺血通脉法

命题 4-52　夫气盛血聚者,宜石而泻之。(S46)

——病理性"血脉""血络"多由"气盛血聚"所致。

命题 4-53　其结络者,脉结血不和,决之乃行。(L64)

命题 4-54　诸刺络脉者,必刺其结上,甚血者虽无结,急取之,以泻其邪而出其血,留之发为痹也。(L10)

命题 4-55　知解结,知补虚泻实,上下气门,明通于四海,审其所在。(L73)

命题 4-56　上实下虚,切而从之,索其结络脉,刺出其血,以见通之。(S20)

——此条系对上一命题的补充:诊三部九候如见"上实下虚"者,多有结络、结脉,须先刺血解结通脉,虚实乃平。若不平,则再取经脉本输调虚实也。

命题 4-57　一经上实下虚而不通者,此必有横络盛加于大经,令之不通,视而泻之,此所谓解结也。(L75)

——此命题可视为"定律",是古人基于大量的经验总结出的规律。

证明:已知疾病的总病机命题为"血气不和",又知血结脉不通是"血气不和"之一,故治须解结通脉,治疗原则为"决之乃行",治疗方法为刺血"解结"法,治疗目的为"以见通之"。

脉通血行的判断,从脉象上看,"上实下虚"的脉象趋于正常;从脉形脉色上看,表浅络脉的形态和颜色皆趋于正常;从症状上看,"上热下寒"的症状消失或明显减轻。

命题 4-58　久痹不去身者,视其血络,尽出其血。(L6)

——这里的"血络"是病理性概念,以下并同。"血络""结络"只是瘀结的程度不同,治疗上都"决之乃行",疾出以去盛血,而复其真气。

命题 4-59　凡刺寒热者皆多血络,必间日而一取之,血尽而止,乃调其虚实。(L10)

命题 4-60　久病者邪气入深,刺此病者,深内而久留之,间日而复刺之,必先调其左右,去其血脉。(L9)

——"劳伤之人,阴阳俱虚,经络脉涩,血气不利"(《诸病源候论·虚劳病诸候上》卷三)。

证明:已知疾病总病机"血气不和",而脉通无阻是"血气和"的基础,所谓"血和则经脉流行"也,脉不通血不流的病则可见"结络""血络""血脉",故治须刺血解结通脉。之所以强调治疗痹症(特别是久痹)、寒热、久病"去其血脉"者,是因为这类病症最易见"结络""血络""血脉",故在治疗上"先去血脉"的治则显得格外重要。

关于"结络""血络"发生的总机制,古人有如下深刻的认识——"荣卫稽留,卫散荣溢,气竭血着",而引起营卫稽留,血着不流的主要病因有寒邪、热盛和久病气虚。由血气公理"血气者,喜温而恶寒"可知,寒邪客于脉则脉泣,脉泣则血不流,久而"结络"见,故寒邪所致的痛痹,特别是久痹,最易见结络,所谓"痹在于脉则血凝而不流"。故曰"久痹不去身者,视其血络,尽出其血""刺痹者,必先切循其下之六经,视其虚实,及大络之血结而不通,及虚而脉陷空者而调之,熨而通之";而热盛则气滞血聚,所谓"心热者色赤而络脉溢""血气扬溢,络有留血",如小儿高热每见耳后赤紫血络盛而起。一般而言,寒痹多见结络,热盛则多见血络。诊血络的目的就在察知"寒热痛痹",所谓"视其血脉,察其色,以知其寒热痛痹""鱼际络……暴黑者,留久痹也;其有赤有黑有青者,寒热气也"。

久病导致血气滞着,所谓"病久入深,荣卫之行涩"是也。久病络脉空虚使气血运行稽迟,或停留于局部而为瘀,表现为结络或如针如黍米之血络。如果久病气虚,血络不外显,或虽显见刺之血不出,或血出不尽。这时需要先补血气,则结络外显,刺之血出也。

由此可知,刺血解结主要是针对荣卫稽留之瘀血、热盛气盛血聚,以及气少血涩引起的脉不通,血气流行不畅。其作用在通脉行血气,而不在于补虚和泻实。

命题 4-61　凡治病必先去其血[脉],乃去其所苦,伺之所欲,然后泻有余,补不足。(S24)

——"必先去其血",完整的说法应如命题 4-62 作"必先去其血脉",或作"必先去其血络"。这里的"血脉"是病理性概念,非指运行血气的正常血脉也,以下并同。

命题 4-62　实则泻之,虚则补之。必先去其血脉而后调之,无问其病,以平为期。(S20)

证明:已知疾病的总病机为"血气不和",相对应的针灸总治则为"守经隧调血气",故"血气和"是疾病治愈的终极指标;若刺血去血脉,脉通而血气未和则治疗未完成,仍需毫针补虚泻实,以平为期。

一般而言,如果是新病,刺血解结通脉之后,往往脉也随之平和,表明病已愈,治疗即可结束。但在很多情况下,解结通脉之后,脉尚未和,而针灸治病的疗效评价是"以平为期""血气和乃止",故解结通脉"以见通之"

后往往还不是治疗的结束,而是毫针刺脉调虚实的开始。

古人在对"远道取穴或效或不效"的观察与思考中,受到行水经验的启示,认识到毫针补泻调血气虚实,必须在血脉流通的前提下才能实现。也就是说"刺脉通经法"是为"刺脉调经法"的实施创造必要的条件,也可视为后者的治疗起始步骤,而不是完全独立的一种刺法——尽管在早期作为一种独立的疗法应用。因为依据古典针灸学的总病机和总治则"血气不和,百病乃变化而生,是故守经隧","脉通"只是针灸治疗的一个中间指标,是毫针远取本输调虚实的前提,而不是治疗结束的指标,"脉和"才是终极指标,才标志着疾病的痊愈和治疗的结束。例如,对于结络与陷脉并见的病人,在刺结络解结之后,还须用毫针刺陷脉,静以久留,气下乃止,"此所谓引而下之者也"。临床用解结法刺"结络",病人直接的感觉常常是脉通而痛失,或病痛大减,但如果九候未调,则必须用毫针取未平之脉本输,随虚实而调之,脉和乃止。详见下节"刺脉调经法"。

刺血脉、结络乃缪刺方的常用刺法,可参看第5章"针方之道——血气调控的原则与模式"缪刺方应用示例。

(一)要点及要义

第一,经脉贵乎通,血气贵乎和——"通"是"和"的前提,在许多情况下,刺血解结通脉实为毫针补泻调虚实之预备。**毫针补虚泻实调和血气的作用必须在血脉流通的前提下才能实现。**

第二,"刺血通脉法"对应于一个重要的针灸治则"宛陈则除之",即刺血解结以"去血脉也"。刺血通脉法既是古典针灸核心刺法"刺脉调经法"的前提,也是古典针灸两大刺法之一"缪刺法"的主体刺法,足见其在古典针灸学中不可替代的特殊地位。

第三,适应证:病在血络血脉之痹、久痹、肿胀、痈肿,寒热;急病之高热、惊痫、癫狂、霍乱、疟疾;久病、怪病,以及脉症不合病在络的奇病。主要针对脉盛之血络、脉结之结络。血络多见于新病盛热郁滞之证;结络多见于久病血气虚或年老血气行涩者。

临证如见脉伏不见,或脉证不合者,应当想到诊察血脉、血络、结络、结筋,若见此必先刺血、刺筋急解结以去之。去之后若病减而脉未平者,再依脉以毫针补虚泻实以调之。久治不愈的疾病,当用常规刺法都无效时,可在双踝关节、肘关节、腕关节、膝关节,找盛血之血络(特别是细络)刺血,常获奇效。

(二)治则与定式刺法

治则一:其脉代而钩者,病在络脉;代则取血络而后调之。

治则二:脉上盛下虚而有结络者,破而散之,气下乃止。

治则三:"刺络脉者,必刺其结上,甚血者虽无结,急取之。"(《经脉》)

治则四:久病血气虚者,如见血络结络者,先去之;如见血络刺血而血不出,或出不尽者,需先补血气再刺,或先灸后刺。如刺后脉陷不充者,继而用毫针引气以通脉。

刺法一"解结":"一经上实下虚而不通者,此必有横络盛加于大经,令之不通,视而泻之,此所谓解结也""脉……坚紧者,破而散之,气下乃止,此所谓以解结者也"。(《刺节真邪》)

——所谓"解结"者,即去血脉、去结络以通脉也。由此可见,《黄帝内经》关于去血脉的定式刺法:经刺、络刺、赞刺、豹文刺,皆可归属于"解结"法。

刺法二"经刺":经刺者,刺大经之结络经分也。(《官针》)

——此指当经脉上"如豆""如箸"之结络。

刺法三"络刺":络刺者,刺小络之血脉也。(《官针》)

——此指横出之络或"如针""如黍"之细小血络。

刺法四"赞刺":赞刺者,直入直出,数发针而浅之出血。(《官针》)

——此刺皮部之络。

刺法五"豹文刺":豹文刺者,左右前后,针之中脉为故,以取经络之血者。(《官针》)

——此刺盛而血之"血脉"。

【束缚法】

坚束其处,令邪气不得入,阴气不得出,审候见之在孙络盛坚而血者皆取之。(《疟论》)

——张介宾曰:"今西北之俗,但遇风寒痛痹等疾,即以绳带紧束上臂,令手肘青筋胀突,乃用磁锋于肘中曲泽穴次合络结上砭取其血,谓之放寒"(《类经》卷七)。又有藏医刺血多用束缚法,且根据不同的刺血部位总结出标准的结扎法,可参照。

此外,汉代华佗刺血还采用倒悬法,今临床已很少应用。

华佗倒悬刺血法

● 又有人苦头眩,头不得举,目不得视,积年。佗使悉解衣倒悬,令头去地一二寸,濡布拭身体令周匝,候视诸脉.尽出五色,佗令弟子数人,以鈹刀决脉,五色血尽,视赤血乃下。

(三) 应用实例解析

【先刺结络、血络例】

例之一:诸疟而脉不见,刺十指间出血,血去必已,先视身之赤如小豆者尽取之。(《刺疟》)

例之二:小腹痛肿,不得小便,邪在三焦约,取之太阳大络,视其络脉与厥阴小络结而血者,肿上及胃脘,取三里。(《四时气》)

——此方正确的操作步骤,应当先点刺足太阳大络(委阳络)及足厥阴小络之结络,待解结脉通之后,再取胃之下输"足三里",虚补实泻,脉和乃止。在有结络,血气不流行的情况下,如果先远取足三里则无效,或疗效不显。《黄帝内经》中所有含有"结络"的针方,都当如此理解,才能真正发挥古方的妙用,才能真正理解《黄帝内经》反复强调的一条重要的针灸治则——先去血脉,也才能真正理解《厥病》针方中的宜忌:"头痛不可取于输者,有所击堕,恶血在于内,若肉(内)伤,痛未已,可则(即)刺,不可远取也。"此方所说"不可取于输",是指取本输,因为只有远取才需要"脉通血气流行"的先决条件。近取则不必,例如:"肩背痹痛,臂不举,血瘀肩中,不能动摇,巨骨主之"(《针灸甲乙经》卷十)。

例之三:邪在肝,则两胁中痛,寒中,恶血在内,行善掣,节时[脚]肿取之行间以引胁下,补三里以温胃中,取血脉以散恶血,取耳间青脉,以去其掣。(《五邪》)

——这一针方,在操作中也应先"取血脉以散恶血",然后取行间才能达到"引胁下"的预期疗效,因为行间引胁下针效的获得是以"脉通无阻"为前提的。

例之四:黄帝曰:肤胀鼓胀可刺邪? 岐伯曰:先泻其胀之血络,后调其经,刺去其血络也。(《水胀》)

【单刺结络、血络例】

例之一：疟之且发也,阴阳之且移也,必从四末始也,阳已伤,阴从之,故先其时坚束其处,令邪气不得入,阴气不得出,审候见之在孙络盛坚而血者皆取之,此真往而未得并者也。(《疟论》)

例之二：解脉令人腰痛如引带,常如折腰状,善恐,刺解脉,在郄中结络如黍米,刺之血射以黑,见赤血而已。(《刺腰痛》)

例之三：尝治一老妇人头痛,久岁不已,因视其手足有血络,皆紫黑,遂用三棱针尽刺出其血,如墨汁者数盏,后视其受病之经灸刺之,而得全愈。即经所谓大痹为恶,及头痛,久痹不去身,视其血络,尽出其血是也。(《医学纲目》卷十五)

【先补血气后刺血络】

短气,息短不属,动作气索,补足少阴,去血络也。(《癫狂》)

——此例当属久病血气虚,血络不外显,故先补血气,可用针灸也可用药,这时血络往往就显露,刺血时恶血也可顺畅流出。

【刺动脉出血例】

例之一：颅痛,刺足阳明曲周动脉见血,立已。(《杂病》)

例之二：厥头痛,头脉痛,心悲,善泣,视头动脉反盛者,刺尽去血。(《厥病》)

例之三：厥头痛,意善忘,按之不得,取头面左右动脉。(《厥病》)

——现代一般认为刺血当刺静脉,避开动脉,而《黄帝内经》不乏刺充盛之表浅动脉出血之例,故经文所说"盛而血"之脉应当包括表浅的静脉和动脉,因多见于实热之证,故刺之血出多而无殆,"泻之万全也"。临床发现对于许多病症选择"盛而血"的表浅动脉放血效果更佳[1]。现代针挑疗法对于针挑动脉的部位、刺法及注意事项皆建立了明确的规范,可以参照[2]。

【欲通先堵例】

痿厥,为四末束,悗乃疾解之。日二,不仁者十日而知,无休,病已止。(《杂病》)

---

① 王琳,孙健.动脉刺血疗法治疗本虚标实血管性头痛病案[J].中医外治杂志,2013,22(01):33.
② 梁庆临,黎文献.针挑疗法[M].广州:广东科学技术出版社,2010.

——痿厥者,血气瘀阻,痹而不能行也。原文解读:病痿厥者,以绳带束缚四肢,及至麻木烦闷时,迅速解带,一日两次。不仁者经十日二十次治疗可显效,不要间断,病愈乃止。

基于这一原理,并受《黄帝内经》按压冲脉的启发,后世创立了内容更丰富,应用更广的"动脉收放疗法",现代临床上仍有应用。

其基本方法:在较大动脉上以手指(常用拇指)用力垂直向下按压至动脉搏动消失,并保持一定时间(笔者常用1~2分钟左右)至肢体远端有凉感,或麻木感,或蚁走感,然后松开按压之手,使血液猛然冲灌而下,以冲开瘀阻之脉,调节气血,改善肢端温度。作用原理与水坝先蓄水再开闸放水冲刷河道淤阻相同。也可用现代医学缺血预适应(Ischemic Preconditioning, IPC)机理解释。

常用按压部位:脐下(气海-关元脉动处)、脐左(左肓输脉动处);冲门、气街、箕门(脉动处);云门、天府(脉动处)。

——宋以前针灸古籍关于天府定位正当动脉处。

与动脉收放疗法异曲同工的针灸疗法为"骑竹马灸法"。

附:痧胀的理论与实践

后世医书深明《黄帝内经》刺血通脉法且于临床曲尽其用者,莫过于清代《痧胀玉衡》,该书明言:

凡痧有青筋紫筋,或现于数处,或现于一处,必须用针刺之,先去其毒血,然后据痧用药。治其脾、肝、肾及肠、胃经络痧,万不失一;痧症轻者,脉固如常,重者,脉必变异。若医家但识其脉,不识痧筋,势必据脉用药,而脉已多变,则实病变虚,虚病变实,诚不可恃。曷若取脉症不合者,认痧筋有无,有则据痧用药,无则据脉用药,乃无差误。故系谓医家当识痧筋。

脉症不合,须识其痧,一取青紫筋色而辨之,自有确见。

——《刺疟》虽明确指出因"结络"所致脉症不合甚至"脉不见"的现象,针灸治疗须"先视身之赤如小豆者尽取之",并刺十指间出血,血去必已。然皆未引起后人重视,清代《痧胀玉衡》记载了大量因"痧筋"所致脉症不合或脉不见的案例。

治疗之法,结于血者散其瘀;结于食者,消其食而攻之;结于痰积者,治其痰积而驱之。则结散之后,瘀筋必然复现,然后刺而放之,其瘀可得而理也。

又有瘀毒方发,而为食物积滞所阻,食积与瘀毒凝结于中,即放之不尽,刮之不出者,食物积滞为之害也。此当先消食积,而再放刮。或又有瘀毒瘀滞,热极血凝,而瘀血不流,阻于胸腹,故放之、刮之,有不尽者,此当先散瘀血而后放刮。

——临床刺血每遇症见脉阻血瘀而诊不见"血脉""结络"者,或虽见"血脉"而刺血不出或出血不畅者,《痧胀玉衡》记载大量此类案例,并指出这一现象的机理是内有积,当先去其积,则血络自现,刺血自出也。

顺便说,对于理解《黄帝内经》,完善古典针灸学理论和技法最具借鉴价值而最为今天针灸人所忽略的民间针灸有二:一为痧胀诊疗,一为针挑疗法。后者虽从前者延伸而出,但在针挑部位的梳理以及针法的总结上颇有新意,可供当代针灸借鉴或直接移植处颇多。

二、刺脉调经法

命题 4-63　气之盛衰,左右倾移,以上调下,以左调右,有余不足,补泻于荥输。(S27)

命题 4-64　故本输者,皆因其气之虚实疾徐以取之,是谓因冲而泻,因衰而补,如是者,邪气得去,真气坚固,是谓因天之序。(L71)

命题 4-65　明于五输,徐疾所在。(L73)

——"徐疾"是毫针补泻刺法的一对要素,这里指代"补泻"。

命题 4-66　粗守关者,守四肢而不知血气正邪之往来也。(L3)

推论 4-66　针刺补泻调血气最常见的部位在"四关"经脉本输。

证明:已知疾病的总病机为"血气不和",总治则为"守经隧调血气",则刺灸脉和输便是调血气最直接的常规治法;又知"四关"之本输为经脉之本,五脏之原所出之处,调血气作用更强,故主治经脉、脏腑之病。

本章第 1 节已经论述了刺法补泻部位的选择从刺"有过之脉"到刺经脉本输,从守经隧到守经俞的过程。《黄帝内经》中的毫针补泻刺法,刺脉与刺经脉本输并存,例如《调经论》凡言补泻皆刺脉、络、输,其中刺脉刺络反映的是针灸补泻刺法的早期形态,刺输则是《黄帝内经》结集时的主要模式。《离合真邪论》已明言"经言气之盛衰,左右倾移,以上调下,以左调右,有余不足,补泻于荥输,余知之矣",既然"补泻于荥输"已为"经言",说明这已经成为当时的一种普遍观念。《灵枢》开篇所言"粗守关者,守四肢而不知血气正邪之往来也"正可说明这一观念已深入人心,成为众工之"守"也——甚至连粗工也熟知。

命题 4-67　血实宜决之,气虚宜掣引之。(S5)

命题 4-68　石(实)者绝而止之,虚者引而起之。(L52)

证明:基于针灸治则命题 1-94"盛则泻之,虚则补之,不盛不虚,以经取之",则脉实者泻之,脉虚者补之。这里以"决"言泻,以"引"言补,则更加形象生动。

需要注意的是,有一种脉虚是由于"横络"加于脉所致的"上实下虚"或"下实上虚",这时正确的治疗策略是,先用解结法去结络,随着血气流行则虚脉可复;如去结络后脉未复,再用引气法调之。

决之法有二:刺血;开门。其"开门"之法受刺血、排脓经验的启发——直接拔针则血不出,脓不流。故脉实之泻法出针操作要点为"摇大其道",慢出针;相反,补法的操作自然是快速出针按针孔。

引气方法有四:其一,针前循按;其二,浅刺脉中久留针;其三,毫针锃针摩刺脉外——经隧;其四,意念引气。四法可单行,而更多则是诸法合用以增加其效用,例如前三种引气法中皆可加上意念引气。

刺脉调经法之"脉"包括了静脉和动脉,刺表浅静脉对于针术的要求较低,而刺动脉则对针具对针术的要求很高[1],由此古人发明了毫针并总结了极为精细的补泻刺脉术式。

伏行于分肉间的经脉,视而不可见,扪而不易得,故古人特别关注经脉出于"四关"者,以脉之所出为输,作为毫针补泻部位的首选。即使是浅出

---

[1] 即使是经验丰富的针灸医生用毫针实现对动脉针刺(准确刺及外壁或脉中而不刺穿)也是一件非常不易的事,需要长时间地练习和体会,才有可能掌握这种刺脉技术。至于完成对动脉不同层次不同刺激的精准控制则更是极为困难的操作。这时你才能理解为什么古人在毫针刺脉时,特别是要求精准刺脉的补法,是那样极精极微地操作。

之动输,要想刺中并有效地控制所需要的分寸,非"手巧而心审谛"并长期在自身练习及有大量患者刺脉实践者,也绝难做到。

（一）要点与要义

第一,部位:脉和输。早期以脉为主,特别是血气盛之实证;后期以经脉本输为主。

第二,针具:毫针、锃针。后期主要用毫针。针尖应如松针状不锐不钝,利于有效地摩刺经隧。

第三,刺法:毫针补法要保持同一个慢节奏、轻手法;泻法则要变节奏、变轻重。

刺脉外、刺经隧调气与所有刺"膜"的刺法要点相同:力求最大化接触,缓慢小幅用绵力粘脉摩脉,"得气"后久留针保持那个"劲",脉和乃止。

按一般的理解,对应于血气虚实的毫针操作"补"和"泻"应当是相反相成——对应的一组动作。然而在《黄帝内经》不同篇章对毫针补泻操作的描述,常常是补法的操作要比泻法复杂而精细,且强调"以意和之",须心手合一,针手合一才能完成。这是因为"引气"要比"泻血气"复杂得多。

毫针补法的目的在于"近气不失,远气乃来"(《调经论》),即以远近之气集而为补也。其操作要点有四:针前的循按引气,气至而刺;精准摩刺经隧或脉外膜,或刺入脉中静以久留;意念 + 久留针引气;气至速出针闭针孔。通过这四个关键环节以实现补法"近气不失,远气乃来"的意图。如果不能看破这一层,则无法理解毫针补法那些极微极轻的操作"意若妄之,若行若按,如蚊虻止,如留如还,去如弦绝"(《九针十二原》)。

补法操作程式较之泻法还增加了许多针前的循按动作,是因为"按"本身就有"引气"的作用,针前按引气,针后按加强针效。故曰"用毫针,必先按而在久应于手,乃刺而予之"(《卫气》),"心痛,当九节刺之,按,已刺按之,立已;不已,上下求之,得之立已"(《杂病》)。关于久按引气之机制,《针经摘英集》曰:"痛捻之发散,荣卫流行,刺之速愈也。"可见,补泻出针操作"按针孔"既可使正气不泄,又可强化补的功效,以收"一举两得"之妙。

不直接刺动脉而要获得类似的针感,需要针尽量靠近动脉,提插捻转通过扯动牵拉包裹动脉的"经隧"而产生类似针感,只是需要的时间较长,且针感易丢失,故需守气。

需要特别注意的是,《灵枢》《素问》皆于毫针补泻法下强调了"治神""以意和之",并且毫针本身就有治神作用。这些都提示,"治神"至少是补法操作的一个重要环节,这大概也是《黄帝内经》强调针工五项素质中第一项即为"治神"的深意吧。

古代的毫针比今天的毫针粗,古人千万次地在动脉附近针刺,刺中躯体神经干支而引起强烈的触电样针感的出现率一定比今天更大,但这显然不是古人想要的针感。之所以有意避免这样的针感,主要因为调神在毫针补泻刺法中占有重要地位,故整个操作不能出现突然和激烈的动作,目的在于不扰神。

第四,补泻的本质在于调脉:出血、出气者为泻;不出血、不出气者、和其脉者、致其气者为补。所谓迎随、呼吸、深浅、徐疾皆举其例也。《黄帝内经》论补泻法操作几乎都置于论诊脉刺脉的背景中,这很难用偶然来解释,只能说明补泻的对象是脉或输,而不是我们今天理解的"穴"。这是由当时的针刺"诊-疗一体"的观念决定的。诊脉之虚实,刺脉以调之,脉平乃止,"诊脉-刺脉-平脉"环环相扣。

从刺脉治"病在脉"到刺脉、输、经隧调经治百病,无疑是认识上一次巨大的飞跃。五脏之道出经隧,故"守经隧"以治五脏虚实之百病。

"经隧"的发现,锃针、毫针以及相关针刺技术的发明,使得古典针灸超越了刺血通脉以治在脉之病,使"血气说"从注重有形之血至无形之气,从关注局部到关注整体,从关注病变(前景)到关注病人(背景),从而使得古典针灸学进入了一个全新的发展阶段。

《调经论》浓墨渲染了刺脉调经法,提示这种与早期刺脉出血法大不同的刺脉法已经成为了当时刺法的主流,从《灵枢》绪篇《九针十二原》到该书的结语篇《官能》,以及其他诸多篇都不厌其烦反复论述或注解毫针补泻的意义与操作术式。

虽然气盛血聚也刺血,包含了刺血通脉中的刺"盛络"的部分内容,但重点在调经调气,故针刺的目标主要是伏行分肉之间的经脉,且多在脉外(经隧)和脉上(脉外膜或中膜),而不是脉内。其针刺部位主要是经脉的"下输"(本输)和"有过之脉"(奇俞)。其核心刺术为毫针补泻调经法,其刺经隧是以针摩脉,刺脉外是以脉摩针,其目的都是要达到"气至""脉平"。关于"刺血通脉法""刺脉调经"二者的异同见表6。

"刺血通脉法"除了本身具有一定的治疗作用外,更深层的用意在于为毫针刺脉调经"调血气令和"创造必要的条件,因为在《黄帝内经》的针灸世界中,"血气不和"是百病发生的总病机,而"调血气令和"是治疗疾病的终极目标。毫针以及相应的补虚泻实调经法则是为实现这一目标而生的伟大发明,在《黄帝内经》被大书特书,毫针被视为九针之灵,补虚泻实调经刺法则成为众法之枢,必欲其"传于后世,必明为之法,令终而不灭,久而不绝"。得此法者则得《灵枢》之要,得其要者,一言而终也。

表 6　刺血通脉法与刺脉调经法

名称	刺血通经法	刺脉调经法
诊法	诊血脉、结络,以脉形脉色为主	诊标本脉,以脉气寒温为主
部位	血脉、血络、结络	脉动(应)处、五输穴 深浅分为三层:脉外、脉中、脉下层内壁
针具	锋针、镵针、铍针	毫针、员利针
治则	宛陈则除之	虚则补之,实则泻之,寒则留之,热则疾之
目的	解结通脉	调虚实令脉和
刺法	泻血泄热、祛瘀通脉	据脉之虚实而行补法、泻法
理论	血脉理论	经脉理论

(二)治则与定式刺法

总治则:盛则泻之,虚则补之,热则疾之,寒则留之,陷下则灸之,不盛不虚,以经取之。(《经脉》)

——脉上盛下虚而不通者,审视结络先去血脉,必无留血,血行乃止;然后补不足泻有余,气至为效,以平为期。**毫针补泻的前提是脉通无阻,若见"留血"之"血脉""结络",必先去之,然后以毫针泻有余补不足也**,即《血气形志》"凡治病必先去其血,乃去其所苦,伺之所欲,然后泻有余,补不足"之旨。这是《黄帝内经》反复强调的极为重要的一条针灸治则,不论虚实,如见血络、结络,都须先去刺血解结,然后再补虚泻实调血气。

　　——脉虚陷者,毫针刺脉中静以久留,或锓针摩刺脉外,引而起之,脉大气至乃止;若寒凝血结而致脉陷者则灸之,火气已通,血脉乃行。

　　——若阴阳相倾,血气以并,虚实并见,治则取之阴阳经脉本输补阴泻阳,补阳泻阴,气调而止。

　　——若微邪初客,血气未并,脉之虚实未显,则刺以"徐入徐出,补泻无形"导气法。

　　刺法一"输刺":输刺者,刺诸经荥输藏输也。(《官针》)

　　——"本输者,皆因其气之虚实疾徐以取之"(《邪客》)。《黄帝内经》针灸方,特别是注明虚实补泻的针方,其取"输"而不标明具体部位者多为相应经脉"下输"即"本输";又以三阴三阳命名的脉输如"手太阴""手阳明"等也为本输。

　　刺法二"养脉引气法":病在脉,气少当补之者,取以锓针于井荥分输。(《官针》)

　　——养脉引气以通脉,微以久留之而养。所谓"一方虚,浅刺之,以养其脉""脉虚者,浅刺之,使精气无得出,以养其脉,独出其邪气"(《终始》)。主要用于血虚脉陷及久病孙脉失养;血气未并虚实未分的"微不足"。

　　养脉引气亦常用毫针,其刺法特点为:浅刺、轻刺、多捻、久留,以"红"(针孔周红晕)、"润"(微出汗)、"热"为度。如刺在血管外壁或血管中,可以静以久留;如在血管附近或微血管网中,则宜多针勤捻久留,配合意念疗效更为显著。

　　刺法三"补泻法":泻者,刺脉或刺输后摇大刺道慢出针以出血出气,给邪以出路;补者,精准轻缓摩刺脉外,或浅刺脉内久留针以引气,气至脉起急出针按针孔,以使"近气不失,远气乃来"。

　　如果脉输表浅,用斜刺法,特别是补法刺脉内引气者。"静以久留"时手不离针,保持得气的感觉。

　　现代针挑疗法的刺脉拨经法可视为古人盲法操作的可视化,其法先挑破表皮,显露血管,再将血管壁神经纤维一一分离,并挑至静脉出血,放血少许使血管收缩后出针[①]。这与毫针泻法操作相近,若是脉虚陷者,相应的

---

　　①血管神经针挑疗法.广西中草药新医疗法成就展览办公室.中草药新医疗法处方集[M].广西中草药新医疗法成就展览办公室.1970:425-426.

操作为:将血管壁神经纤维——分离,待血管充盈后出针。则与毫针补法的"引气法"相当。

(三)应用实例解析

【补泻本输例】

志有余则腹胀飧泄,不足则厥……志有余则泻然筋血者,不足则补其复溜。(《调经论》)

——参照《黄帝内经》其他篇足少阴刺血方文字,此方中"然筋血者"当作"然骨前出血"。"然骨"即足少阴之荥"然谷",位于然骨之下。《黄帝明堂经》所载之"然谷""复溜"主治并与此方主治合。

肠中不便,取三里,盛泻之,虚补之。(《四时气》)

——此方中的"盛""虚"只能理解为脉之虚实,而不能理解为病之虚实。可见毫针补泻的本义是针对脉之虚实,且补泻的对象是脉和输。

热病而汗且出,及脉顺可汗者,取之鱼际、太渊、大都、太白,泻之则热去,补之则汗出,汗出太甚,取内踝上横脉以止之。(《热病》)

——典型的双向调节,且明确与刺法相关。

【标本脉补泻例】

臂阳明有入頄遍齿者,名曰大迎,下齿龋取之,臂恶寒补之,不恶寒泻之。足太阳有入頄遍齿者,名曰角孙,上齿龋取之,在鼻与頄前。方病之时其脉盛,盛则泻之,虚则补之。一曰取之出鼻外。(《寒热病》)

——《经脉》曰:"脉之卒然动者,皆邪气居之,留于本末",可知"有过之脉"常见于经脉标本脉处,故也是最常见的毫针补泻之处。

诊龋齿痛,按其阳[明]之来,有过者独热,在左左热,在右右热,在上上热,在下下热。(《论疾诊尺》)

【养脉引气例】

上热下寒,视其虚脉而陷之于经络者取之,气下乃止,此所谓引而下之者也。(《刺节真邪》)

——"上热下寒"若见有横络加于脉上者,当先去结络。

脉之所居深不见者,刺之微内针而久留之,以致其空脉气也。脉浅者勿刺,按绝其脉乃刺之,无令精出,独出其邪气耳。(《官针》)

——"脉之所居深不见者"乃脉虚而陷,故刺以毫针刺脉中久留引气以补之;所说"按绝其脉乃刺"之法有两种:其一,表浅之动脉,在其上方的脉动处按压使欲刺之处的脉动消失;其二,表浅之络脉,以中食二指于其近心端按压,再以二指中的一指循向另一端循按,则脉绝而不显。从此段经文的语境看,应是第二种。

脉实者,深刺之,以泄其气;脉虚者,浅刺之,使精气无得出,以养其脉,独出其邪气。(《终始》)

[血]不足,则视其虚经内针其脉中,久留而视,脉大,疾出其针,无令血泄。(《调经论》)

神不足者,视其虚络,按而致之,刺而利之,无出其血,无泄其气,以通其经,神气乃平。(《调经论》)

——此条与前一条皆为脉虚血不足,一作"虚经",一作"虚络"者,脉之大小深浅不同也。前者以毫针刺入虚经之内久留引气;而此条则以镊针摩刺脉外以引气,虽针具刺法不同,引气通脉作用相同。

刺涩者,必中其脉,随其逆顺而久留之,必先按而循之,已发针,疾按其痏,无令其血出,以和其脉。(《邪气藏府病形》)

——此刺脉涩,与前一条刺血不足针具、刺法同。

需要注意的是,诊陷脉重点在标本处,所谓"脉之卒然动者,皆邪气居之,留于本末;不动则热,不坚则陷且空,不与众同,是以知其何脉之动也"(《经脉》)。此外,临证见"陷脉"应当是一脉独陷下而非众脉皆陷,所谓"独陷下者病"。如见众脉皆陷则可能是体位改变引起,恢复正常体位则陷脉消失则不属于病态,无须治疗。

久病入络多为虚证,以养脉通脉为主,而不是一味刺血通脉。即使见有瘀络,如刺络而血不出,或血出而不尽者,也应先养脉补血气再刺血络。

三、分刺法

所谓"分刺",以针刺皮下肉上之分间——分肉之间而得名。老官山出土汉简针方《刺数》所载定式刺法只有两种:脉刺和分刺。无独有偶,针灸治疗大法提及的刺法也是脉刺和分刺,足见分刺法应用之广泛。或许是被

"脉刺"法过于耀眼的光芒所遮挡,《黄帝内经》之后,曾经流行的分刺法很快隐而不彰,一直到元代才又渐渐浮出水面,被重新发现。

命题 4-69 寒留于分肉之间,聚沫则为痛。(L36)

命题 4-70 风寒湿气客于外分肉之间,迫切而为沫,沫得寒则聚,聚则排分肉而分裂也,分裂则痛。(L27)

命题 4-71 紧则为痛痹;紧痛则取之分肉。(L48)

——"病在分肉间,取以员针于病所"(《官针》)。"分肉"一词,在《黄帝内经》有两种不同的含义,一指体表可见的两肉之间的凹陷;一指体表不可见的位于皮与肉之间的地带。这组命题的描述的"分肉"无疑是指后者。

证明:基于公理 12-1"因病所在刺之",则病在分肉刺分肉乃循理而治。

值得一提的是,"紧痛则取之分肉"这一治则是基于当时对痛痹机理的深刻认识而确立的。员针刺分肉之间也成为当时治疗痛痹的常规治法,并根据痹症的大小深浅演化出多种定式刺法。

(一)要点及深义

第一,"分肉之间"是一个具有非同寻常意义的特殊虚空:其一,此处为表里的分界,由此至皮为表,由此至骨为里;其二,经脉伏行于"分肉之间";其三,此为躯体部的最大的连续虚空,是为卫气所行的主干道,也是邪气住留的地带;其四,气穴的"底"在分肉之间,故《胀论》特别强调刺气穴一定精准刺及分肉之间,不能不及,也不能过"分"刺及肉,所谓"针不陷肓,则气不行;上越中肉,则卫气相乱,阴阳相逐"。同样,刺谷气至的"三刺"法也是以"分肉之间"为界,所谓"已入分肉之间,则谷气出"。可见,**古典针灸中绝大多数有固定位置和名称的"经俞"——脉输和气穴,其常规的针刺层次都应当控制在"分肉之间"**。

这一判断得到了稍后成书的《黄帝明堂经》的有力支持。该书所载349 输穴的针刺深度,除了少数出于骨空和其下无肉的任脉上之脏腑募外,针刺深度几乎都在 3~5 分,恰好相当于"分肉之间"——杨玄操以"入皮三分"为卫分,"入皮五分"为营分。

第二,刺皮下皮肉之分的"分肉之间"与皮表可见可触及的两块肌肉之间的"分肉之间",实际上都刺在了肌外膜,只不过前者刺及一块肌肉的外膜,而后者可刺及两块或多块肌肉的外膜;前者刺在肌肉表面的外膜,后者主要刺在肌肉侧面的外膜。《黄帝内经》可见采用这两种不同"分刺法"同治"肌痹"的示例:

合[谷]刺者,左右鸡足,针于分肉之间,以取肌痹,此脾之应也。(《官针》)

病在肌肤,肌肤尽痛,名曰肌痹,伤于寒湿,刺大分小分,多发针而深之。(《长刺节论》)

——这里的"大分""小分"是指体表视而可见的肉间四陷。

也许在古人眼中,这两种"分刺法"的作用是相同或相近的。只是治疗寒痹的常规刺法是皮之下肉之上的"分刺法",而不是两肉之间的"分刺法"。

第三,分刺法出现的意义不仅仅是继"脉刺"之后多出一种新的刺法,拓展了针灸的治疗域,更重要的意义在于提出了一个全新的思路:从刺五体转向刺五体间,从刺实体转向刺虚空,从"血"转向"气",脉刺法中"经隧"的发现,以及三焦针法的核心技术"募刺法"的诞生,都与这一思路和视角的转变密切相关。《刺数》定式刺法中除了脉法,只有分刺法,绝不是偶然的。

第四,广义的"分刺"地带还包括刺皮下之分膜,与刺气穴的"三刺"法对接,并可兼容现代针灸诸多的皮下刺法。

(二)治则与定式刺法

治则一:紧则为痛痹……紧痛则取之分肉。(《禁服》)

治则二:病在分肉间,取以员针于病所。(《官针》)

治则三:在肌分刺。(老官山出土汉简《刺数》)

——此三条治则表达的意思相同。

治则四:病在肉,调之分肉。(《调经论》)

刺法一:分刺者,刺分肉之间也。(《官针》)

刺法二:合谷刺者,左右鸡足,针于分肉之间,以取肌痹,此脾之应也。(《官针》)

——《太素》作"合刺",传世本所以改作"合谷刺",盖受上文"已入分肉之间,则谷气出"影响。

刺法一、刺法二实为同一种刺法,只由于出现在不同的语境,而添加不同的修饰而已。刺法二出现在与五脏对应的"五刺"中,因为"脾主肌",故主治病症对应于"肌痹",并不是说"合刺"只能治疗肌痹。

关于"分刺"的具体操作,见于分刺法的针具员针的描述中:

员针者,针如卵形,揩摩分间,不得伤肌肉,以泻分气。(《九针十二原》)

二者地也,人之所以应土者肉也。故为之治针,必筒其身而员其末,令无得伤肉分,伤则气得竭。(《九针论》)

"揩摩分间"四字十分传神,是指用针在肌与肉之间来回摩刺,要完成这样的操作,应当采用斜刺法,这从治疗肌痹的"合刺"也可看出,因为只有斜刺,三针的造型才能呈现出"鸡足"型。

需要特别指出的是,虽然针刺"勿伤肉分"是所有刺法的共同要求,但在"分刺法"中被特别强调,其专用的针具员针针尖的特殊设计也是针对"无得伤肉分"。

众痹的定位在"分肉之间",故以刺分肉之间的"分刺"法为标准治法,临证又根据寒邪的大小及深浅,相应地所刺针数有多少不同,针刺的深度在皮下与肉上之间也有消息,分成浅、中、深三层,于是在"分刺"这一标准刺法下又细化出如下多种不同的定式刺法。

刺法三:浮刺者,傍入而浮之,以治肌急而寒者也。(《官针》)

——相当于合刺法三刺中的左右旁针之一刺。

刺法四:直针刺者,引皮乃刺之,以治寒气之浅者也。(《官针》)

——此为分肉之间最表浅的一层,紧挨皮下,故治寒痹之浅者。

刺法五:齐刺者,直入一,傍入二,以治寒气小深者。或曰三刺;三刺者,治痹气小深者也。(《官针》)

——齐刺 = 直入一 + 左右合刺。

刺法六:扬(阳)刺者,正内一,傍内四,而浮之,以治寒气之博大者也。(《官针》)

——阳刺 = 浮刺 + 多针。

刺法七:傍针刺者,直刺傍刺各一,以治留痹久居者也。(《官针》)

——傍针刺＝直刺＋浮刺。实为一种组合刺法。20世纪50年代天津刘文泉先生在此法的基础上加以改良:当经脉直刺一针,于痛处平刺一针,配合呼吸,取效后取出直刺针,久留平刺针,名曰"偏针止痛法",用以治疗各种痛痹[1]。

(三) 应用实例解析

例之一:凡痹往来行无常处者,在分肉间痛而刺之,以月死生为数,用针者,随气盛衰,以为痏数,针过其日数则脱气,不及日数则气不泻,左刺右,右刺左,病已止,不已,复刺之如法。(《缪刺论》)

——此乃治疗"众痹"的标准刺法:"刺此者,痛虽已止,必刺其处,勿令复起"(《周痹》)。

例之二:血气未并,五藏安定,肌肉蠕动,命曰微风……刺微奈何? 岐伯曰:取分肉间,无中其经,无伤其络,卫气得复,邪气乃索。(《调经论》)

——合刺治脾之应的"肌痹",此治虚风初客,血气未并,肌肉蠕动之微邪,故只一针刺分肉间,无须三针合刺。

例之三:又一臂麻,斯须头一半麻,比及梳毕,从胁至足皆麻,大便二三日不通……后以辛凉之剂调之,润燥之剂濡之,惟小指次指尚麻。戴人曰:病根已去,此余烈也,方可针溪谷。溪谷者,骨空也,一日晴和往针之,用《灵枢》中鸡足法,向上卧针,三进三引讫,复卓针起向下卧针,送入指间皆然,手热如火,其麻全去。(《儒门事亲》卷七)

例之四:偏枯,身偏不用而痛,言不变,志不乱,病在分腠之间,巨(卧)针取之,益其不足,损其有余,乃可复也。(《热病》)

例之五:痹,因其所在,补分肉间。(《口问》)

——痹之为病,即后世所称之"瘫痪",多由中风所致。《圣济总录》卷七"风痹曳"候曰:"筋脉纵缓,则肢体痹曳。其痹则偏而不举,曳则弛而不随,是皆不能收摄也。"可见,此例之"痹"与上例"偏枯"者皆同为一病也。所治也相同,皆以分刺法,只是邪之深浅略有不同,上例卧针刺"分腠之间",此例卧针刺"分肉之间"。《经筋》言经筋之病只分两种——筋急和筋纵,而所述病症及刺

---

[1] 河北省卫生厅. 河北省针灸技术交流会议资料汇编[M].1959:89-90.

法皆针对"筋急"而言,"筋纵"之病及治疗略而不言,此二例则为"筋纵"之病及刺法也。

分刺法最突出的应用仍在于痹症,元代的分刺法的重发现仍是主治痹症,当代的腕踝针、皮三针、浮针、赤医针、皮内卧针也都是从痛症入门。在此基础上,浮针改进操作——皮下扫散,提高了针刺效率;同时又增加"再灌注"动作,在提高远期疗效的同时也使得治疗域超越了痛症,而延伸到由肌肉引起的诸多病症,而与《黄帝内经》经筋病相合。

在"文革"时期,这一治痛利器又被中国的西医分别在针麻手术和临床治痛中再次发现,此后便进入它的第二个发展高峰,从古典针灸"分刺"这同一棵树上很快长出许多分支:如赤医针疗法、脊皮针、腕踝针、皮下针、皮三针、浮针、尺皮针、皮下卧针等。其中与"分刺法"针具和刺法皆酷似的为最早出现的"赤医针疗法"。

赤医针疗法后被用于手术麻醉,其镇痛的即时效应经受了严格的检验[①],后来江苏又将其针刺部位移到椎旁、腹侧,以及切口旁,可获得同样的镇痛效果,可以判断这种针法的镇痛效果不是由于"督脉"这个特定部位所产生,而主要是皮下"分腠"这一特定的层次所产生的。采用其他方式(如耳根部皮下注射)也可达到同样的镇痛效果。

类似的"脊皮针"经验表明:有效率很高,而治愈率较低,似乎也表明其即刻疗效好,而远期疗效欠佳,与针麻中观察到的"切口旁针"的结论一致。这大概也是赤医针强调长时间留针(24 小时,冬天更长)的关键所在。此后的腕踝针、浮针等皮下针都有久留针的要求。古代分刺法虽没有强调久留针,但通过皮肉之间三层的选择,以及与针数多少的组合,治疗的针对性更强。关于留针时间的长短,从临床治疗的实践观察到这样的规律:与针和病位间的距离呈正比——距离越大留针越长,与刺激强度呈反比——强度越大留针越短。可见,古今分刺法的操作实有异曲同工之处:古法根据痹之深浅大小而决定针的深浅和多少,今法只在皮下轻刺激且多只用一根针,故需要久留针(也很适宜久留),以弥补刺激量的不足。

---

① 虽然也有报道此法的长时后效应,例如哈尔滨医科大学附属第二医院应用时可以不用电针,留针 20 分钟后直接手术,但未见其他医院的应用报道。

四、募刺法

命题 4-72　邪在胃脘,在上脘则刺抑而下之,在下脘则散而去之。
(L19)

命题 4-73　邪在大肠,刺肓之原、巨虚上廉、三里。(L19)

——"膏(膈)之原,出于鸠尾,鸠尾一。肓之原,出于脖胦,脖胦一"(《九针十二原》)。"伏梁,此风根也。其气溢于大肠而著于肓,肓之原在脐下,故环脐而痛也。王冰注:寻此则是回肠,非应言大肠也。然大肠回肠俱与肺合,从合而命,故通曰大肠也"(《奇病论》)。

命题 4-74　邪在小肠者,取之肓原以散之,刺太阴以予之,取厥阴以下之,取巨虚下廉以去之,按其所过之经以调之。(L19)

证明:基于公理 12-1"因病所在刺之",可知病在胃者刺胃,病在大肠小肠者刺肠之肓。而病在胃又刺胃之募,病在肓又可刺肓之原者,乃因胃与胃之募、肓与肓之原的关系犹如脉与脉之输的关系,病在脉而刺脉之输者,以输为脉之所注也;病在脏腑之肓膜而取其原其募者,以"募""原"为血气之聚也。

(一) 要点及深义

第一,如果说毫针刺脉调经法将针从脉中延伸到脉外,从刺脉出血泻实演变为刺脉/输调血气;分刺法将针从皮脉肉筋骨五体引至五体间;那么募刺法则实现了针灸从治表到治内的突破,催生了统合诸说的"三焦膜-原学说"。《脉经》辑录的"三焦针法"以腹募主治整个上中下三焦之病,极大地拓展了募穴的应用域,实际相当于当代腹针疗法的雏形。

第二,募刺法的发现,主要不在于工具的进步和技术的突破,而在于观念的突破。从分刺到膜刺,从刺膈、肓到刺膈、肓之原,再到刺脏腑之募;发现脏器膈膜、系膜、包膜的意义,以及脏腑之府较之于脏腑更重要的意义。

(二) 治则及刺法

治则:五藏有疾,当取之五藏之原、募和背输;六府之疾取募及合输。

——五脏之原包括上原"膈之原"和"肓之原",以及下原"大陵""神门""太冲""太白""太渊""太溪"。

针具：长针。

——《黄帝内经》之前，关于针灸的治疗域皆曰"针灸治其外"，即针灸只能治疗外在的躯体之病，而不能治内在的脏腑之病，后者的治疗须依赖于汤药，所谓"汤药治其内"。这也是《黄帝内经》反复提及的通行说法。然而在《官针》却分明记载了一种"治其内"的针具——长针，曰"病在中者，取以长针"。说明此时针刺已经突破了"针灸治其外"的旧观念，而深入到体内，突破针刺禁区的正是"长针募刺法"。

刺法："着布而刺法"

刺胸腹者，必以布憿著之，乃从单布上刺，刺之不愈复刺。(《诊要经终论》)

——此法主要用于腹部穴深刺。引用宋代许氏腹部深刺法的《针经摘英集》也于腹部穴下引用此句。深刺腹部募穴"必以布憿著之"当出自经验，然其临床意义未详。

三焦针法在刺法上需要深刺达腹膜，甚至穿过腹膜，因其取穴以脏腑、三焦之募为主，故笔者称之为"募刺法"。在《黄帝明堂经》只记载募穴的针刺深度，未详明具体刺法。而依据《黄帝内经》散在的记载可知腹部刺法的特点——以手坚按定穴，徐徐直刺不捻针。精通此刺法者除汉代华佗外，当数宋代声称扁鹊传人的许希，可惜所著《针经》也如华佗针灸经一样没能传世，后世转引的文字只记载了神奇的针效而未言刺法。在宋代文献中关于募刺法有比较具体的操作描述：

针期门，不用行子午法，恐缠藏膜引气上，但下针令病患吸五吸，停针良久，徐徐出针。(《活人书》)

治闪著腰疼，错出气腰疼及本藏气虚：以圆利针刺任脉气海一穴。肥人针入一寸，瘦人针入五分，三补三泻，令人觉脐上或脐下满腹生痛停针，候二十五息，左手重按其穴，右手进针三息。又停针二十五息，依前进针，令人觉从外肾热气上入小腹满肚出针，神妙。(《针经摘英集》引宋代许氏《针经》)

——宋代许氏《针经》虽佚，明初徐庭璋《新刊活人妙法针经》载有"许氏深浅法"刺腹部任脉募穴深度在 3~4 寸间(如丹田穴刺三寸)，可推知《针经摘英集》所引许氏原方气海针刺深度当为"三寸"。

从这一刺法的描述来看,其针刺深度要穿过腹膜深达脏器包膜,技术能达到许氏那般精准娴熟者非长期大量的实操苦练不可。古代的长针比现代的毫针粗许多,深刺腹部积块针感十分强烈,技术非至许氏境界者常需要助手协助——取半卧位令患者仰靠其胸前,针工行针时助手抱定患者,以确保患者在针感强烈时不致突然惊动。即使在今天以毫针刺腹部,仍有一定的风险,针感强时病人会突然惊坐起。安全操作的要点:左手拇指于刺处重按向腹里,中指无名指轻抵腹表,食指与拇指相对,右手紧握针于左手食指拇指间徐缓直刺进针,遇强抵抗时不可强行推进。

又明代太医院医官杨继洲关于针刺腹部穴的体位和深度也有概要论述:"凡针腹上穴,令患人仰卧,使五藏垂背,以免刺患。又云:前面深似井,后面薄似饼,用针前面宜深,后面宜浅"(《针灸大成》卷十)。

考《黄帝明堂经》募穴,特别是腹部中线上的募穴针刺深度是一般输穴针刺深度的5~8倍,比环跳穴还要深2倍,无疑穿过腹膜,深达腹腔。那时的针明显比现在的粗,在穿过腹膜壁层时针感非常强,整个操作的危险系数也比细针大很多,可知募刺法的针具和刺法必定有特殊的讲究,至少针具要足够长,针尖不能太锐,《官针》所说"病在中者,取以长针",很可能所指即腹部深刺的募刺法。可惜传世的汉以前文献未见相关的论述,自华佗之后久不传,直到宋代刺脏腑之募,这一针术才半露半掩地再次浮出。

(三)应用实例解析

腹中常鸣,气上冲胸,喘不能久立,邪在大肠,刺肓之原、巨虚上廉、三里。(《四时气》)

——巨虚上廉为肓之下输,常与肓之原合用。

小腹控睾、引腰脊,上冲心,邪在小肠者,连睾系,属于脊,贯肝肺,络心系。气盛则厥逆,上冲肠胃,熏肝,散于肓,结于脐。故取之肓原以散之,刺太阴以予之,取厥阴以下之,取巨虚下廉以去之,按其所过之经以调之。(《四时气》)

治寒热深专者,刺大藏迫藏刺背,背输也,刺之迫藏,藏会腹中,寒热去而止。(《长刺节论》)

——小肠肓膜为"脏"之一,小肠膜原为最深处,寒热之深莫过于疟,而疟藏于膜原,故曰"刺之迫藏,藏会腹中"。从行文体例看,"迫藏刺背,背输也"当系不明经文之义者所添加的注文而混作正文。

心肠[腹]痛,愦作痛,肿聚,往来上下行,痛有休止,腹热喜渴,涎出者,是蛟蛕也。以手聚按而坚持之,无令得移,以大针刺之,久持之,虫不动,乃出针。(《厥病》)

——肠胃病有一个特点:就是如果病情较重的病人,他的腹白线是比较坚硬的,有时由下腹直至剑突部,用手按推之,有一条索状的东西,所谓"气顶""冲心蛇"。这时我们预先要在这条"蛇"的中间和头端挑两针,免其"上冲",然后再挑旁的位置。据临床实验结果,这种现象是时常遇到的,挑后那条"蛇"真的变软而至消失,它对治疗和诊断上似乎都很有价值,今后希望大家研究。(梁庆临《实验针挑疗法初步总结摘要》[①])

中脘主心腹痛,发作肿聚往来上下行,痛有休止,腹中热,善渴,涎出,是蛔咬也。(《黄帝明堂经》)

——从腹部虫积到一般的积,从直接刺积块到刺胃之募"中脘",犹如刺病在大肠从刺大小肠肓膜至刺肓之原,代表着刺灸处从奇俞到经俞的演变方向。

期门穴,在乳直下筋骨近腹处是也。凡妇人病,法当针期门,不用行子午法,恐缠藏膜引气上,但下针令病患吸五吸,停针良久,徐徐出针,此是平泻法也。凡针期门,必泻勿补。可肥人二寸,瘦人寸半深。(《活人书》)

——朱肱记载的肝募"期门"刺法特点与《黄帝内经》刺法同,而针刺深度却比《黄帝明堂经》深许多。至于在如何操作才能达到这样的深度,以及刺及这一深度会出现什么样的针效,不得而知。而在宋代的一部许氏《针经》中则详细描述了腹部穴刺法的针效反应。据吾师王雪苔先生考证,此书出自宋代许希[②]。此书已佚,元代《针灸摘英集》和明代《活人妙法针经》录有许氏刺法佚文。

【治大小便不通】

刺任脉气海一穴,在脐下一寸五分。用长针针入八分,令病人觉急便

① 全国医药卫生技术革命展览会.针灸[M].北京:人民卫生出版社,1958:26.
② 王雪苔.金代佚名氏《针经》考[J].中国针灸,2002(05):63-65.

三五次为度。

凡大便不通勿便攻之,先刺气海穴,讫,令人下夹脐揉胃之经,即刺三里穴,觉腹中鸣三五次即透矣。

治转胞小便不通:刺任脉关元一穴,在脐下三寸。小肠之募也,足太阴、少阴、厥阴之会。下纪者关元也。用长针针入八分,患人觉如淋沥三五次为度。

凡小便不通勿便攻之,先针关元一穴,讫时,别使人揉少腹,刺三阴交二穴,即透矣。

——《针经摘英集·治病直刺诀》

【刺伏冲脉例】

气在腹者,止之背输与冲脉于脐左右之动脉者。(《卫气》)

腹痛刺脐左右动脉,已刺,按之立已;不已,刺气街,[已刺]按之,立已。(《针灸甲乙经》卷九)

——脐周动脉以脐左搏动明显。此动脉深在,须长针直刺。

喉痹,胸中暴逆,先取冲脉,后取三里、云门,皆泻之。(《针灸甲乙经》卷九)

腹满痛不得息,正偃卧,屈一膝,伸一膝,并刺气冲,针上入三寸,气至泻之。(《针灸甲乙经》卷九)

——"胸中暴逆""腹满痛不得息"为典型的冲脉病候,"气冲"为冲脉所出之处,脉出为输,当为冲脉之输。气冲处脉动浅在,若是直刺无须刺至"三寸",故当为斜刺,即向上斜刺三寸,摩刺动脉外壁或刺入动脉内,气至行泻法。

笔者实验观察:针尖刺及动脉壁时,在动脉壁外柔和缓慢地摩刺或捻转,针感多为局部胀痛或"重"感,可向下扩散(刺静脉则很少出现针感的传导),与刺中躯体神经干支的"触电样"针感完全不同;或刺入动脉内手持针"静以久留"以引气。

不直接刺动脉而要获得类似的针感,需要针尽量靠近动脉,提插捻转通过扯动牵拉包裹动脉的筋膜而产生类似针感,只是需要的时间较长,且针感易丢失,故需守气。也因此后世创出种种"催气法"。又由于这时不直接刺血管,不放血,故补泻的作用,特别是泻的作用更多体现在"意"的层面,所以"以意和之"显得更为重要。

治五噎,黄瘅,醋心,多睡,呕吐不止:……次针足少阴经通关二穴,在中脘(脘)穴两旁同身寸之相去各五分。用长针针入八分,左捻针能进饮食,右捻针能和脾胃。许氏云此穴一针四效:凡下针后良久,先脾磨食,觉针动为一效;次针破病根,腹中作声为二效;次觉流入膀胱,为三效;然后觉气流行入腰后肾堂间,为四效矣。(《针经摘英集》)

——如此生动详细的针效描述,若非临床大量实践绝难总结出来。

实验观察[1]:针体穿过胃壁、肠壁,可使胃肠蠕动,即许氏所说的"一效""二效";针尖至腹主动脉前,刺激到腹腔神经丛,则引起患者自觉针感向下腹或两胁肋方向走窜感,即许氏所说"三效""四效"。

如果不是在临床实际体验者,很难相信许氏独特的"一针四效",长期以来影响人们重复许氏针法者,是"针入八分"四字,针至这个深度很难出现这些效应,而且只针入八分何须用"长针"?又云"凡刺腹部诸输穴,气虚人纳息大七八口,下入丹田,闭气刺之"。若只针八分,何须如此大动干戈?

——"许氏深浅:巨阙食关三处脘,针深四寸各三分;不宜食饱伤皮胃,要存临时用意论。又曰:丹田承满及丰隆,三寸宜得透病中;建里亦宜依此法,五枢寸半不相同"(徐庭璋《新刊活人妙法针经》卷之二)。

《针经摘英集》引录许氏刺法也见于《新刊活人妙法针经》,二书所录相关输穴针刺深度上差异很大,究竟以何者为是?据笔者考察,杜思敬注针灸输穴以宋代国家标准《铜人腧穴针灸图经》为准绳,故其《针经摘英集》在引录不同文献的针方时,也多将其中的针刺深度据《铜人腧穴针灸图经》改编[2]。

治五膈气喘息不止:刺任脉中脘一穴,一名太仓,胃之募也,经云府会太仓。在上脘穴下一寸,兼脐上蔽骨下当中是也。手太阳、足阳明所生,任脉之会。上纪者,中脘也。用毫针针入八分。次针足厥阴经期门二穴。(《针经摘英集》)

---

[1] 郝治中,啜振华,高彤.芒针深刺中脘穴得气层解剖学观察[J].上海针灸杂志,2004(11):35-37.
[2] 黄龙祥.针灸名著集成[M].北京:华夏出版社,1996.

——凡刺腹部诸输穴,气虚人纳息大七八口,下入丹田,闭气刺之。(《针经摘英集》)

治卒心痛不可忍:刺任脉上脘一穴,在蔽骨下三寸,足阳明、手太阳之会。针入八分,先补后泻之。其穴下针令患人觉针下气行如滚鸡子入腹为度。(《针经摘英集》)

许氏募刺法的详细操作没有传下来,后来朝鲜许任《针灸经验方》依据《针经摘英集》记载的许氏刺法的针效反应,复制出了相应的刺法:

方书云:中脘穴针入八分,然而凡人之外皮内胞,各有浅深,铭念操心。纳针皮肤,初似坚固,徐徐纳针,已过皮肤,针锋如陷空中,至其内胞忽觉似固,病人亦致微动,然后停针,留十呼,徐徐出针。(凡诸穴之针,则或间一日行针,而中脘则每间七、八日而行针,针后虽频数食之,慎勿饱食,不尔则有害)

此乃大量的腹中线募穴深刺实践第一手经验之结晶,据笔者重复实验,初针透皮针下觉“坚固”;透进腹腔时针下阻力感突然消失,“针锋如陷空中”;针尖达胃壁时则是一种硬而有弹性的针感,即“忽觉似固”感,此时病人腹部也可见蠕动,即“病人亦致微动”。又据笔者亲身体验,此刺法针感极强,刺激量非常大,后效应很长,两次针刺的间隔比一般针刺要长很多,古代针粗刺激量当更大,故“每间七、八日而行针”。可见许氏所言深刺中脘的针感与实验和体验的结果完全相合。诚如清代周树冬《金针梅花诗钞》所言:“按此法凡针脐上下及腹部诸穴均可酌用。”

附一:刺气穴法

命题 4-75　审察卫气,为百病母;调其虚实,虚实乃止。(L48)

命题 1-39　人有大谷十二分,小溪三百五十四名,少十二输,此皆卫气之所留止,邪气之所客也,针石缘而去之。(S10)

命题 4-76　取分肉间,无中其经,无伤其络,卫气得复,邪气乃索。(S62)

命题 1-35　陷于肉肓,而中气穴者也。不中气穴,则气内闭;针不陷肓,则气不行;上越中肉,则卫气相乱,阴阳相逐。(L35)

——杨上善注："肉肓者,皮下肉上之膜也。"卫气之行"循皮肤之中,分肉之间,熏于肓膜,散于胸腹"(《痹论》)。可知,卫气内行于肓膜,外行于肉肓——分肉之间,故刺气穴须针至"肓",然不能过"肓"中肉也。刺过肓相当于刺漏了卫气之道,而导致"卫气相乱,阴阳相逐"之弊。

命题 4-12　一刺则阳邪出,再刺则阴邪出,三刺则谷气至,谷气至而止。(L9)

——"所谓三刺则谷气出者,先浅刺绝皮,以出阳邪;再刺则阴邪出者,少益深,绝皮致肌肉,未入分肉间也;已入分肉之间,则谷气出。故《刺法》曰:始刺浅之,以逐邪气而来血气;后刺深之,以致阴气之邪;最后刺极深之,以下谷气"(《官针》)。

气穴的"底"在分肉之间,故其针刺深度的极限在此,过此界即出了"气穴",伤及肉分,为刺气穴之禁也。

随着"血气说"的重心由"血"向"气"的偏移,古人提出了"审察卫气,为百病母;调其虚实,虚实乃止"的命题,在短时间内于卫气小道"气穴"处批量发现了治疗疾病的刺灸处,仍名曰"气穴",原本针对脉输的毫针补泻法也被移植于刺气穴操作中,于是从"守经隧调血气"治百病开始向"刺气穴调卫气"治百病过渡,古典针灸学出现了新的变化。

附二:四时刺

"四时刺"之称见于《四时刺逆从论》,所云"凡此四时刺者,大逆之病,不可不从也,反之,则生乱气相淫病焉",指刺脉刺输须随四时脉气所在而刺。

在专论经脉本输的《本输》篇系统阐述了刺本输须知四时之所在的原则,并给出了四时刺脉刺输的示例;《黄帝内经》其他篇章也有类似论述:

凡刺之道,必通十二经络(脉)之所终始,络脉之所别处,五输之所留,六府之所与合,**四时之所出入,五藏之所溜处**,阔数之度,浅深之状;高下所至。(《本输》)

春取 络脉诸荥 大经分肉之间,甚者深取之,间者浅取之。夏取 诸输 孙络肌肉皮肤之上。秋取诸合,余如春法。冬取诸井诸输之分,欲深而留之。

此**四时之序,气之所处,病之所舍,藏之所宜**。(《本输》)

阴与阳并,血气以并,病形以成,刺此者取之经隧,取血于营,取气于卫,用形哉,**因四时多少高下**。(《调经论》)

病在五藏固居者,取以锋针,泻于井荥分输,**取以四时**。(《官针》)

四时之气,各有所在,灸刺之道,得气穴为定(宝)。故春取经血脉分肉之间,甚者深刺之,间者浅刺之;夏取盛经孙络,取分间绝皮肤;秋取经输,邪在府,取之合;冬取井荥,必深以留之。(《四时气》)

从以上经文所述不难看出,"四时刺"只针对刺脉刺输的"脉刺"法,而不关其他刺法。也就是说,所谓"四时刺"只是刺脉刺输,特别是刺脉/输调经法选取刺灸处的原则,而不是一种特殊的刺法。

为何刺脉刺输强调"取以四时"?因为刺脉刺输须依脉之盛衰而定补泻,而脉气随四时阴阳之气沉浮:

持脉有道,虚静为保(宝)。春日浮,如鱼之游在波,夏日在肤,泛泛乎万物有余;秋日下肤,蛰虫将去;冬日在骨,蛰虫周密,君子居室。(《脉要精微论》)

——脉合阴阳应四时,脉气随四时阴阳之气而有"在皮""在肤""下肤""在骨"之沉浮,故刺脉输以调血气也当随四时之气所在而刺,即所谓"四时之气,各有所在,灸刺之道,得气穴为定(宝)"。

春气在经脉,夏气在孙络,长夏气在肌肉,秋气在皮肤,冬气在骨髓中。(《四时刺逆从论》)

——"春者,天气始开,地气始泄,冻解冰释,水行经通,故人气在脉。夏者,经满气溢,入孙络受血,皮肤充实。长夏者,经络皆盛,内溢肌中。秋者,天气始收,腠理闭塞,皮肤引急。冬者盖藏,血气在中,内着骨髓,通于五脏。"(《四时刺逆从论》)

刺脉刺输强调"取以四时"还有一重要的理论支撑——"邪气者,常随四时之气血而入客也",也即《小针解》所云"邪循正气之所出入也",是《黄帝内经》反复阐述的一个重要命题;又知邪之所在即针刺补泻所在,即"卫气之所留止,邪气之所客也,针石缘而去之",如此刺脉刺输"取以四时"的重要性和必要性便昭然若揭。

　　若从矢向视角看,脉之深浅在躯体只有两层,即分肉之间的"经脉"和分腠的络脉,最多再加上皮部的孙脉一层,如何与四时相应？刺脉输应四时主要依据脉气之深浅,而脉气深浅小大在针灸以五输表达——由井荥输经合,脉气由小到大,由深到浅,再由浅入合。所谓"四时刺"是与"四时脉"相关联的整体:诊脉气在分肉之间或得弦脉应春刺经脉,脉气在肤腠或得钩脉应夏刺孙脉,脉气下肤或得毛脉应秋刺合,脉气在骨或得石脉应冬刺井或荥。又,《调经论》给出的五脏虚实补泻应四时的示范如下:小络应心神夏,经隧应肺气秋,经脉肝血春,盛阳之络应脾形长夏,荥经肾骨冬。唯一不甚契合的是脉气在冬刺荥经,而不是井荥。

　　随着针灸设方模式向经俞和本输倾斜,刺脉输渐渐取代刺脉成为针灸设方的主流,取五输以应四时或五时也随之取代了刺脉刺输应四时的模式,完全以经脉之气的小大深浅应合于四时脉气的沉浮。即《顺气一日分为四时》所云"刺有五变,以应五时":

　　藏主冬,冬刺井;色主春,春刺荥;时主夏,夏刺俞;音主长夏,长夏刺经;味主秋,秋刺合。是谓五变,以主五俞。

　　刺脉刺输"取以四时"的意义何在？《黄帝内经》有示例却没有从理论上阐述。我的理解是,除了《调经论》所示范的随四时气所在而行五脏虚实补泻的临床应用外,更普适的意义在于"四时刺"赋予了《黄帝内经》"经脉穴"针方新的解读——随四时气所在一输而有五变:

　　心痛引腰脊,欲呕,取足少阴。

　　心痛,腹胀,啬啬然,大便不利,取足太阴。

　　心痛引背不得息,刺足少阴;不已,取手少阳。

　　心痛引小腹满,上下无常处,便溲难,刺足厥阴。

　　心痛,但短气不足以息,刺手太阴。

——《杂病》

　　对于《黄帝内经》大量载录的这类"经脉穴"针灸方,如果不强调"取以四时",标准的选穴应选相关经脉的"原"穴,所谓"原独不应五时,以经合之";如要达到针对性更强的针灸治疗,则应随四时脉象之石、弦、钩、代、毛而分别选本输之井、荥、输、经、合。

刺五输"取以四时",实际上还蕴含着这样的用意,即选择经脉本输除了察四时脉气,还当考虑病人的体质,因为在病人体质与四时之间已经建立了对应关系,所谓"刺肥人者,以秋冬之齐;刺瘦人者,以春夏之齐"。

结语:输-穴-毫针-刺灸同根于血气

1. 刺灸处分为两大类,有固定位置和名称者曰"经俞",无固定位置和名称者曰"奇俞"。经俞又分两大类——脉输和气穴。输穴不是一个点,而是具有"关"和"机"的点面结构,其主治范围不仅取决于体表定位,还取决于针尖所及以及操作方式,因而输穴与刺灸是密不可分的整体。

2. 刺法种类虽多,但最终归结于脉刺、分刺和募刺三类。其中"脉刺"最早,早期多为刺脉出血法,随着"血气说"的重心向"气"这一端偏移以及毫针的发明,脉刺法向刺脉输调气调经方向延伸,其核心技术"毫针补泻调经法"成为古典针灸学的刺法代表;"分刺"法是继"脉刺"法之后发明的第二大刺法,最初广泛应用于痹症治疗,后经演变用于刺气穴;"募刺"法最晚,是随着募穴的发现以及三焦膜-原学说成熟而发明的专用刺法。至此,三类经俞"脉输""气穴"和"募穴"都有了各自的定式刺法。

3. 血气的属性"喜温而恶寒",故九针之毫针以其"散寒"之功而成为九针之代表。毫针虽能除寒,而脉血寒凝则"弗之火调,弗能取之",故刺与灸遂结缘为一整体,"针灸"之学由此而立。

4. "刺道"的发现,使得重押手成为古典针灸刺法的一个重要特征。

病在脉曾是针灸的唯一适应证:诊察的是脉,刺灸的是脉,评估刺灸疗效的还是脉。在相当长的时间内,脉是古人眼中连接人体上下内外的唯一传输系统,因而将针灸的部位称作"输"是再自然不过的事。所谓"水之所注为溪,脉之所注为输"。随着对"病所"概念认识的深化,"刺灸处"从刺脉到刺输;从"以痛为输"到刺气穴;从刺膈刺肓到刺膈、肓之原;从没有规律的奇俞到有规律的经俞,而规律的发现又为构建"分部理论"提供了最大的动力和最坚实的实践基础。

毫针的出现使得古老的刺脉法发生微妙的变化——从着眼于脉中之

血到脉外之气,经脉行于分肉之间,气穴也多在分肉之间,于是原本属于不同理论体系的输与穴开始彼此靠拢。正因为"输"系脉之出入之会,或脉之别行之处,与脉是一体的,因而不存在所谓"归脉"或"归经"的问题;而"穴"的主治不用脉解,本不需要归经,即使形式上归经了,也并不能使其具有"远达"主治作用。关于"输"与"穴"之异同详见表7。

《黄帝内经》著之玉版,藏于金匮的"气穴所在"皆系有固定位置和名称的"经俞",以其易于规范,而示初学以规矩也。不录奇俞非不重要,以其难以言传,难以把握,非众工之所必精,乃上工进阶之追求也。如果过于或者只强调"奇俞",就不会有"气穴所在"的专篇,不会有经络学说的诞生,中国针灸就会永远处于"以砭启脉""以痛为输"的初期阶段。

输穴的发现和毫针的发明是针灸发展史上两个具有里程碑意义的重大事件,将脉输、气穴、毫针、刺灸连为一体的是血气。如果把血气比作电源,以经络、三焦学说为线路,脉诊为电表,输穴为调节开关,以灸法温通为脉道通畅的有效手段,"毫针补泻调经法"则是最经典的血气调节方式。

"脉刺"之刺血法的每一寸疆界几乎都被清代的痧胀疗法一次次地反复丈量,尽管由于这一次大规模的"扩张"远远超出了其实际的边界,而使得这一刺法在盛极一世后迅速式微,但也使得人们从它的大起大落中更加看清了刺血法的边界所在,能够更加理性地应用。

"分刺"法的疆界也几乎被现代浮针等皮下针法的实践再次探测,并通过添加辅助法而呈现出不断突破其原本边界的趋势。

唯独《黄帝内经》时代最看重的毫针补泻调经法没有经历后人或今人再发现再检验的经历,也就是说,大多数今天的针灸人对于《黄帝内经》作者眼中最看重的毫针刺脉补泻法还没有真切的体验。

刺法与治则相应,与治疗一体,总治则定位于调血气,则表现在刺法上,与调血气密切相关的刺脉法、毫针补泻调经法、募刺法、分刺法构成了刺法的主体,而调血气虚实最有效的毫针补泻法则成为刺法的核心或象征。由此也可见,"血气"像一只无形而强有力的大手控制着刺灸法的发展方向。

表 7　输穴异同

	输	穴
分布	脉之出入所会所分处	节解肉分凹陷处诸分间
方向	四海之输、脏腑之输、经脉之输皆有上下之分	无
类型	包括"点"、"线"（带）、"面"三种类型。一个输可相当于多个乃至数十穴	只有"点"一种类型
补泻	虚实的本义为脉之虚实,补泻最初也是针对脉及脉输	本不分补泻,后从刺脉输移植补泻操作
作用范围	本输、脏腑之输具有远隔治疗作用	局部或邻近作用为主
所属理论	血脉理论、经脉理论	溪谷理论、骨空理论、卫气学说
归经	本身就是脉的部分,不存在归经的问题	经历了漫长、复杂的归经过程

第5章 针方之道
——血气调控的原则与模式

1. 为什么《灵枢》《素问》载录那么多针灸方,而在《汉书·艺文志》"经方"类没有一部针灸书目?

2. 如何理解和应用"缪刺方"?

3. 为什么面对当今针灸最有优势的病症面瘫,针灸人不能十分自信? 究竟是什么阻挡了我们的自信? 如何才能获得古人那般的自信?

针方设方要素有二：一为针刺部位，一为刺法。

如果按设方的模式，针灸方可分为"经刺方"和"缪刺方"。在汉以前，基于诊疗常规的"经刺法"作为针经组成要素载于针经之中；"缪刺方"由于变化无常，难以穷举，故《黄帝内经》仅设一专篇概述其临床应用之要，而具体论病症针灸治疗多不举缪刺方，旨在示人知常而达变。

如果按刺灸部位，针灸方可分为"经俞方"和"奇俞方"两大类；前者占明显数量优势，经俞与奇俞合用的针灸方也不乏其例，而奇俞方很少收录。针灸治疗有常有变者缘于邪有奇正，病有奇正也，而作为针灸理论的经典——《针经》，则只能言其常，举其正，以示理论应用之常规也。

针灸方如果按治疗的靶向，可分为针对病邪"刺病所方"和针对正气刺脉输"调血气方"两大类。在《黄帝内经》中，后者占有绝对的数量优势，古典针灸学既筑基于"血气说"，就决定其在"正邪"之中更注重"正"；再者，从理论上说，针对病邪的"刺病所方"数量无穷，也不适于载于针经，针经只能选择以不变应万变、数量非常有限的"调血气方"阐述针经之理，并为针灸临床常规治疗提供设方的模板。

鉴于以上的原因，《黄帝内经》中的针灸方大多不是临床实际使用的方，而是以大量临床实际使用而有效的方——经验方为素材，以当时的主流的分部理论为指导，设计出的方——预设方，概括性强，适用性广，可以一当十当百，实际上具有设方模板性质。

术　语

【设方】

设方，是指依据诊法理论、分部理论及治疗原则设计合乎规范的针灸方。

"设方"一词出自《太素》第十九卷标题。如何设方，杨上善共归纳了8个方面，其中最基本的是知病之所在和脉之虚实通结，知病之所在关乎选穴；知脉之虚实关乎刺灸法；知脉之通与结关乎治疗策略的选择。

【经刺与缪刺】

经者,常也;缪者,异也。按照设方原则设计出的常规针方曰"经刺方",即王冰所说"常刺";不合常规不循常理的针方,或者说常规理论和治则不能解释的针方曰"缪刺方"。今人多将病在络,左刺右,右刺左的刺法理解为"缪刺",非《黄帝内经》本义。

"经刺方"可简称作"经方",但与大方脉之"经方"概念不同,不可相混。

"经刺",《黄帝内经》另有不同用法,如"经刺者,刺大经之结络经分也",这里的"经刺"与"络刺"对举,其"经"是指经脉,即大脉之义。

【针方与药方】

药方,多为经验方,是指经临证实际使用有效的方,也可称"经效方"(意即"经使用有效的方")、"试效方"(意即"屡试屡效方"),古代也常以"经验方""经效方""试效方"为方书的书名。关于药方的性质晋代陈延之《小品方》已有明确的论述:"古之旧方者,非是术人逆作方,以待未病者也。皆是当疾之时,序其源由诊候之,然后依药性处方耳。病者得愈,便记所主治,序为方说,奏上官府,仍为旧典也"(《小品方》自序)。

汉以前的针灸方多为基于分部理论和设方原则"预拟"的经方,数量很少,常作为针经的组成部分,而不以方书的形式出现,这一点与药方的"经验方"性质不同。

【针灸经方解】

针灸经方既是据针经预拟,则有必要也有可能对设方意图给出解释。方解主要有两种体例,一种展开式的解说,一种是隐含式的,经络学说流行之后,对于众工皆知的以经脉循行分布解方者多隐而不说。

针灸方最晚 2 300 多年前就有典型的方解,而药方的方解直到宋代才出现[1]。

---

[1] 袁冰,朱建平. 方论肇始考略[J]. 中华医史杂志,2003(03):25-27.

最早的针灸方解见于最新出土的老官山汉简针灸方,非医书最早记载为《史记·扁鹊仓公列传》。

关于汉以前针灸方与脉的关系,老官山出土医简提供了以下实例:

间别臂阴脉,出胈,凑心。胈痛,心痛,久(灸)臂阴。

此简因被整理者编入"经脉类"而被理所当然地视为经脉文献,可是如果将其编入针灸方类,相信人们同样也会理所当然地视为灸方——一首带有方解的灸方。而且以此为参照,作为经脉学说的代表性文本《足臂十一脉灸经》依然可解读为带有方解的灸方:

间别臂阴脉,出胈,凑心。胈痛,心痛,久(灸)臂阴。(老官山出土汉简脉书)

臂太阴脉:循筋上廉,以奏臑内,出腋内廉,之心。其病:心痛,心烦而噫。诸病此物者,皆久(灸)臂太阴脉。(《足臂十一脉灸经》)

可见,《足臂十一脉灸经》"臂太阴脉"的结构与"间别脉"的"臂阴脉"完全相同,依然能读作一首带有方解的灸方,方中"臂太阴脉"与"间别脉"之"臂阴",以及《刺数》针方之"辟大阴"同,皆为脉输名(即笔者 20 多年前所说的"经脉穴"),而不是经脉名。

之所以在汉以前反而能见到较多带有方解的针灸方,是因为当时人们对于经络学说还不十分熟悉,以经解方,便于人们理解和应用,及至经脉学说成为人所共知的理论,针灸方中再加上这类方解便显得多余,换言之,凡不能用经脉理论解释的针灸方,才有必要加上方解,正如我们在《刺腰痛论》所见的那些方解,都不是用当时通行的经脉学说解释,而是用"别脉"解释的。我们今天的针灸方注解也一样,凡是经穴皆不注解,而奇穴或经验穴才需要注解。

可以这样说,传世本《黄帝内经》有相当大的篇幅是阐述针灸方及其设方理论——经络、输穴、色脉诊。而老官山出土医简更体现出医经与针方的紧密联系已达到难以分离的程度,例如被归属于"经络文献"的"间别脉"完全可读作带有方解的灸方,与传世本《素问》带有方解的针方专篇"缪刺""刺腰痛论"等篇的性质完全相同。老官山出土医简清晰地展现了"脉""落"的早期形态——带有方解的针方或灸方,展现了"脉从方而生"

或"脉为方而生"的孕育过程,让人们看清了方与脉的紧密互动关系:远道脉输方所凸显的人体远隔部位间的联系规律成为经络学说诞生的胚胎和摇篮,而长大之后的经络学说又为远道脉输方提供了强大的理论支撑,促进了本输的广泛应用和远道脉输方的流行。正是这种你中有我,我中有你的相互依存关系,乃至于"亦方亦脉"表现形式,使得在汉以前基于理论"预设"的针灸方出现于医经中,成为医经不可分割的构成要素。医经对临床的直接指导正是通过经典中的"经方"得以强有力的彰显,始生时期的"经论"之于"经方",犹如"方解"之于"方"。方,可以独立存在,而"方解"则须依"方"而行。故汉以前的医经载有大量的针灸经方便在情理之中了。

【针方与针经】

正如刺灸处,只将有定处的刺灸处加以整理并规范命名,署曰"气穴所在",而那些无定处的刺灸处尽管临床也常用,且有不可替代的作用,只因其无法穷举,难以规范,而不立于输穴篇。基于同样的原因,《黄帝内经》除以一专篇《缪刺》以示缪刺方临床应用外,全书所录针灸方几乎都是"经刺方"。在针经录针方的本义不是提供治病验方,而是与针经所述之分部理论、诊法理论、治疗大法的呼应,为理论提供一个可以触摸的实在。

远道脉输针灸方的出现,使得构建理论的需求应运而生,而分部理论,特别是经络学说的形成,又极大地促进了远道针方成为针灸设方的主流模式。有了理论的指引,加上对疾病诊疗规律的把握,就能预设出常规针方,以为针工临证实际设方之模板,举一反三创造出针对性更强的实际用方——经验方,使得针灸诊疗有常有变,智慧地实现了标准化与个体化的统一。而这类作为模板的预设针方也就成为针经的有机组成部分。

为针灸方作解既是古人构建针灸理论——针经的动力来源,也是形成针经的一条重要路径,正是在为针方作解的过程中形成了针灸理论,不仅从最新出土的老官山医籍可见带有明显针灸方及方解特征的经络文献,在传世本《灵枢》《素问》犹可见不少专篇正是由针灸方 + 方解构成,例如:

《四时刺逆从论》——关于四时针方的解说

《四时气》——关于四时针方及六腑病针方的解说

《缪刺》——关于缪刺方及其解说

《刺腰痛》——关于刺腰痛方及其解说

《经脉》十五络——关于十五络穴方的解说

因为针灸经方大多是预设的,概括性强,可以以一当十当百,故其数量很小,也适合在医经里展开。然而,**在汉以前针经类的理论专著中收录针方,并非仅仅因为其数量少,更重要的是因为在汉以前,针方与针经的关系十分密切,甚至到了水乳交融难以分离的程度**。在《黄帝内经》中,经论与针方结合有三种形式:其一,同一篇中有论有方,经论与针方分而论之;其二,经论以"方解"的形式作为"方"的一个构成要素;其三,经论与方分篇而论。在经络理论萌芽时期,针经与针方更是不可分离,形成你中有我,我中有你,亦论亦方,亦方亦论的针灸方论结构,正是这种以针方为主,经论依附于针方的医经生发模式,使得针灸方成为医经中不可或缺的构成要素。

可能正因为针灸方已归属于"医经"类书中,故汉代目录学专书《汉书·艺文志》"经方"类下不见一部针灸方书。

汉以后,针方与针经渐渐分离单行,其针方和针经的内涵也发生了变化,一些针灸名医往往同时著有《针经》和《针方》,例如初唐针灸大家甄权即分别著有《针经》《针方》,前者为输穴之书,后者为其临床实用经效的经验方。

第 1 节 针方种类及其演化

针灸方,除了临床应用效验的经验方外,独具特色的为"预设方",是指根据理论(主要是经络理论)推出的"经典方",或基于大量经验总结(相当于我们今天所说的"大数据")而预拟的"标准方",为临床治疗提供一个模板或基础方。这类针灸方据针经设方,又作为针经的组成部分载于针经(特别是经络理论形成之后,至汉以前),故可名曰"经方",正与《黄帝内经》

言常规刺法的"经刺""经治"相应。

古典针灸经方大多作为模版示人以规矩、大法,而经验方则是临证中真实应用的方,二者的性质与作用不同。经验方下每注有"有验""已试""令"等字样,特别是于同一病下会列有大量"又方"(或作"一方")。临床实际使用的经验方的数量可以无限,传世古医籍中数量最大的正是方书,陈延之《小品方》自序解释了这种现象:

> 而方集有数百卷,卷有百余首者,皆是古之明术者详经察病,随宜处方,或药物数同其称分为异,或煮取升合为变通耳。疾愈方积,历代如此,自然成多也。

基于理论推导和临床规律总结预设的标准针灸经方的数量可以很少,理论抽象的程度越高,经验概括的程度越高,设计出的标准方的数量就越少。因而可以很少数量的经方应对很广的治疗,有较宽的普适性,在临证应用需要根据具体的脉症调整以提高其针对性。以下试举例说明针灸经方与经验方的区别:

> 小腹痛肿,不得小便,邪在三焦约,取之太阳大络,视其络脉与厥阴小络结而血者,肿上及胃脘,取三里。(《四时气》)

这是一首典型的预拟经方,只有三个刺灸处:足太阳别络"委阳"、厥阴小络、胃之下输"三里"。在临床实际应用时,如果诊察未见厥阴小络"结而血",且少腹肿未"上及胃脘"者,则取刺太阳别络"委阳"即可;如诊委阳络无过,而厥阴小络"结而血"者,则刺厥阴结络出血或大敦出血等等,这一首经方在临床实际应用时有 6 种可能。可见一首经方常常是古人从大量经验方中提取共性规律凝练而成,因而一首经方在临床实际应用时可衍化出数十首方,而且经方往往还隐含有疾病诊疗的规律,开阔诊疗思路。例如从这一经方中还可得出这样一条判断:不论什么病,只要出现胃脘症状者,就取胃之下输"三里",事实上这也正是《黄帝内经》和《脉经》取三里穴的依据——不论何病,只要病位定在胃脘,就取三里。

诚如石涛所言"凡事有经必有权,有法必有化。一知其经,即变其权,一知其法,即功于化"(《〈石涛画语录〉讲记·变化章第三》),针灸方也不例外,既有言常的"经刺方",也有通其变的"缪刺方"。在针经中言针方,只能示人以常,故多举经刺方;而在临床实际中,缪刺方有着不可替代的重要地位,可以这样说,衡量一个针工的水平高下,往往更大程度上取决于其对奇俞方和缪刺方理解和掌握的程度。

"缪刺"的筐比"经刺"大,但由于在《黄帝内经》论述简略,应用实例较少,对后人的理解造成了相当的困难,故本节重点论述缪刺方。

命题 5-1 [脉]盛则为热,虚则为寒,紧则为痛痹,代则乍甚乍间。盛则泻之,虚则补之,紧痛则取之分肉,代则取血络且饮药,陷下则灸之,不盛不虚,以经取之,名曰经刺。(L48)

——所谓"经刺"即指基于本命题所言针灸治疗原则的常规刺法,也即王冰所言之"常刺",而经刺法之外的所有刺法都归属于"缪刺"。

命题 5-2 身形有痛,九候莫病,则缪刺之。(S62)

命题 5-3 凡刺之数,先视其经脉,切而从之,审其虚实而调之,不调者经刺之,有痛而经不病者缪刺之,因视其皮部有血络者尽取之,此缪刺之数也。(S63)

——这里再次解释"经刺"之义:视经脉察虚实不调者,补虚泻实而调之名曰"经刺"。此命题文字若在"缪刺之"前添补"病在络,在络者"六字,则意义更清晰。

证明:基于命题 1-82,可知疾病的总病机为"血气不和",则所有疾病都定位于"脉",不在经脉便在络脉,治疗的总原则也落实到"脉"——"守经隧调血气"。其中"病在经脉"通过常规的诊法判定,而"病在络"常常是反推而得——即如王冰所言"经不病则邪在络,故缪刺之"(《缪刺论》注)。病显于经部而刺络,看似刺与病缪处,实则刺在真正的病所,是对刺灸处公理"因病所在刺之"另一面的诠释。

命题 5-4 夫邪客大络者,左注右,右注左,上下左右与经相干,而布于四末,其气无常处,不入于经俞,命曰缪刺。(S63)

命题 5-5 治诸经,刺之所过者;不病则缪刺之。(S63)

——按:这一命题从字面上看,是说治诸经之病,刺取有过之脉而治;如经部有病而脉无过者则用缪刺法。但从《缪刺论》此条治则所附的缪刺法实例来看,这一命题还可解读为:治诸经之病,用经刺法不效者,则缪刺之。

命题 5-6 其奇邪而不在经者,血络是也。(L39)

命题 5-7 其病者在奇邪,奇邪之脉则缪刺之。(S20)

命题 5-8 孙络三百六十五穴会,亦以应一岁,以溢奇邪,以通荣卫。(S58)

证明:这组命题的论证用的都是反推法,大前提:外邪客于脉,不在经即在络;小前提:今知其不在经;结论:故知其必在络也。在三焦膜-原学说诞生之前,"脉"是被视为人体唯一的传输系统,正气和邪气皆通过脉传输周身。脉中的主干"大脉"名曰"经脉",有固定的路径有专门的名称;而无处不至,行于周身者为"络脉""孙脉"。第一条的论证逻辑:如果邪客于经,则气有定处,只能在确定的路径上"随脉以上,随脉以下,不能左右",今外邪所客,"其气无常处""左注右,右注左",故知其不在经而在络也。第二条也是在排除了外邪不在经之后,直接判断其在血络也。这一思路和论证逻辑与经络学说中"经"与"络"的认定完全相同:凡不能归属于"经"的脉皆归于"络",凡不能用已有经脉循行解释的远端联系皆用"络"解释[①]。

缪刺包括的范围远比经刺法广,后人不解遂使得缪刺之路越走越窄,故以下特详论,以彰显其应有的地位和价值。缪刺之要有以下几点:

第一,诊脉诊色分奇恒,病邪分正邪、奇邪;疾病分经病和奇病,相应的针刺治疗也分"正"和"奇"——经刺和缪刺。经刺法以调血气为指归,然而脉不"动",虚实未现,则无从下手也。针对这一背景,提出病在络,或微邪血气未并,虚实未分者,治以缪刺。

第二,关于缪刺的定义,有多处经文论述,其要者皆集于一点:病在奇邪之脉者缪刺之,这里的"奇邪之脉"主要是针对"孙脉"(孙络)而言,首先《气穴论》明言"以溢奇邪,以通荣卫"者乃孙络,而非十二经之络中十五络;其次,根据《缪刺论》描述的病在络的病症特点"左注右,右注左,上下左右与经相干,而布于四末,其气无常处"来看,也主要针对孙络而言,十五络行有定处且行处很有限,不会导致"奇邪离经,不可胜数",也不

---

① 黄龙祥. 经脉理论还原与重构大纲[M]. 北京:人民卫生出版社,2016.

会左注右右注左;再次,从《缪刺论》所举缪刺法之刺络例也皆为血络及孙络之井穴,无一例取十五络之络穴也。实际上,故刺十五络穴以治相应的络脉病候,乃遵循治疗大法"盛则泻之,虚则补之,热则疾之,寒则留之,陷下则灸之,不盛不虚,以经取之"的常规治法,当归属于经刺,而不属于缪刺。

第三,缪刺常用刺法有四:刺法一:刺血络、结络出血;刺法二:刺井穴,左刺右,右刺左;刺法三:痛无定处者随痛所在而刺,痛虽已止,必刺其处,勿令复起;刺法四:刺微邪引气调神法。

第四,虽曰缪刺所治定位于病在络,而孙络"以溢奇邪""奇邪离经,不可胜数",何以知病在络而治以缪刺之法? 其要皆在于一"奇"字:

1. 奇病:或经部有病症而是脉无过者;或"身脉皆动,而形无知也,其状若尸"者(《缪刺论》);或"痛于肌肉,其痛之时息,大经乃代"(《百病始生》);或"起居如故而息有音者"(《逆调论》);不论躯体还是脏腑之疾,其病上下左右移易无定处者,躯体之痛表现为"更发更止,更居更起,以右应左,以左应右"(《周痹》);脉症不合而非死症逆症者;经病而用经刺法治疗无效者;以及定位不明、虚实难分,用经脉学说等主流学说不能解释和诊断的病症。

2. 奇脉:"其脉代而钩者"(《三部九候论》);或脉伏不见而非死证者;或脉见上实下虚者。

3. 奇色:面黄目青,面黄目赤,面黄目白,面黄目黑者。

所有这些奇病奇脉奇色都诊为"病在络",多见于急病、久病、微病,急病多见脉症不合者。后世大方脉所谓"久病入络""怪病在络",实际上正是对针灸"经"与"络"以及"经刺"和"缪刺"的另一种表达。今针灸可仿其例曰"久病入络,急病入络,怪病入络,微病在络,诸病在络者皆治以缪刺"。

实际上将不合常规的奇病归于"病在络",治以刺络之缪刺,不独见于《黄帝内经》,清代《痧胀玉衡》《医林改错》皆有大量论述。

第五,今人见《缪刺论》所举缪刺之例多为"左取右,右取左"之法,而误以为此乃缪刺唯一特征,实则左右缪取之法只是示例取井穴以治经部有病而脉无过的情形，除此之外，中风的治疗，以及取左右交叉经脉之井穴（如阳明、跷脉）时也强调左刺右，右刺左，而缪刺法更常见的形式则是随血络、结络所在或压痛处而刺。

第六，刺孙络出血是前述"刺血通脉法"的重要内容，为何另立缪刺一篇重述之？其实在《三部九候论》也是将"刺孙络血"和"缪刺"分而论之，所谓"经病者治其经，孙络病者治其孙络血，血病身有痛者治其经络；其病者在奇邪，奇邪之脉则缪刺之"（《三部九候论》）。所以然者，是因为"缪刺"的范围远比刺孙络血广：刺络多为无定位无定名之血络、结络，而缪刺也常取有定位有定名的井穴之络；刺络多出血，而缪刺有刺微调神之法不出血者。

第七，从《缪刺论》最后的结语"有痛而经不病者缪刺之，因视其皮部有血络者尽取之，此缪刺之数也"，不难看出，刺孙络血乃缪刺法的常法，即便是采用左取右，右取左刺井穴法，如见血络或结络，也当先取之。也就是说"先去血脉"的治则不仅适用于经刺法，也适用于缪刺法，而且刺孙络血本身也是缪刺法的常用刺法。然而《缪刺论》所举缪刺之例中，刺血者仅一例，绝大多数为刺井穴例，何也？首先，井穴之络是非常特殊的一类孙络，为阴阳脉之会，所谓"阳受气于四末，阴受气于五藏"。除了具有一般孙络"以溢奇邪，以通荣卫"之功外，还可以沟通阴阳，乃奇邪所始、奇病所归之处，正因为有此特殊功能，其虽属于孙络，却命曰"气之大络也"，故在治疗奇邪所致奇病上有着不可替代的特殊意义。也正因为其有更丰富的内涵，而有更丰富的刺法：可刺血，也可不刺血；可左刺右，右刺左，乃缪刺之常用，不仅在两千多年前常用，而且在《痧胀玉衡》，手足十指也是刺痧十大部位之二也。其次，"先去血脉"的原则在《黄帝内经》中被一遍又一遍反复强调并已给出大量的应用实例，在《缪刺论》的结语中也再次强调，而对于缪刺更具深意的刺井穴之络却没有专门论述和应用示例；再者，并非病在络皆可见血络结络，因而以刺井穴之络示例更有普适意义。

这里要特别强调的是，经刺之外的刺法皆缪刺，这是关于"缪刺"最简单也是最完整的理解，也是《黄帝内经》作者将刺法分为"经刺""缪刺"的本义。

　　犹如在经络学说中，"络"的意义被"经"遮挡，而在络的世界，奇络、别络、结络的意义又被十五络遮挡；在输穴系统中，奇俞的意义被经俞遮挡；同样的情形也见于刺法中——缪刺的意义被经刺遮挡，特别是被毫针补泻调经法夺目的光环所遮挡，长期以来很少引起人们的关注，其真正的意义和价值一直未被充分认识。按照当下对于"缪刺"的理解，则收录于该篇的许多针方无法解释，千百年来研究、注解《素问》的古今医家不可能读不出，但由于大家都带着同样错误的成见，只能视而不见，避而不说。

　　古典针灸是以"诊"定"治"，由于针灸的初始治疗域定位于"病在脉"，故在诊法上又特别以脉诊为重，以脉的变化为针灸治疗的向导，"凡将用针，必先诊脉"，脉不病或脉伏不见则选穴设方无从下手；或脉虽变动而与症不合，治疗也左右为难，故临证中遇此经部有病而脉无过者；有病而脉不见者，以及虚实未分者；脉症不合，无法按常规用经刺法治疗者皆定于病在"奇邪之脉"，皆治以缪刺。

　　作为一名针灸医生，在临床中要想从经刺法的阴影中走出来，用好用活缪刺以提高疗效，须谨记两点：其一，**临证时凡遇脉症不典型，或脉症不合，难以诊断者，特别是急症、久病排除死症绝症者，先以缪刺法试治之**，有血络、结络者，先去血脉；不见者则左右缪取井穴。刺毕症解脉和则治疗结束；如刺毕症轻而脉未和但见脉症已合者，再按脉用经刺法调脉以平之。其二，**依脉症诊为病在经而用经刺法不效者，应转变思路，修订初诊的判断，及时改用缪刺法。**

　　缪刺法的意义不仅仅是临床选穴设方提供了新思路，为有是症而诊无是脉，以及脉症不合的微病、急病、久病等疑难病症提供了一个治疗路径，而且对于正确理解奇俞和经俞的关系，对于认识诊法中的"显病处"与"受病处"，都提供了极有价值的参照。此外，作为经刺法的一面镜子，"缪刺之数"对于扁鹊针灸论经刺法专篇《刺数》的解读具有不可替代的价值，只有将《刺数》与《缪刺》两篇合看，才能更深刻地理解彼此，才能更深刻地理解古典针灸学的理论和实践[①]。

---

　　①黄龙祥.老官山汉墓出土针方简解读[J].中华医史杂志.2018,48（2）:67-84.

附:缪刺应用示例

缪刺法应用实例虽集中载于《缪刺论》,但《黄帝内经》其他篇,特别是《疟论》《刺疟》也记载了十分典型的缪刺法的范例,可补《缪刺论》之不足。以下重点解析《缪刺论》中那些按传统观点无法解释的实例,以及其他篇中非常典型的缪刺实例。

示例一:邪客于五藏之间,其病也,脉引而痛,时来时止,视其病,缪刺之于手足爪甲上,视其脉,出其血,间日一刺,一刺不已,五刺已;缪传引上齿,齿唇寒痛,视其手背脉血者去之,足阳明中指爪甲上一痏,手大指次指爪甲上各一痏,立已。左取右,右取左。(《缪刺论》)

——方一的病症特点是"邪客于五藏之间""脉引而痛,时来时止",符合病在孙络的特征,故可诊为"病在孙络",而用缪刺之法,据其痛之所在而取相应井穴,左取右,右取左也;方二,此邪客五脏间而齿唇痛,五脏与齿之间无经脉直接相连,故知由孙络缪传引上齿,乃奇邪之脉所引之奇病,故缪刺之,取血络及与齿相关的经脉之孙络井穴,左取右,右取左。由此方可见,"先去血脉"不仅适用于经刺法,也适用于缪刺法;不仅适用于此方,也适用于《缪刺论》所举之缪刺诸方。

示例二:凡痹往来行无常处者,在分肉间痛而刺之。(《缪刺论》)

——此方中痹症的特点为"往来行无常处",则知病不在经脉曰奇病,随痛所在而刺亦谓之"缪刺"。采用员针分刺法,在具体刺法上还应当参照具有相同病症特点的众痹的刺法"刺此者,痛虽已止,必刺其处,勿令复起"。由此例可见缪刺绝不限于刺络,更不拘于左刺右,右刺左也。

示例三:邪客于足太阴之络,令人腰痛,引少腹控䏚,不可以仰息,刺腰尻之解两胂之上是腰输,以月死生为痏数,发针立已,左刺右,右刺左。(《缪刺论》)

腰痛引少腹控䏚,不可以仰,刺腰尻交者两髁胂上,以月生死为痏数,发针立已。左取右,右取左。(《刺腰痛论》)

——"左取右,右取左"六字,《太素》无,盖王冰据《缪刺论》加入。《刺腰痛》只是这最后一条没有定位于经或脉,针刺部位也不是相应的经脉,难以归入经刺法,故《缪刺论》编者将其归入缪刺有充分的理论依据,只是将其归入"足太阴之络",尽管有《黄帝明堂经》交会穴的依据,但仍不如归入"足太阳之络"更合适。

示例四:邪客于足少阳之络,令人留于枢中痛,髀不可举,刺枢中以毫针,寒则久留针,以月死生为数,立已。治诸经,刺之所过者,不病则缪刺之。(《缪刺论》)

——此方又见于《厥病》曰:"足髀不可举,侧而取之,在枢合中,以员利针,大针不可刺",皆为经刺。在《缪刺论》载此方的意义在于引出"治诸经,刺之所过者,不病则缪刺之"的命题,"枢中痛,髀不可举"虽属于足少阳经病,然经脉无过者则须缪刺之。此方下未给出具体的缪刺之法,是因为前方刚给出邪客足少阳之络的缪刺法——刺足小指次指爪甲上,与肉交者各一痏,左刺右,右刺左,病立已,不已,复刺如法。

耳聋,刺手阳明,不已,刺其通脉出耳前者。(《缪刺论》)

——"耳聋,刺手阳明"乃经刺法,《缪刺论》以此方为例继续说明缪刺的用法:经病用经刺法不效者,用缪刺法。此方给出的缪刺法只是举例,还可用《厥病》缪刺耳聋法:"耳聋,取手小指次指爪甲上与肉交者,先取手,后取足。耳鸣,取手中指爪甲上,左取右,右取左,先取手,后取足。"此乃《缪刺论》所示最常用的缪刺法,故于此方下不重复例举。

齿龋,刺手阳明,不已,刺其脉入齿中,立已。(《缪刺论》)

——"齿龋,刺手阳明"同样是经刺法,在《缪刺论》举此例的意义同前一方。

示例五:邪客于手足少阴太阴足阳明之络,此五络皆会于耳中,上络左角,五络俱竭,令人身脉皆动,而形无知也,其状若尸,或曰尸厥,刺其足大指内侧爪甲上,去端如韭叶,后刺足心,后刺足中指爪甲上各一痏,后刺手大指内侧,去端如韭叶,后刺手心主少阴锐骨之端各一痏,立已,不已,以竹管吹其两耳,剔其左角之发方一寸燔治,饮以美酒一杯,不能饮者灌之,立已。(《缪刺论》)

——《缪刺论》篇末附刺尸厥方,别有深意,是症"身脉皆动,而形无知"符合病在络的特征,其病机为"阳脉下遂,阴脉上争,会气闭而不通"(《史记·扁鹊仓公列传》),则系刺井络调阴阳的典型适应证,故设方取缪刺五络之井。需要指出的是,后人不解加"手心主"一经俞,如是则成巨刺之法也;手少阴锐骨之端系原穴而非井穴,可能当时手少阴之井尚未发现,直至《邪客》手少阴脉之输仍然只有一个,即"掌后锐骨之端"。

示例六:诸疟而脉不见,刺十指间出血,血去必已,先视身之赤如小豆者尽取之。(《刺疟》)

——诊不见脉则不知病在何经何脏,也不知虚实,脉症不合,故可推知其病在络,法当治以缪刺。需要特别指出的是,此方强调"先视身之赤如小豆者尽取之",再次提示"先去其血脉而后调之"的治疗原则不仅适用于经刺法,同样也适用于缪刺法;不仅适用于此方,也适应于其他所有的缪刺方。

示例七:疟之且发也,阴阳之且移也,必从四末始也,阳已伤,阴从之,故先其时坚束其处,令邪气不得入,阴气不得出,审候见之在孙络盛坚而血者皆取之,此真往而未得并者也。(《疟论》)

——阴阳且移,血气未并,系刺井络调阴阳的典型适应证,可直接刺井穴缪刺,也可刺四末血络出血。如血络未显,或显而未明者,则采用束缚辅助法,此辅助法不仅适用于此方,同样也适用于所有刺血方。

关于刺微、调神之缪刺法,或因其临床上不如其他缪刺法常用,而在《缪刺论》中没有示例,也正因此后人多不识此类缪刺之法,以至于渐渐废用而不传。详见第6章"特写:修身以治神——道不可道之道"。

第2节 设 方 原 则

守数据治,无失输理,能行此术,终身不殆。(《疏五过论》)

治不能循理,弃术于市,妄治时愈,愚心自得。(《征四失论》)

这两句经文从正反两方面说出同一个道理——**针方须据理而设**。

设方之常规曰"治则",治则之立因于理,有理有法,据理设方,守数据治,是谓"经治",又曰"经刺"。也就是说,治则既是设计"经刺"方的依据,也是解读"经刺"方的依据。

治则应从病机导出,《黄帝内经》集中论述针灸治疗原则者,为《九针十二原》《三部九候论》《禁服》《调经论》。四篇之中，以《九针十二原》《三部九候论》反映的文字较早，而以《调经论》的论述最完整，且有具体的应用示范，该篇在提出疾病的总病机的基础上给出了总的治疗原则，并且病机与治则用同一个命题表达：

五藏之道，皆出于经隧，以行血气，血气不和，百病乃变化而生，是故守经隧焉。（《调经论》）

血气以并，病形以成……刺此者取之经隧，取血于营，取气于卫。（《调经论》）

这两个命题从治则的角度上，意思差不多，后一条比前一条表达更具体，但前一命题包括了总病机和总治则两部分，将治则与病机一脉相承的关系展现得一目了然。如将两个命题的治则部分加以综合则得到针灸总治则的完整、准确表达——守经隧调血气。

这一表达直接从总病机命题导出，又与"血气说"的元命题无缝对接，充分体现了"血气说"的宗旨。其他治则如"补虚泻实""解结通脉""先刺先病者""刺未并""九候莫病则缪刺之""针之不已则温灸治之"等，皆是这一治则的延伸和补充。

一、补虚泻实

命题 5-9　凡用针者，虚则实之，满则泄之；宛陈则除之，邪胜则虚之。（L1）

——"所谓虚则实之者，气口虚而当补之也。满则泄之者，气口盛而当泻之也。宛陈则除之者，去血脉也。邪胜则虚之者，言诸经有盛者，皆泻其邪也"（《小针解》）。这一命题实际说了三条治则：第一，"虚则实之，满则泄之"是说因血气倾移所致的脉一虚一实的虚实并见者，治以补虚泻实；"宛陈则除之"则不论虚实寒热，凡见"血脉"者皆须先去之；"邪胜则虚之"由外邪引起的诸脉盛则用泻法祛邪。

命题 5-10　盛则泻之，虚则补之，热则疾之，寒则留之，陷下则灸之，不盛不虚，以经取之。（L10）

证明：已知疾病总病机为"血气不和"；又据命题 1-83"百病之生，皆

有虚实",则相应的针灸治疗总原则便是补虚泻实,守经隧调血气,以平
为期。

《调经论》还将脉之虚实进一步细分为三态:虚、实、微(血气未并,虚
实未分),与之相对应的针灸治疗总则为"盛则泻之,虚则补之,不盛不虚,
以经取之"。

二、先通血脉先柔筋

"实则泻之,虚则补之"这一针灸治则与总病机对应得丝丝入扣,其
逻辑的合理性毋庸置疑。然而依据"言天验人""言古验今"的检验原
则,古人在实践中发现取经脉本输调虚实,有效有不效。经分析发现不
效的情形多为脉不通,血气流行不畅,由此认识到脉通无阻是保证"补虚
泻实调血气"这一治疗总则有效实施的前提条件,故又增加了一个优先
级最高的治则"先去血脉",根据临床上血气不通的种种情形制定出若干
细则。

命题 4-61　凡治病,必先去其血[脉],乃去其所苦,伺之所欲,然后泻
有余,补不足。(S24)

——"凡刺之道,虚则补之,实则写之,不盛不虚,以经取之,是谓得道。
经络有血,刺而去之,是谓守法。犹当揣形定气,先去血脉,而后乃平有余不足
焉"(《藏气法时论》王冰注)。王氏对于这一命题解读之精准,古今医家无出其
右者。

命题 4-62　实则泻之,虚则补之。必先去其血脉而后调之,无问其病,
以平为期。(S20)

——凡见脉结血瘀,不论疾病的原因,还是疾病的结果,也不论脉是实还
是虚,治疗原则都是"先去其血脉"。去血脉后,脉平乃止;脉未平则取本输补
虚泻实以调之,以平为期。此与命题 4-61 表达了相同的意思——先去"血脉"
为针灸治则中优先级别最高的治则。

推论 4-62-1　取本输以致远须脉通无阻乃可。

——输之远达依乎脉,脉之传输依乎通。脉不通则不能传输而输不能
致远。

推论 4-62-2 "刺血通脉法"不是一个完整的疗法。

——刺血解结脉通而血气未平,则治疗未结束。或者说,刺血通脉更主要的目的是为接下来的毫针补泻创造了"启动"条件。

推论 4-62-3 灸法若火气不能远达者,也须先去其"血脉",脉通血和则"火气远达"也。

——灸取本输而气不能至病所者,常因灸所与病所之间脉结不通者,故先"审候见之在孙络盛坚而血者皆取之"(《疟论》),然后灸之,则可使"火气远达"。

命题 4-54 诸刺络脉者,必刺其结上,甚血者虽无结,急取之,以泻其邪而出其血,留之发为痹也。(L10)

推论 4-54 诸刺结筋者,必刺其结上,筋甚紧者虽无结,急取之,以柔其筋,以流血气,留之发为痹也。

——"结筋"与"结络"皆因于寒而发为痹也,只是一结在"筋",一结在"络"而已。刺"结筋"的目的亦在于通行血气,所谓"骨正筋柔,气血以流"(《生气通天论》)。十二经筋病候主要是筋急、筋结所致的痛症,治用燔针法"以痛为输",即刺筋急、结筋处也,其具体刺法完全可采用"刺结络法"——"必刺其结上"。可见,《黄帝内经》的"解结"刺法实可统括"刺结络法"和"刺结筋法"二者。具体到痛痹的针刺治疗,"先去筋急"的优先级应当更高,常常在痹症早期更多见的是"筋急",刺去"筋急"后,往往就不会再出现"血脉""结络"。

证明:已知疾病总病机为"血气不和",又知针灸总治则为"守经隧调血气",则经隧通利,血气流行,方可为针灸补虚泻实之"守"。若有"横络"加于脉,经隧不通,则针灸脉输的远达效应无从发挥,故曰"凡治病,必先去其血,乃去其所苦,伺之所欲,然后泻有余,补不足""实则泻之,虚则补之。必先去其血脉而后调之"。

脉不通,有因寒凝者,有因结络血络者,有因血气虚者。因于寒者温灸以通之,因结络血络者刺血以去之,因血气虚者针引之或药补之。故王冰曰:"凡刺之道,虚则补之,实则写之,不盛不虚,以经取之,是谓得道。经络有血,刺而去之,是谓守法。犹当揣形定气,先去血脉,而后乃平有余不足焉。《三部九候论》曰'必先度其形之肥瘦,以调其气之虚实,实则写之,虚则补之,必先去其血脉而后调之',此之谓也。"

命题 5-11　经筋之病,寒则反折筋急,热则筋弛纵不收,阴痿不用。阳急则反折,阴急则俯不伸。焠刺者,刺寒急也,热则筋纵不收,无用燔针。(L13)

证明:已知针灸治疗的总治则为"守经隧调血气",虚则补之,实则泻之,以平为期;又知毫针补虚泻实的前提是"脉通无阻",经筋之病,寒则筋急,筋急则血气不流行,治以焠刺、恢刺、浮刺以柔筋,筋柔血气流行,守经隧调血气方可毕其功也。故对于《黄帝内经》确立的优先级最高的治则"凡治病,必先去其血脉",还应当添加一条补充说明——凡有筋急者,先去筋急。

脉以通为用,筋以柔为用,有结络则脉不通,须先去结络,然后调血气可也;同样有结筋者则筋失柔也会影响血气的流通,故临床见有结筋者必先去之,"骨正筋柔,气血以流",然后再取脉输补虚泻实调血气令平。

命题 5-12　头痛不可取于输者,有所击堕,恶血在于内;若肉(内)伤,痛未已,可则(即)刺,不可远取也。(L24)

——这里的"输"是指本输(又曰下输),守经隧取本输气至病所的前提是脉通无阻。因击堕恶血在内而脉不通,故不可远取本输也。**输之远达依乎脉,如脉不通则输不达**。只有理解了"先去血脉"的命题及推论,才能读懂《黄帝内经》相关的针方,例如"人有所堕坠,**恶血留内**,腹中满胀,不得前后,**先饮利药**,此上伤厥阴之脉,下伤少阴之络,刺足内踝之下,然骨之前血脉出血,刺足跗上动脉,不已,刺三毛上各一痏,见血立已,左刺右,右刺左"(《缪刺论》),之所以在取相关经脉本输之前"先饮利药",也是为先去恶血以通脉,然后守经隧远取本输才能气至病所而病得愈也。不明乎此,临床上取本输调血气而不效者则茫然不知其故也。

命题 5-13　心痛不可刺者,中有盛聚,不可取于[下]输。(L24)

——"治卒心痛不可忍:刺任脉上脘一穴……次针气海二穴,足少阴涌泉二穴……无积者刺之如食顷而已;有积者,先饮利药,后刺之立愈"(《针经摘英集》)。

推论 5-13-1：若积在心腹肠胃，则汤药胜于针也。

——盖此时腹部深刺的"募刺法"尚未发现，或尚未流行，故腹内之积尚以药治为优势。故针工必备五项技能之三曰"知毒药为真"，不可不知也。

推论 5-13-2：选穴设方无误而诸治不效者，当察诸"积"也。

——寒邪客人在外生痛痹，久痹不已则入里而为积。"结络"是痹症的典型特征，若脏腑肓膜间血络结而不通，"血气稽留不得行，故宿昔而成积矣"（《举痛论》）。血气之行"外有源泉而内有所禀""谷入于胃，脉道以通，血气乃行"，积在内则在外之血脉亦不通，必先除其积以通脉，血气乃行，毫针调血气之效才能远达，故去积实为远取本输补虚泻实调血气开道也。

这组命题及相关推论论述的主题是"有积者先去其积而后刺之"。

证明：已知针灸总治则为"守经隧调血气"，又知调血气主要有两条路径"毫针补泻调法"和"刺血通脉法"，其中后者拥有最高的优先级，因为取脉输调血气的前提是血脉通畅，故凡遇影响血气流行的结络、结筋，以及体内"积"症皆须先去之，然后才能根据脉之虚实，取本输补虚泻实以和之。

"先去其积"，看似以治标为先，实为接下来的治本创造条件，是治本的前奏。《病本》（又见于《标本病传》）仅有的两处"治其标"的病症皆为"中有积"，符合"有积者先去其积"的治疗原则。

三、先刺先病者

命题 5-14 治病之法，视先发者而治之。数脉俱发病，则择其甚者而先治之。（张家山汉简《脉书》）

——此即公理13。这里的诊脉法为遍诊法，其诊法之要为诊"独"——独与众脉不同的异动。若诊得一处独与众脉不同的"有过之脉"即可判定有一个"受病处"；如果疾病发展则可见多个"有过之脉"，但出现有先后，异动程度有甚有微，针灸的原则是先取其先"动"者，或先取其变化最明显者。

"数脉俱发病"在临床上有两种情况：其一，存在多个"受病处"，如果症状没有缓急之别，则须分别设方以应对；其二，"受病处"在先发的"有过之脉"，其余病脉是由于先发的病脉所"引"，这种情况多见于在同一经脉上不同脉位的脉动,治疗只需针对先病之处即可,此脉平复则其他有过之脉也随之调和。

此命题虽针对经脉病而言,临床上也适用,或者说更适用于经筋病的诊疗。有多处筋急者,则先治先急者,后急者大多是先急者所"引"也。

命题 5-15　治病者,先刺其病所从生者也;病先起阴者,先治其阴而后治其阳;病先起阳者,先治其阳而后治其阴。(L9)

命题 5-16　视前痛者,常先取之。(L73)

命题 5-17　病始手臂者,先取手阳明、太阴而汗出;病始头首者,先取项太阳而汗出;病始足胫者,先取足阳明而汗出。(L21)

诊脉候血气有余不足以知病之所在,如果诊得"有过之脉"的脉位多于一,如何"守经隧调血气"? 欲知"补泻所在",须先知"邪之所在",今诊得多处脉位"有过",问病在何经? 这组命题阐述的正是这一非常复杂、难以定夺的问题。

证明:基于公理 13 可知治病求本,而标本常以脉动之先后甚微求之,故诊脉若见数脉俱"有过",则先治先"动"之脉;若先后难分者则先治其"动"甚之脉。

古人发现,辨"标本"在很大程度上落实到辨"先后",或者说从病症之先后来把握病之标本。由此确立了一条重要针灸治疗原则——先治先病处。先后难辨者则先取其甚者,例如诊得多个脉位有异常先取其甚者;痛有多处先取最痛者。

这是一条非常重要的治疗原则,早见于的张家山出土汉简《脉书》,是古人关于标本关系至简而智慧的把握,或许是因为没有体现在"治疗大法"中,没能引起当今针灸人的高度重视。

《黄帝内经》作者之所以费那么多笔墨反复强调"先取先病处",是因为古人通过大量细密的观察和深刻的思考,认识到后病(痛)处往往不是病之本,不是真正的"病之所在"。例如先心痛(胸痹)后牙痛者——哪怕牙痛比心痛厉害得多,先治心,刺厥阴输,气至而牙痛除;先牙痛后心痛者,则治其牙,牙病愈而心痛止。

附：心源性牙痛古今针灸病案选录

厥阴输：理逆气，呕逆，牙痛，留结胸闷。（《太平圣惠方》卷九十九）

——《铜人腧穴针灸图经》将"牙痛"，改作"心痛"。孤立地看，本穴主"牙痛"，与背输穴主治常规不合，《铜人腧穴针灸图经》改文似乎更合理。然而据现代临床观察发现，有许多心绞痛病人疼痛的部位不是典型的胸前区或胸骨后，而常常表现为牙痛。有人统计在心绞痛误诊病例中，误诊为牙痛者占第二位，因此现代文献开始将"牙痛"列入心绞痛的常见临床症状中。由此可见，《太平圣惠方》原文所述是一组心绞痛的症状，而不是三个孤立的症状。厥阴俞虽然也能治疗以胸前区疼痛为主诉的心绞痛，但对以"牙痛、呕逆、胸闷"为主诉的心绞痛，疗效更突出。

一位齿痛患者，取厥阴俞、温溜，行灸补法。厥阴俞是治上齿痛的名穴，属心包络，因为上齿和心包络有密切的关系。（《针灸真髓》）

——受时代认识水平的限制，泽田先生当时没能认识到其灸厥阴输治愈的牙痛是心源性牙痛，其作用靶点依然是心，而不是牙齿。

陈子富 1986 年 2 月诊治牙痛案：视之，其齿色未更，形未变，龈未肿，苔薄黄而腻。陈氏乃取下关、合谷，用泻法，须臾痛止入寐。留针半小时出针，旋即痛剧难耐，躁烦不安。陈氏无奈，乃取手足阳明五输及原穴切循之，然无所应。思忖片刻，乃令其俯卧于床，按循背输，发现双侧厥阴输，其痛如针刺，乃取是穴，以毛刺雀啄法针之立应，述如血流入齿内而痛止，随即安眠。留针一小时，出针后疼未再作。陈氏思之再三，难解厥阴输止齿痛之谜。（《当代针灸临证精要》）

——这是一例心源性牙痛，如诊齿脉上下当无过，而平常诊无脉动的心主脉位（大陵-间使）以及平日脉动极微弱的手少阴神门脉当有过。或在手心主、手少阴脉所过处以及前胸后背可见有"血络"。

以上三例，最早《太平圣惠方》所录乃唐代古籍，最晚为 20 世纪 80 年代，在一千多年的时间跨度内古今中外医家分别独立发现了厥阴输治牙痛的奇效，殊不知牙齿只是"显病处"，而"受病处"在心，厥阴输所治在心而不在牙。中国古人一千多年前发现的意义也一直到现代医学确认了"心源性牙痛"的概念之后才被理解。

四、刺未并 / 未病

在病邪突破分肉之间向"里"深入之前针灸,这是针灸最有优势的地带。

命题 5-18　上工之取气,乃救其萌芽;下工守其已成,因败其形。(L73)

命题 5-19　阴未并阳,阳未并阴,因而调之,真气得安,邪气乃亡。(S35)

命题 5-20　邪之新客来也,未有定处,推之则前,引之则止,逢而泻之,其病立已。(S27)

证明:已知疾病的总病机为"血气不和";又知血气不和或为脉实或为脉虚,相应的治疗原则为"盛则泻之,虚则补之"。而《调经论》所论血气不和于"虚""实"之外另增"微"态,即在虚实之间分出"微",并对"微"进一步细分——微不足与有微邪,故针灸治则又如命题 1-94 细化为"盛则泻之,虚则补之,不盛不虚,以经取之"。

诊察"微邪"中人,主要依据三部九候诊法和五色诊,所谓"知其所在者,知诊三部九候之病脉处而治之,故曰守其门户焉"(《八正神明论》),"正邪之中人也微,先见于色,不知于身"(《邪气藏府病形》)。

"治未病"是针灸治疾病的最高境界,即抓住疾病萌芽还未发作的最佳环节,积极施以针灸,或辅以按摩、导引,因势利导,将病邪扼杀于萌芽状态。

五、经刺不已缪刺之

命题 5-2　身形有痛,九候莫病,则缪刺之。(S62)

命题 5-5　治诸经,刺之所过者;不病则缪刺之。(S63)

命题 5-7　其病者在奇邪,奇邪之脉则缪刺之。(S20)

命题 5-3　凡刺之数,先视其经脉,切而从之,审其虚实而调之,不调者经刺之,有痛而经不病者缪刺之,因视其皮部有血络者尽取之,此缪刺之数也。(S63)

证明：见本章第1节。

六、针之不已灸治之

命题4-46 针所不为，灸之所宜。(L73)

命题5-21 经陷下者，火则当之，结络坚紧，火所治之。(L73)

——结络坚紧因于寒凝者，治以火灸汤熨；非寒凝者则治以刺血"解结法"，如经曰"坚紧者，破而散之，气下乃止，此所谓以解结者也"(《刺节真邪》)，"其结络者，脉结血不和，决之乃行"(《阴阳二十五人》)，"上实下虚，切而从之，索其结络脉，刺出其血，以见通之"(《三部九候论》)。

命题5-22 （脉）紧则灸刺且饮药，陷下则徒灸之。(L48)

——"（脉）紧则痛痹……陷下者，脉血结于中，中有著血，血寒，故宜灸之"(《禁服》)。因风寒客于分肉之间而致痛痹而见脉紧而未寒凝者，可刺可灸可熨，经曰"风寒客于人……或痹不仁肿痛，当是之时，可汤熨及火灸刺而去之"(《玉机真藏论》)；若血虚脉涩而陷下者，可灸可刺，灸宜小炷温通，勿过火。刺则治以毫针"引气法"；若脉虚陷下与坚实并见因结络所致者，则以解结法先去血脉，则陷下之脉自复，未平者再以毫针引气法调之；若因血气偏聚所致者，则以毫针补虚泻实，或针泻之灸以补之。所谓"络满经虚，灸阴刺阳；经满络虚，刺阴灸阳"(《通评虚实论》)。

命题5-23 藏寒生满病，其治宜灸蒸。(S12)

命题4-45 治厥者，必先熨调和其经，掌与腋、肘与脚、项与脊以调之，火气已通，血脉乃行，然后视其病，脉淖泽者刺而平之，坚紧者，破而散之，气下乃止，此所谓以解结者也。(L75)

命题4-48 厥在于足，宗气不下，脉中之血，凝而留止，弗之火调，弗能取之。(L75)

——"血气者，喜温而恶寒，寒则泣不能流，温则消而去之"(《调经论》)。

证明：由公理8可知血气之属性恶寒而喜温，寒则血凝脉不通，脉不通则针效不能远达以调血气，必先火灸汤熨，火气已通，血脉乃行，故曰"脉中之血，凝而留止，弗之火调，弗能取之"；因结络所致"脉结血不和"，则须行"解结"针法，决之乃行。至于因血气偏倾所致脉虚实并见更是毫针之宜。

诚"针之不为,灸之所宜",针灸合用,是为至治也。

七、气至有效以平为期

命题 5-24 刺之要,气至而有效。(L1)

——"所谓气至而有效者,泻则益虚,虚者脉大如其故而不坚也,坚如其故者,适虽言故,病未去也。补则益实,实者脉大如其故而益坚也,夫如其故而不坚者,适虽言快,病未去也。故补则实,泻则虚,痛虽不随针,病必衰去"(《终始》)。

命题 5-25 刺之而气不至,无问其数;刺之而气至,乃去之,勿复针。(L1)

命题 5-26 刺实须其虚者,留针阴气隆至,乃去针也。刺虚须其实者,阳气隆至,针下热乃去针也。(S54)

命题 5-27 视分尽热病已止。(S55)

——"病在肌肤,肌肤尽痛,名曰肌痹,伤于寒湿,刺大分小分,多发针而深之,以热为故,无伤筋骨,伤筋骨,痈发若变,诸分尽热,病已止"(《长刺节论》)。

证明:已知疾病的总病机为"血气不和",又知血气不和的主要表现形式为血气有余或不足,则针灸补虚泻实以调之,若虚实之脉经治疗朝向平和的方向回归曰"气至",是为治疗有效的标志——"气至而有效";若虚实之脉趋于平和则表明血气已和,是为治疗结束的标志——"以平为期""气和乃止""血和乃止"。

可见,古典针灸学的诊断和评价标准是统一的,评价针灸治疗是否有效的标准是异常的脉象趋于正常,而不是以症状的消失或减轻为依据。诊以脉,治以脉,疗效评价同样依脉,环环相扣,很好理解。

然而这组命题所论述的疗效评价指标除"脉和"外,还有"肤热"的观察指标——所刺部位温度的变化。针刺热效应的发现,从而使得针刺疗效的评价,在脉象之外又多了一个客观指标——针下热。热,也是解结刺法脉通血气流行的标志,刺结络通脉,脉是否通了,肉眼无法判断,但如果病人感觉一股热流至病所,医者觉按诊手下热至,即可判定:脉已通,血气流行。如果刺结络或结筋,气未下合,则脉未通,须再刺,气下乃止。

针灸反应何其多,古人所以能从诸"应"中抓住"脉应"和"肤应"为判定针灸有效的指标,并非偶然,因为针灸诊法六纲"虚实寒热坚陷"观察的正是脉和肤的变化。古人从寒厥症的诊疗以及血气压迫实验中获得这样的认识:热是脉通气至的标志,而且古人发现患病及治病过程温度的变化与脉象的变化是相应的,即肌肤温度的变化随脉象的变化而变,故曰"善调尺者,不待于寸"。命题5-26更强调了"针下热"的临床意义,不论是刺气穴,还是刺脉刺肉刺筋刺骨,所刺之分"尽热"则为有效及病愈的标志。当然如果针刺调节的是热病则以针下寒为效。

从诸多针灸反应中选定脉和、肤热,也可以理解为古人将表面千变万化的针灸反应都归结于"有过之脉"的脉象变化和有病之处的温度变化。所以抓住了这两点就抓住了针灸反应的根本。

在"脉和"与"肤热"这两个指标中,"脉和"是更主要的,脉和一定会肤热,而肤热并不必定脉和——肤热是有效的指标,而脉和是痊愈的指标,是治疗结束的信号。

命题5-28 灸而过此者得恶火,则骨枯脉涩;刺而过此者,则脱气。(L12)

命题5-29 大积大聚,其可犯也,衰其太半而止,过者死。(S71)

命题5-30 夫经络以通,血气以从,复其不足,与众齐同,养之和之,静以待时,谨守其气,无使倾移,其形乃彰,生气以长,命曰圣王。故大要曰:**无代化,无违时,必养必和,待其来复**。此之谓也。(S70)

证明:已知疾病的总病机命为"血气不和",相应的治疗原则为补虚泻实令血气和;又据公理10-1可知"血气不和"以脉知之,则"血气和"仍以脉知之。脉平则血气和,故以脉判定针灸疗效,"以平为期"。"脉平"曰"气至",故刺气穴"谷气至乃止",刺脉输脉气和乃止。

对于针灸疗效评价的"以平为期",今天针灸人的理解普遍不到位,临床上重视不够。考虑到针灸的后效应,所谓"以平为期"应理解为经针灸治疗原本或盛或虚的不和之脉趋于平和,而非达到平衡点,对此《终始》说得很明确"所谓气至而有效者,泻则益虚,虚者脉大如其故而不坚

也""补则益实,实者脉大如其故而益坚也"。至于针刺调脉至平到什么
程度合适,还要根据不同的病症具体考量。命题 5-29 提醒人们针灸治疗
不可急于求成,只要确定启动了机体的自修复功能,你所要做的便是维
持这种状态,让机体自己完成整个修复过程,即**"无代化,无违时,必养必
和,待其来复"**,任何一种治疗都比不上机体自我自动的修复机制的"恰到
好处"。过度干预往往适得其反或留下后患、隐患。针灸人应当懂得:"速
效"并不总是必要,不同的病不同的病人,其修复的时间不同,不能强求
一律。

考虑到针灸的后作用,一般针灸中"平"七八成即可,特别是久病体
虚更须缓图不可急攻,所谓"大积大聚,其可犯也,衰其大半而止,过者死"
(《六元正纪大论》);小儿反应灵敏,病情变化很快,针灸治病更不可过。

第 3 节　设 方 模 式

"设方"是最能反映针灸诊疗优势和特色的一个环节。如果说从诊法
上还不足以把针灸与方药显著区别开来的话,那么在设方这一环节上,二
者之间的区别一目了然:

关脉浮,腹满不欲食。浮为虚满,宜服平胃丸、茯苓汤,生姜前胡汤,针
胃管,先泻后补之。

关脉滑,胃中有热。滑为热实,以气满故不欲食,食即吐逆。宜服紫菀
汤下之,大平胃丸,针胃管,泻之。

关脉弦,胃中有寒,心下厥逆,此以胃气虚故尔。宜服茱萸汤,温调饮
食,针胃管,补之。

关脉弱,胃气虚,胃中有客热。脉弱为虚热作病,其说云有热不可大攻
之,热去则寒起。正宜服竹叶汤,针胃管,补之。

关脉沉,心下有冷气,苦满吞酸。宜服白薇茯苓丸,附子汤,针胃管,
补之。

关脉迟,胃中寒。宜服桂枝丸,茱萸汤,针胃管,补之。

关脉实,胃中痛。宜服栀子汤,茱萸乌头丸,针胃管,补之。

关脉牢,脾胃气塞,盛热,即腹满响响。宜服紫菀丸,泻脾丸,针灸胃管,泻之。

关脉洪,胃中热,必烦满。宜服平胃丸,针胃管,先泻后补之。

——《脉经》卷二

从此篇给出的实例中可以清楚看出针灸方两个要素——刺灸处和补泻,选穴依据病位,补泻依据脉象。而在微针没有发明,"虚实"概念没有确立之前的漫长时间内,针刺不讲补泻,或者说只讲泻而不言补。也就是说对于针灸方而言,最核心的成分是刺灸处,而确定刺灸处只需知病位所在。比如《脉经》这一篇所示:只要确定病位在"胃"或"心下",不论什么病,不管什么症状——只要是针灸的适应证,针灸设方可皆取胃脘穴。在今天针灸人眼中极为复杂难以把握的针灸设方竟然如此的简单。那么,针灸设方又是从什么时候,因为什么原因变得越来越复杂,越来越难以把握的呢?

通过对痈疽的诊疗积累经验,总结规律再上升为理论,是古典针灸学迈出的第一步,从痈疽病的诊疗看古人对"病所"的认识的演化过程,能够在一个足够长的跨度内看清整个演变过程的完整轨迹。

第一阶段,在脉诊没有发现并成为针工之首务的漫长岁月里,病变部位即被视为"病位",针灸治疗也局限于治疗形于外且病变部位局限的病症"痹""积""痈"等。在今人眼中此三者为三种不同的病,而在汉以前被看作同一病的三个不同发展阶段。对于这类以"结""聚""积"为特征的病症,针灸治疗也是刺灸病变局部,反映古人对"病位"最早的直观认识。这一时期针灸设方研究的重点不在"刺灸处"的选择,而在针具和刺法的探索,创用治疗痈疽的专用针具和定式刺法,出现了极为精细的刺痈的操作技术。

第二阶段,脉诊应用于针灸之后至经络学说流行之前。这一时期,脉诊广泛应用针灸诊疗,作为针具的砭石出现纤细的类型,金属针也开始用于针刺治疗,更加精细针具的出现使得刺脉刺输成为可能。在诊脉的实践中,古人发现了一定部位脉象的变化与痈疽的发生及发生部位存在着关联,认识到"有过"之脉处为痈疽受病处和主病处,于是直接刺"有过之脉"

以治痈疽,从而赋予了"因病所在刺之"以新的外延。这一阶段针灸设方的空间依然很小。

第三阶段,这一时期,出现了不同的分部理论,特别是其中的经络学说后来居上成为指导针灸设方的主流学说,脉诊与经脉学说结合出现"十二经脉标本诊"(早期为"十一经脉标本诊")。在这一时期的初期,其针灸设方与第二阶段差别不大,依然是诊有过之脉以定病位,刺灸有过之脉以为方,而遍诊法的式微标志着这一设方模式的衰落。随着经脉与当时已经发现的有固定部位的"经俞"以及脏腑之间建立起关联,同一经脉有上输,有下输;下输又由一衍化为五;经脉所属的脏腑也有上输有下输,又有前募和后输,这样一来,即使确定了病症所在之经脉,也因刺灸处有太多的选择而使得设方具有了多种可能性,或者说不确定性。而且,随着归属于经脉的"经俞"数量不断增加,设方的复杂性也不断增大。

在第一阶段,针灸方无须设计,也无法设计;第二阶段,针方设计的空间很小;及至第三阶段,分部理论体系形成,但没有整合成一体化的体系,不同的分部理论有不同的设方模式,这时设方有太多的选择而变得难以把握。故本节重点讨论第三阶段的设方模式,即循部设方模式和通用方的设计。

需要提醒的是,尽管第三阶段的循部设方成为针灸设方的主要模式,但切不可因这种类型的针方大量载录于《黄帝内经》而忽略了第一阶段和第二阶段设方模式存在的意义。事实上,基于刺痈肿经验总结的"针至病所"刺法在其优势病症的诊疗中不可替代的地位,即使是在经络学说最盛行的年代也不曾被撼动。例如第一阶段以病症所在"针至病所"的设方理念在积聚痈疽的诊疗中仍有明显的优势;而第二阶段,基于诊有过之脉知受病处刺主病之脉的原则所形成的诊血脉刺结络治则历千年而不衰,作为一种很早的设方模式,不仅被写进了针灸治疗大法,而且在所有治疗方案中作为优先实施的操作被反复强调,一直不间断且几乎不走样地传承着,在第二阶段设方模式的生存空间被极度挤压的背景下,顽强地宣示着其存在的合理性和不可替代性。只是,在经脉理论形成并广泛应用之后,多与经脉理论结合应用,多作为经络理论指导下阶段三实施的前奏——为远道脉输针方开通道路。

不难看出,"因病所在刺之"选穴原则一直没有变,而对"病所"的认识不断深化,通往病所的路径也不断延伸。但不管分出多少路径,延伸多么远,它的原点和根都定位于"因病所在刺之",也就是说,你所选择的刺灸部位一定要与"病所"有直接或间接的关联。而古人构建的各种"分部理论"正是为这种"关联"提供理论支撑。经络学说之所以能在诸多分部理论中脱颖而出,迅速成为主流学说,正是因为它提供了多重"间接关联"的路径。

关于以上三个阶段因对"病所"认识的演化而导致的针灸设方改变的具体细节,详见本节示例一之"痏疽——血气说始终的路标"。

一、循部设方

针灸理论是关于人体"分部"的理论,落实到临床治疗便是"循部取穴",即根据不同的分部理论选穴处方。而按经脉理论循部设方成为《黄帝内经》时代针灸设方的主要模式,主要包括两个维度:其一,诊标本脉确定分部,即所谓"脉之卒然动者,皆邪气居之,留于本末;不动则热,不坚则陷且空,不与众同,是以知其何脉之动也";其二,以十二经脉病候反推病位所在的经脉之部。这也是后世应用最多的针灸循部设方模式。

（一）循经脉脏腑分部

命题 3-39 审于本末,察其寒热,得邪所在,万刺不殆。(L73)

——在经脉标本诊法盛行时,于标本处诊"有过之脉"以知病在何经,且以有过之脉为主病之脉,刺或灸其处以治其病,是为针灸设方的常规模式。例如"臂阳明有入頄遍齿者,名曰大迎,下齿龋取之。臂恶寒补之,不恶寒泻之。足太阳有入頄遍齿者,名曰角孙,上齿龋取之,在鼻与頄前。方病之时其脉盛,盛则泻之,虚则补之。足阳明有挟鼻入于面者,名曰悬颅,属口,对入系目本,视有过者取之"(《寒热病》)等,皆其设方实例。

命题 3-47 察其病形,以知其何脉之病也。(S36)

——"十二疟者,其发各不同时,察其病形,以知其何脉之病也"(《刺疟》)。由此可知,《刺疟》所录经脉、五脏之疟的刺方,其定"病位"设方的方法是以特定的病症"以知其何脉之病也",而不是通过诊十二经"有过之脉"以知病在何经也。

证明:基于针灸总治则"守经隧调血气",针灸设方首先须知何脉血气不和——"病位"在何经。在经脉"标本诊法"盛行时,诊标本之脉盛衰以知病在何经,取有过之脉调血气令和以治其病,故曰"审于本末,察其寒热,得邪所在,万刺不殆";而当标本诊法衰落后,则主要根据经脉病候以知病在何经,故曰"察其病形,以知其何脉之病也"。另参见第 3 章第 4 节该命题的证明。

基于这两种设方模式的针灸方,在《黄帝内经》中皆可见大量的实例:

小肠病者,小腹痛,腰脊控睾而痛,时窘之后,当耳前热,若寒甚,若独肩上热甚,及手小指次指之间热,若脉陷者,此其候也,手太阳病也,取之巨虚下廉。(《邪气藏府病形》)

三焦病者,腹气满,小腹尤坚,不得小便,窘急,溢则水,留即为胀,候在足太阳之外大络,大络在太阳少阳之间,亦见于脉,取委阳。(《邪气藏府病形》)

膀胱病者,小腹偏肿而痛,以手按之,即欲小便而不得,肩上热,若脉陷,及足小指外廉及胫踝后皆热,若脉陷,取委中央。(《邪气藏府病形》)

胆病者,善太息,口苦,呕宿汁,心下澹澹,恐人将捕之,嗌中吤吤然,数唾,[候]在足少阳之本末,亦视其脉之陷下者灸之;其寒热者,取阳陵泉。(《邪气藏府病形》)

——以上六腑病,皆依据标本脉之坚陷及皮肤之寒热,结合病症,即察"其脉应与其病形"(《热病》),以定其病位所在之经脉脏腑分部,设方则取六腑下输——合输,并视标本脉虚陷者即灸其陷脉也。

癫疾始作,先反僵,因而脊痛,候之足太阳、阳明、太阴、手太阳,血变而止。治癫疾者,常与之居,察其所当取之处。病至,**视之有过者泻之**。(《癫狂》)

古人根据长期、近距离对癫狂病人发病全过程的大样本细密观察,发现癫病异常脉动的高发脉位为:足太阳、阳明、太阴、手太阳,发病时观察此四处脉位,若见脉"动"即为有过之脉,即取其脉针泻之——"视之有过者泻之"。

狂始发,少卧不饥,自高贤也,自辩智也,自尊贵也,善骂詈,日夜不休,治之取手阳明、太阳、太阴、舌下少阴,**视之盛者皆取之;不盛,释之也**……狂而新发,未应如此者,先取曲泉左右动脉,及盛者见血。(《癫狂》)

——"视之盛者皆取之;不盛,释之也"是对"视之有过者泻之"治则的进一步说明。同时,此方又对这一原则的应用给出补充说明——病初期未见明显"脉应"的治疗思路。

上热下寒,**视其**虚脉而陷之于经络者取之,气下乃止,此所谓引而下之者也。(《刺节真邪》)

大热遍身,狂而妄见、妄闻、妄言,**视足阳明及大络取之,虚者补之,血而实者泻之**。(《刺节真邪》)

——以上两方都是"视之盛者皆取之;不盛,释之也"设方原则的典型实例。

颠痛,刺手阳明与颠之盛脉出血。(《杂病》)

颠痛,刺足阳明曲周动脉见血,立已;不已,按人迎于经,立已。(《杂病》)

——这两条可以合并为一首经方,同样适用于"视之盛者,皆取之,不盛,释之也"。如果阳明脉上下都"不盛",就要在其他不常见的脉处探察"盛者";如果诊经脉皆"不盛",则病不在经而在络,或有可能不是针灸的适应证。

心痛引腰脊,欲呕,取足少阴。

心痛,腹胀,啬啬然,大便不利,取足太阴。

心痛引背不得息,刺足少阴;不已,取手少阳。

心痛引小腹满,上下无常处,便溲难,刺足厥阴。

心痛,但短气不足以息,刺手太阴。

——《杂病》

——以上五方皆据症状所携带的"分部"信息,辨识病在何部,从而将"心痛"辨属于五个不同的分部,设立五个不同方——循部设方。

小腹满大,上走胃,至心,淅淅身时寒热,小便不利,取足厥阴。

腹满,大便不利,腹大,亦上走胸嗌,喘息喝喝然,取足少阴。

腹满食不化,腹向向然,不能大便,取足太阴。

厥,挟脊而痛者,至顶,头沉沉然,目䀮䀮然,腰脊强,取足太阳腘中血络。

厥,胸满面肿,唇漯漯然,暴言难,甚则不能言,取足阳明。

厥气走喉而不能言,手足清,大便不利,取足少阴。

厥而腹向向然,多寒气,腹中榖榖,便溲难,取足太阴。

——《杂病》

——以上诸方皆是"察其病形,以知其何脉之病"设方模式的典型实例。最早明确读出《黄帝内经》这一设方深意的是《针灸甲乙经》的作者,试举该书卷八第一下条文如下:

寒热,胸背急,喉痹,咳上气,喘,掌中热,数欠申,汗出,善忘,四肢厥,善笑,溺白,列缺主之。

寒热,唇口干,喘息,目急痛,善惊,三间主之。

寒热,颈疬适,咳,呼吸难,灸五里。左取右,右取左。

寒热,颈疬适,肩臂(痛)不可举,臂臑主之。

寒热,颈颔肿,后溪主之。

寒热,善呕,商丘主之。

寒热,颈肿,丘墟主之。

寒热,颈腋下肿,申脉主之。

寒热,痠痟,四肢不举,腋下肿,马刀瘘,喉痹,髀膝胫骨摇酸,痹不仁,阳辅主之。

寒热,痹,胫不收,阳交主之。

寒热,腰痛如折,束骨主之。

寒热,目䀮䀮,善咳喘逆,通谷主之。

寒热,善唏,头重足寒,不欲食,脚挛,京骨主之。

寒热,篡反出,承山主之。

寒热,篡后出,瘛疭,脚腨酸重,战栗不能久立,脚急肿跗痛筋足挛,少腹[痛]引喉嗌,大便难,承筋主之。

待熟读之后,你会突然发现在《针灸甲乙经》中大量出现的这种类型条文前面的"寒热"等病症名可以被置换为多种不同的病名。从中可以真切地感受到:针灸输穴治疗的不是一个个病,而是被不同分部理论"标记"携带"分部"信息的特异症状,临证时只要见这些症状,并且能准确读出其携带的"分部"信息,即可确定病位的分部所在,接下来便是按部设方,环环相扣。应当说这是皇甫谧最大的贡献之一——将隐含在《黄帝明堂经》与《素问》《灵枢》的设方规律凸现出来,并给出具体的示范。确立了以经脉、脏腑分部设方的理论框架,成为后世针灸设方的主体模式。

(二)循四肢本部

"循四肢本部"本可以并于"循经脉脏腑分部"讨论,之所以独立出来专门论述,主要在于这一分部在针灸治疗上具有极为特殊的意义,依据不同的分部理论确定"病位"所在,最后设方落实到刺灸处的选择时,大多不约而同地在这一地带会聚。

命题 5-31　皮之部,输于四末。肉之柱,在臂胫诸阳分肉之间,与足少阴分间。血气之输,输于诸络,气血留居,则盛而起。(L59)

——这一命题明言皮肉脉筋骨五体之三的刺灸处落在或主要落在了四肢部。

命题 5-32　荣输治外经,合治内府。(L4)

——经脉、脏腑之病皆取本输治之。

命题 5-33　治藏者治其输,治府者治其合。(S38)

——脏腑之病皆可取其下输治之。

命题 5-34　五藏有疾,当取之十二原,十二原者,五藏之所以禀三百六十五节气味也。(L1)

——四关十二原者主治五脏之病。

命题 5-35　太阳藏独至,厥喘虚气逆,是阴不足阳有余也,表里当俱泻,取之下输。阳明藏独至,是阳气重并也,当泻阳补阴,取之下输。少阳藏独至,是厥气也,跷前卒大,取之下输;太阴藏搏者,宜治其下输,补阳泻阴。一阳(二阴)独啸,少阳(阴)厥也,宜治其经络,泻阳补阴。一阴至,厥阴之治也,治在下输。(S21)

——此言三阴三阳经脉之病皆可取其下输治之。

证明:详见第 4 章第 5 节命题 4-36 至 4-41。

在身体观中已论身体大输要穴所在的基本条件,符合最多者四肢本输也。虽然经脉、脏腑皆有上输有下输,但在设方治疗则多取其下输也,因为下输乃经脉之本输,又为"阴阳之会者,此气之大络也",具有调节经脉、脏腑整体功能的作用。《九针十二原》论十二经脉、十五络脉"二十七气所行,皆在五输也",故针灸设方独重之,针工共知之,以至于在《黄帝内经》针方之"输"不标注具体部位者,几乎都指"下输""本输",此乃当时针工所共知,乃至粗工都熟知共守,故不必标注也。

循经脉四肢分部设方最简明的是《终始》篇所述据人迎寸口脉诊十二经脉之虚实,并据表里经的虚实多少补泻相应的四肢本输以调阴阳令平,其表里经的补泻原则为"阴盛而阳虚,先补其阳,后泻其阴而和之。阴虚而阳盛,先补其阴,后泻其阳而和之",诊分部、立治则、取经脉本输调虚实环环相扣。然而,在《黄帝内经》及后世医籍皆未见临床应用的实例,提示这一设方模式的理论还没有完成"诊-疗一体"的双重检验。

(三)循三焦分部

命题 5-36　三焦者,原气之别使也,主通行三气,经历于五藏六府。原者,三焦之尊号也,故所止辄为原。五藏六府之有病者,皆取其原也。(《难经·六十六难》)

推论 5-36　病在五脏六腑者,调三焦。

——"夫脉者,血之府也"(《脉要精微论》),病在血调之脉;三焦为五脏六腑之府,则病在五脏六腑可调"三焦"。调脉者调其输,三焦也有输、原、治,调之以治五脏六腑之疾也。

命题 5-37　三焦者,水谷之道路,气之所终始也。上焦治在膻中,中焦治在脐傍,下焦治在脐下一寸,故名曰三焦,其府在气街。(《难经·三十一难》)

——作为针灸部位,上中下三焦之"治"与脏腑之"募"与膈肓之"原"的意义相同,甚至三者所代表的穴位也多有重叠之处:上焦之"治"与"膈之原""心之募"对应,"中焦之治"与"大肠之募"对应,"下焦之治"与"肓之原""三焦之募"对应。

命题 5-38　寸主射上焦,出头及皮毛竟手;关主射中焦,$\boxed{腹}$及腰。尺主射下焦,少腹至足。(《脉经》卷一)

——"关主射中焦、腹及腰",未经宋人校改的《孙真人千金方》无"腹"字,敦煌卷子《平脉略例》同。即:寸脉之上部 = 上焦 + 头、皮毛、手;中部 = 中焦 + 腰;下部 = 下焦 + 少腹至足。

证明:基于公理 12-2"[视]其病所居随而调之",则病在三焦调其输以治之;又知三焦是体内最大的虚空,为气之原、气之道,又为五脏六腑之府,故可统治气病、脏腑病,以及三焦脏腑之外应的病症,因而具有最广的治疗域。

循三焦分部设方,诠释了一个极为重要的命题——虚空皆有所藏,调虚空之输可治其所藏之病,故治三焦之输可治其所藏脏腑之病也。

三焦分部虽可归属于横向分部,但却是独立程度最高的分部理论,有独立的诊法、独立的穴法和独立的刺法。《脉经》载有以寸脉三部以诊三焦之疾的专用诊法;三焦募穴采用独特的长针"募刺法";而属于三焦的输穴则构成了一个完整的体系——包括膈肓之原、脏腑之募、三焦之募、上中下焦之"治";五脏十二原;六府合输;血海、气海、冲脉上下输。

需要说明的是,脏腑之原又分上下,其中脏之上原即膈、肓之原,五脏之募,下原即下出于手足五脏之原;腑之上原即六腑之募,下原即出于肘膝处的六腑下输。依此推之,三焦之募亦当有相对应的下输,据血海、气海、冲脉之上下输,参照《胀论》治疗五脏六腑之胀取穴,可推知三焦之下输乃"三里""巨虚上廉""巨虚下廉",与胃肠之下输相合。这样在输穴体系的构建上,总结出了针对脏腑之膜的针刺部位——十二募穴,与之前发现的"膈之原""肓之原"共同构建了脏腑募、原系,实现了脏腑之募与背输的对接,以及二者与四肢本输的相合,再加上与四肢五脏之原、六腑下输相合,足以构成一个既独立又完整的输穴体系。

在三焦膜-原学说中,脏腑分而为五脏六腑,对每一脏或腑之病,可分别取其募或下输治之;合则为一,皆在三焦之内,故对脏腑之病,特别是多脏腑合病者,可径取三焦之募,或远取下输足三里、巨虚上下廉。可见,在三焦膜-原学说构建的关系网中,同一脏或腑既可以是局部,也可以是整体,因而治疗三焦病症,可根据需要调节不同层级的局部-整体关系。在这里,古典针灸学的动态整体观得到充分的体现,并在选穴设方的诊疗实践中得到自然而有效的巧妙应用。

从《针灸甲乙经》五脏六腑胀的针灸诊疗犹可看出三焦分部理论应用的纲要:

心胀者,心俞主之,亦取列缺。

肺胀者,肺俞主之,亦取太渊。

肝胀者,肝俞主之,亦取太冲。

脾胀者,脾俞主之,亦取太白。

肾胀者,肾俞主之,亦取太溪。

胃胀者,中脘主之,亦取章门。

大肠胀者,天枢主之。

小肠胀者,中髎主之。

膀胱胀者,曲骨主之。

三焦胀者,石门主之。

胆胀者,阳陵泉主之。

五藏六府之胀,皆取三里。三里者,股(胀)之要穴也。

五脏六腑之胀的针灸选穴设方思路有二,其一,各取脏腑募或输或原或六腑下合输;其二,独取三焦下输"三里"以统治"五脏六腑之胀"。依前一设方模式推之,则还有以下的设方——心肺之胀取以上焦之"治";脾胃肝胆之胀取以中焦之"治";肾膀胱之胀取以下焦之"治"。

二、通用方

所谓"通用方"是指通治周身一部或多部,乃至全身各部之疾的针灸方。通用方乃古人基于对身体局部与整体关系的深刻认识,活用分部理论的经验结晶,是古典针灸设方的一个极其重要的环节,如能知其原理,举一反三,将极大提高针灸设方的水平,提高针灸治病的有效率。

一穴一方可以通治一部乃至全身各部之病的理论基础在于:人体的分部是分层分级的,每一层分部大多存在一个控制其整体的"总输",低一层分部的所有输穴都受上一层分部的"总输"控制,而位于顶层分部的"总输"则能控制周身各部。可以通过自来水的分级控制开关来直观理解人体分层分部中复杂的局部与整体间的关系:一家可有多个自来水控制开关,每个开关只控制一个具体区域的水流;同时还有一个总开关可以控制家里所有开关。此外,每个单元、每个楼层、每栋楼、整个小区都分别有总开关,低一层的所有开关总是受上一层总开关的控制。

除了身体不同分部有通用方外,常见的病症的治疗往往也有通用方,针对病的通用方主要基于对该病病机的准确把握设方。

从某种程度上可以说,经俞的发现就是古人不断发现总结通用方的产物,那些临床应用最多的大输要穴更是如此。在"因病所在刺之"的初级阶段,一个器官组织的"刺灸处"理论上可以无限多,经过千针万刺的实践,古人发现治疗某脏器的所有刺灸处中往往有一个或几个作用强度最高,作用范围最广的刺灸处。例如病在胃刺胃,随病痛所在而刺理论上有无限多的刺灸处,后来古人将胃按其位置分成上中下三部,每一部各有一最佳刺灸处——上脘、中脘、下脘,例如凡是胃上部的病痛,不论在何处,皆可刺灸上脘治之;随着经验的不断积累,古人又发现,在上脘、中脘、下脘三者中,中脘的作用更强,作用范围也更广,胃病不论在上部、中部、下部,皆可取中脘一处治之,此穴即被确定为主控整个胃的"总输"——胃之募,即治疗胃病的通用方。

又如十二经脉,每一经皆众多脉输,其主病之分部大小各有不同;后发现位于固定诊脉处的标输本输可统治整个经脉的病症,而标输本输之中又以本输作用范围更广,此即治疗经脉病症的通治方。

可见,通用方针灸人其实常常应用,只是不自觉而已,也就谈不上举一反三,设计、试用更多更好的通用方,以应对临床错综复杂的病症。

命题 5-39 从腰以上者,手太阴阳明皆主之;从腰以下者,足太阴阳明皆主之。(L9)

命题 5-40 上部天,两额之动脉;上部地,两颊之动脉;上部人,耳前之动脉。中部天,手太阴也;中部地,手阳明也;中部人,手少阴也。下部天,足厥阴也;下部地,足少阴也;下部人,足太阴也。故下部之天以候肝,地以候肾,人以候脾胃之气;(中部)天以候肺,地以候胸中之气,人以候心;(上部)天以候头角之气,地以候口齿之气,人以候耳目之气。(S20)

推论 5-40　三部九候各诊脉处皆为主治各部之通用方。

——根据"诊-疗一体"的规律,诊脉之处也即刺灸治疗该脉所诊病症之处,凡有固定部位的诊脉处都演化为"刺灸处"——脉输。

命题 5-41　气口候阴,人迎候阳也。(L19)

推论 5-41　气口主治六阴脉之疾,人迎主治六阳经之病,气口、人迎合用主治十二经脉之病也。

——基于选取刺灸处公理所阐释的"诊-疗一体"理念,脉之所诊之处即刺灸之处,所治之病也即其所诊之疾。气口既诊六阴之病,则理当主治六阴之病;同样人迎既诊六阳之病,也当主治六阳之病也;二输合用组方则当统治十二经脉病症。

证明:基于公理 12-3"视有过者取之,损有余,益不足",可知脉诊所诊之部亦即该处脉输所治之部。十二经标本脉口诊该经脉病症,则相应的标输本输即为主治该经脉病症的通用方,由此推知三部九候的九处诊脉处亦为脉输,也当为主治相应九处分部病症的通用方。同理,人迎、寸口可用作主治十二经脉病症的通用方。此外,四海、四气街之上下输皆可用作主治相关分部疾病的经典通用方。

试举《黄帝内经》代表性分部通用方如下:

【横向五部通用方】

头上五行行五者,以越诸阳之热逆也。大杼、膺输、缺盆、背输,此八者以泻胸中之热也。气街,三里,巨虚上下廉,此八者以泻胃中之热也。云门、髃骨、委中、髓空,此八者以泻四肢之热也。五藏输旁五,此十者以泻五藏之热也。(《水热穴论》)

——此方主治症虽为热病,但完全可以用作治疗头部、胸部、腹部、四肢部和五脏等五部各类病症的通用方。

【治积通用方】

积于上,泻人迎、天突、喉中;积于下者,泻三里与气街;上下皆满者,上下取之,与季胁之下一寸;重者,鸡足取之。(《卫气失常》)

——此治积通用方完全可以用于治疗胸中、腹部及胸腹部三部所有病症。其中主积在腹部取穴可与前一方主胃中之热方参看——气街,三里,巨虚上下廉,此八者以泻胃中之热也,《海论》所言胃之上下输也为"其输上在气街,下至三里"。

【三焦通用方】

五藏六府者,各有畔界,其病各有形状。营气循脉,卫气逆为脉胀,卫气并脉循分为肤胀。三里而泻,近者一下,远者三下,无问虚实,工在疾泻。(《胀论》)

——《针灸甲乙经》载此方曰"五藏六府之胀,皆取三里。三里者,胀之要穴也"。《胀论》所载原方曰"五藏六府者,各有畔界,其病各有形状",如从各脏腑局部着眼,则当分别设以不同的方,而《胀论》开篇即言明"藏府之在胸胁腹里之内也,若匣匮之藏禁器也,各有次舍,异名而同处",则五脏六腑可以作为一个整体看待,其病可一穴一方治之——取三焦之下输"三里"。又因三焦可以治全身各部之病,故此方亦可用于治疗全身各部之病的总方。

此方除取三焦下输外,还可兼取下焦之"治"——气海,因为上中下三焦之"治"中,以下焦之治为本。

【治众痹通用方】

凡痹往来行无常处者,在分肉间痛而刺之,以月死生为数,用针者,随气盛衰,以为痏数。(《缪刺论》)

——此为循病机而设的针对一个或一类病的通用方。循病机设方的关键在于对病机的准确把握,古典针灸学所言之"病机"不是针工临证现场"辨"得,而是一个时代的针工群体对疾病本质的深刻把握。《黄帝内经》中对于众痹(常见痛症)发病机理的认识正是反映了当时学术共同体的共识——寒留于分肉之间,聚沫为痛,基于这一病机的共识,确立治则,创立专门的针具和刺方,最后设立出通用的针方。作为古典针灸通用方的典范,此方设计思路、检验程序和应用模式上的成功经验很值得今后针灸通用方研究借鉴和推广应用。

【治㿃通用方】

胃不实则诸脉虚,诸脉虚则筋脉(肉)懈惰,筋脉(肉)懈惰则行阴用

力,气不能复,故为軃。因其所在,补分肉间。(《口问》)

——此方所循之病机在于胃不实所致脉虚,筋肉懈惰。治疗的根本在于致谷气实胃气,"太阳(阴)主胃,大富于谷气",针刺致谷气的定式刺法为合刺和三刺法:"合⑳刺者,左右鸡足,针于分肉之间,以取肌痹,此脾之应也",而致谷气的"三刺法"的操作要领即刺至分肉之间,所谓"三刺则谷气至,谷气至而止""已入分肉之间,则谷气出"。可见,病机、针具刺法、刺法的效应环环相扣。

【治疟通用方】

发病前通用方:疟之且发也,阴阳之且移也,必从四末始也,阳已伤,阴从之,故先其时坚束其处,令邪气不得入,阴气不得出,审候见之在孙络盛坚而血者皆取之,此真往而未得并者也。(《疟论》)

发病后通用方:刺舌下两脉出血,不已刺郄中盛经出血,又刺项以下侠脊者必已。舌下两脉者,廉泉也。(《刺疟》)

——方解详见本章示例"例四、疟病——最完整的诊疗程式"。

通用方的意义在于:其一,在病症不典型,病应不明显,不能精准辨病位时,提供一个基础治疗;其二,即使能辨明病位,亦可提供一个背景治疗。

三、设方要略

1. 先去血脉。

——此为最高优先级别的设方原则。

2. 先据病应设方。

——用望诊、触诊方法先察"病应",诊有应穴者则先取应穴,无应穴则根据分部理论设方。设方除了以"病应"为输,还有一种以病应之应为输——使"病应"消除的输,相当于今人所说"有效点""反阿是穴"等。

3. 先取先病者。

4. 先取上一层分部。

——如见多个部位症状,又难以确定出现的先后,例如脾胃肝胆皆有症状,先后难分,难以确定病位是一个还是四个,以及确切的病位在何处,这时可从脾胃肝胆的上一层分部"中焦"或上二层分部"三焦"取穴设方——相当于诊断性治疗。

5. 诊、设方、施治皆无误而不效者,外察血脉,结筋,内诊积,先去结络、结筋,先除积,结去积除再察脉应和病形,重新设方施治。

6. 取穴多少依病位多少。

——无论病症多少,多么复杂,只要判定病位只一处,且血气不和的状态只是单纯偏虚或偏实之一种,则可一穴治之。例如病位在胃,且足阳明脉只是虚或实,则可只取足三里或中脘,补虚泻实即可;如果病在胃,而足阳明脉实,足太阴脉虚,则需要阴阳脉各取一输,补虚泻实,并根据阴阳脉盛衰的程度决定补泻之多少。切记:不依病位多少及血气不和的状态,盲目多取穴,不但无益,有时反而会适得其反。

示例:常见病针灸设方赏析

《汉书·艺文志》经方类著录经方十一家:《五藏六府痹十二病方》三十卷、《五藏六府疝十六病方》四十卷、《五藏六府瘅十二病方》四十卷、《风寒热十六病方》二十六卷、《泰始黄帝扁鹊俞拊方》二十三卷、《五藏伤中十一病方》三十一卷、《客疾五藏狂颠病方》十七卷、《金疮疭瘛方》三十卷、《妇女婴儿方》十九卷、《汤液经法》三十二卷、《神农黄帝食禁》七卷。

从书名可以大致看出其所论病症为:痹、疝、瘅、风寒热、狂癫,另从传世本《通评虚实论》所录扁鹊针方[①]悉为痈疽方来看,《泰始黄帝扁鹊俞拊方》二十三卷所治病症亦当有痈疽,或以痈疽病为主。这些病除去伤科瘛疭,都是《黄帝内经》用很大篇幅或专篇论述的病症,足见这些病症为汉以前针灸治疗最常见的病种。

正是从这几种针灸治疗应用最广的病症中,古人积累了足够多的诊疗经验,进而总结规律,构建出早期的针灸理论,然后推而广之,作为一种普适性的诊疗规律用于指导其他病症的治疗。

从这几种病症的针灸诊疗中分析古人的设方思路和模式,最能反映古典针灸学特点,最能展现针灸设方模式发生发展轨迹。

[①] 存方五首,其体例特征与老官山出土扁鹊针方《刺数》如出一辙。

例一、痈疽——血气说始终的路标

《战国策》曰"人之所以善扁鹊者，为有臃肿也"，由此可知：痈疽，是扁鹊针灸最早探索并以此闻名的病种，正是在这片针灸开垦的"处女地"上，以砭启脉刺痈的实践耕耘出早期视脉诊血的脉诊——"所以贵扁鹊者，非贵其随病而调药，贵其擘息脉血，知病之所从生也"（《淮南子·泰族训》卷二十），形成了"血脉行血""诊脉脉血"的认识，构建了早期的血气说——"血脉理论"。并基于此探索出了刺痈的针具和相关刺法规范——"用砭启脉者必如式，痈肿有脓则称其小大而为之砭"（马王堆帛书《脉法》），确立了"因病所而刺"的治疗原则。其设方模式则经历了三个不同的演变阶段：随痈疽所在而刺之；诊有过之脉即取之；辨经脉分部取经俞。

最新医学考古发现老官山汉墓出土医籍扁鹊论砭刺痈疽的治疗原则曰："石疽，太上石神，石神必已，其次石血，石血得分，其下石农（脓），石农（脓）十一活"，由此可判定，《史记·扁鹊仓公列传》仓公所受之扁鹊医籍《石神》很可能即是砭刺痈疽的专书，可见最晚在汉初，针刺治疗痈疽已经达到相当高的水平。从《官针》将原本砭石治疗痈疽的法则转换为针刺治疗百病的通则冠于篇首也不难看出，针灸治疗痈疽的经验成熟更早，并最先进入技术标准化阶段，为后来的刺法通用标准的制订奠定了基础。

针灸的第一针刺在痈肿，成为"针至病所"刺法光顾的第一类病，随着经络学说强势崛起和迅速延伸，"针至病所"刺法的领地不断丢失。最后固守"针至病所"刺法阵地不失的竟然还是针灸最初介入的痈疽积聚类病，特别是由"以砭启脉"一路而来的刺结络的"解结法"更是在历次重大的理论变革中都受关注，历千年而不变地一直传承至今，成为见证古典针灸刺法和治则演变过程的"活化石"！

《黄帝内经》集中体现扁鹊痈疽诊治思想的专篇为《痈疽》；辑录扁鹊治痈针方者为《通评虚实论》。《黄帝内经》以下保留扁鹊治痈方论最多的为《刘涓子鬼遗方》一书。此书现存版本较差，当参看《千金翼方》《医心方》所引该书文字。

针灸治疗该病的优势主要体现在早期和恢复期，至于脓成之后的切开排脓,针灸较之今日西医已经不占优势。

(一) 诊法治则

诊法一:诊脉输法

□至为汗不出而发其心输,输不盈,心主不实,不可石也。(老官山出土汉简94)

——可以看出,此乃《刘涓子鬼遗方》所传扁鹊诊痈疽脉法"按脉口之起陷诊痈法",以及《太平圣惠方》所载"诊输募隆起隐痛辨痈疽法"的前身。

诊法二:按脉口之起陷以诊痈之所在

今以《千金翼方》卷二十三引《刘涓子鬼遗方》原文为主,并参照《医心方》《诸病源候论》二书引文校正如下:

手心主脉有肿,痈在股胫。

手阳明脉有肿,痈在腋渊。

胁少阳脉有肿,痈在颈。

足少阳脉有肿,痈在胁。

腰太阳脉有肿,交脉属于阳明,痈在颈。

尻太阳脉有肿,痈在足心、少阳脉。

股太阳脉有肿,痈在足太阳。

肩太阳、太阴脉有肿,痈在胫。

头阳明脉有肿,痈在尻。

以上这些不同部位的"脉",既是诊脉处,也是刺灸处。虽然从现知的扁鹊医籍佚文中未见关于这些"脉"的具体部位,但可以根据扁鹊医学诊脉处的一般规律给出基本判断:位于同时期扁鹊经脉循行描述中的所"出"之处,以及经脉的起始、终止处。

诊法三:诊脏腑输募之微起隐痛以辨痈与疽

凡五藏六府募,中府隐隐而痛者,肺疽也;上肉微起者,肺痈也。巨阙隐隐而痛者,心疽;心上肉微起者,心痈也……关元隐隐痛者,小肠疽也;上肉微起者,小肠痈也。右验其人所慕(募),依据此候,审定痈疽浅深,病从何府藏发,先曾食何乳石,又验其气虚实,参详而疗之。(《太平圣惠方》卷六十一)

诊法四：辨胸中痈疽法

胸中痛短气者，当入暗室中，以手中指捺左眼，视若见光者，胸中有结痈。若不见光者，是瘭疽内发出也。（《备急千金要方》卷二十二）

治则一：

石疽，太上石神，石神必已，其次石血，石血得分，其下石农（脓），石农（脓）十一活。（老官山出土汉简）

——"治身，太上养神，其次养形"（《淮南子·泰族训》卷二十），"凡刺痈邪无迎陇"（《刺节真邪》）。

从笔者对古人早期治疗痈疾的方法的实验来看，疗效之显著、重复性之高真超出想象——没有治疗或接受过痈肿早期针灸治疗的人真难以相信。足见扁鹊治痈"石神必已"的自信来自大量临床经验的支撑。扁鹊早期治法主要在痈形未显时，诊察相应脉位脉形的改变，取有过之脉而刺。如果未诊得明显的"有过之脉"，可于所过痈邪之经脉远端或背部寻按血络、结络，用解结法刺之；或寻按微凸起的大输要穴以毫针泻之，灸之亦佳。如果未寻得血络、结络或"应穴"，笔者的经验是：在色未变痛未甚时，刺风门、风府或大杼解表即可；肤表有变、痛显时，可于痈痛之外用分刺法泻之，针尖朝病所；又可于痈肿所过之经脉取原穴泻之，井穴刺血一滴。或者在痈肿的周围选一二处刺出血一滴，另于原穴针泻之亦可。若按横向分部理论设方，则痈肿在上半身：刺于肘窝寻"血络"刺血，无血络则刺尺侧络脉出血（即《黄帝内经》尺泽处）；痈肿在下半身：刺腘窝"血络"出血，无"血络"则刺委中出血；痈肿在头面：刺耳尖或百会出血。

治则二：

夫痈气之息者，宜以针开除去之，夫气盛血聚者，宜石而泻之。（《病能论》）

——病在表在气治以针刺，病在里在血治以砭石。

（二）针具刺法

【针具】砭石、铍针、锋针

——"刺痈者用铍针"（《刺节真邪》）。

——"五曰铍针，取法于剑锋，广二分半，长四寸，主大痈脓，两热争者也"

（《九针论》）。

——"故东方之域……其病皆为痈疡，其治宜砭石，故砭石者，亦从东方来"（《异法方宜论》）。

黄帝曰：其已有脓血而后遭乎，不导之以小针治乎？岐伯曰：以小治小者其功小，以大治大者多害，故其已成脓血者，其唯砭石铍锋之所取也。（《玉版》）

【定式刺法】赞刺、刺胃痈法；火针法

刺法一：赞刺

赞刺者，直入直出，数发针而浅之出血，是谓治痈肿也。（《官针》）

刺法二：刺胃痈法

微按其痈，视气所行，先浅刺其傍，稍内益深，还而刺之，毋过三行，察其沉浮，以为深浅。已刺必熨，令热入中，日使热内，邪气益衰，大痈乃溃。（《上膈》）

——后世发明的通治瘤病的专用刺法"留气法"即源出于此。详见第4章"刺灸处与刺灸法——血气的开关和调控"。

刺法三：火针法

有脓便可破之。所破之法，应在下递上破之，令脓得易出，用铍针，脓深难见，肉厚而生者用火针。（《刘涓子鬼遗方》卷四）

——燔针法："董遑曰燔大癥积用三隅针，破痈肿皆用铍针，量肿之大小之宜也"（《医心方》卷二）。

【出针法】刺痈脓出针时须左右摇针慢出针，即《诊要经终论》所说"刺肿摇针，经刺勿摇"。

——刺脉出血法以及毫针泻法的出针操作都借鉴了这一刺法。

（三）设方实例

【刺灸病所方】

方一：治腐肿者刺腐上，视痈小大深浅刺，刺大者多血，小者深之，必端内针为故止。（《长刺节论》）

方二：《医门方》云扁鹊曰痈肿疔疽风肿恶毒肿等，当其头上灸之数千壮，无不瘥者；四畔亦灸三二百壮。此是医家秘法。小者灸五六处，大者灸

七八处。（转引自《医心方》卷十五）

——此方若用于痈肿初起，灸量不必如此多。

【刺脉输方】

方一：痈不知所，按之不应手，乍来乍已，刺手太阴旁三痏与缨脉各二。（《通评虚实论》）

——手太阴寸口脉、足阳明人迎脉可诊周身之疾，故治痈不知所在取之。而《官针》治"病在皮肤无常处者"，取以镵针于病所，反映的则是早期扁鹊刺痈的经验。

方二：掖痈大热，刺足少阳五；刺而热不止，刺手心主三，刺手太阴经络者大骨之会各三。（《通评虚实论》）

——同样的病症在《痈疽》针方作"发于腋下赤坚者，名曰米疽，治之以砭石，欲细而长，疏砭之"。从方中特别标注的"欲细而长，疏砭之"文字已不难看出，砭石的发展已经走到金属微针的门口；而《通评虚实论》所录扁鹊针方则代之以针刺法且选经脉本输治之，由此可清楚地看出随着"血气说"由"血"向"气"的演变，痈疽针方模式从刺病所向刺脉输方向的演变轨迹。

（四）立说立法

针灸理论的构建、治疗原则的确立、诊疗技术规范的形成是一个长期探索，不断完善的过程，而理论、方法的框架则是基于早期对针灸应用最广泛的几种常见病的诊疗经验的总结。痈疽，作为针灸最早应用的病种之一，其诊疗经验的积累和理论方法的探索对针灸理论框架的构建产生了十分广泛和深远的影响，"血气说"的早期形态、诊脉法、重要的治疗原则、针具和刺法的规范等理论要素和技术规范都能看到明显从痈疽而出的印迹。

【早期治疗的先导】

由于针灸治疗痈疽最有优势，而且至今仍具不可替代优势的是在痈疽的初期和恢复期，正是从这个最早接触的病症中古人真切而深刻地体验到了早期治疗的重要，于是将早期治疗作为痈疽治疗的一个最重要的原则，甚至在刺禁中还专门为痈疽的针刺设立一条特例：

冬则闭塞。闭塞者，用药而少针石也。所谓少针石者，非痈疽之谓也，痈疽不得顷时回。（《通评虚实论》）

——此则特例表明,痈疽的早期治疗是无条件的,刻不容缓。这一特权是古人从大量正反两面的经验中悟得而赋予痈疽针灸治疗的法则。没有这样经验的人很难体会这句话的分量。或正是由于担心后人不理解,在惜字如金的汉以前扁鹊针灸经才反复强调这一治则。

夫痈疽之生,脓血之成也,不从天下,不从地出,积微之所生也。故圣人自治于未有形也;愚者遭其已成也。(《玉版》)

——"夫痈疽者初发如微,多不为急,此实奇患,唯宜速治之,治不若速,病成难救,以此致祸,能不痛哉"(《刘涓子鬼遗方》卷四)。

随着经验的积累,古人将对痈疽早期治疗的认识作为一种普适性的规律应用于其他疾病的治疗,例如《汤液醪醴论》曰:"夫病之始生也,极微极精,必先入结于皮肤。今良工皆称曰:病成名曰逆,则针石不能治,良药不能及也。"

【动态整体的疾病观的先导】

从《痈疽》《百病始生》《举痛论》可知,百病的发生大多有一个共同的起因——寒,痈疽也不例外,其发生发展经历了一个从"痹"到"积"再到"痈"的过程。

帝曰:诸痈肿筋挛骨痛,此皆安生?岐伯曰:此寒气之肿,八风之变也。(《脉要精微论》)

肉分之间,溪谷之会,以行荣卫,以会大气。邪溢气壅,脉热肉败,荣卫不行,必将为脓……大寒留于溪谷也。溪谷三百六十五穴会,亦应一岁。其小痹淫溢,循脉往来,微针所及,与法相同。(《气穴论》)

寒邪客于经络之中则血泣,血泣则不通,不通则卫气归之,不得复反,故痈肿。寒气化为热,热胜则腐肉,肉腐则为脓。(《痈疽》)

黄帝曰:积之始生,至其已成奈何?岐伯曰:积之始生,得寒乃生,厥乃成积也。(《百病始生》)

积聚以留,留则痈成。(《上膈》)

陈延之《小品方》对于扁鹊痈疽论中闪现出的动态疾病观有精辟的阐发:"《经》云寒气客于经络之中,则血气凝涩不行,壅结则为痈疽也。不言热之所作。其成痈久,寒化为热,热盛则肉腐烂为脓也。依经诊候之,由人体中有热,被寒冷搏之,血脉凝涩不行,热气壅结则为痈疽也。是以治痈疽方有灸法者,治其始。其始,中寒未成热之时也;其用冷薄贴者,治其热已成,以消热,使不成脓也。今人多不悟,其始不用温治及灸法也"(《医心方》卷十五)。

基于这种对疾病动态和整体的认识,在痈肿早期可以按痹症设方治疗;在中期按积设方,只有在晚期的治疗才体现出痈疽治疗的特殊规律。后世医家能和扁鹊治痈之心者非针灸家,而是兼通针道的李东垣、罗天益、朱丹溪之辈,其治痈肿初起能随痈疽所发之经脉分野及脉之浮沉虚实设方,其方皆以发表为先,不过一二服而愈。

这一动态整体的疾病观在《举痛论》得到充分的体现,详见本书第 1 章第 5 节之"原始察终疾病树"。

【针灸量化规范的先导】

用砭启脉者必如式。痈肿有脓,称其小大而为之砭。砭有四害:一曰脓深而砭浅,谓之不及;二曰脓浅而砭深,谓之太过;三曰脓大而砭小,谓之敛,敛者恶不毕;四曰脓小而砭大,谓之泛,泛者伤良肉也。(张家山汉简《脉书》)

疾浅针深,内伤良肉,皮肤为痈;病深针浅,病气不泻,支为大脓。病小针大,气泻太甚,疾必为害;病大针小,气不泄泻,亦复为败。(《官针》)

病有浮沉,刺有浅深,各至其理,无过其道。过之则内伤,不及则生外壅,壅则邪从之。浅深不得,反为大贼,内动五藏,后生大病。(《刺要论》)

《官针》篇是《黄帝内经》关于针具和刺法标准的专篇,上引经文作为导言出现于篇首,所论针之深浅与病之深浅相应的治则显然导源于汉简《脉书》痈疽治疗规范,完成了理论从特殊到一般的升级,只不过还能看出从痈疽而来的影子。及至《刺要论》的再加工,已经全然看不出其脱胎于痈疽规范的痕迹。从痈疽出发,能够使针灸理论中许多经多次加工而被抹去的"痕迹"重现,从而使我们今天能更准确理解理论的深层,更客观地评价理解,更自信地按照其自身的规律发展理论。

【针至病所刺法之始终】

在这种理念的指导下,针灸的实践表现为这样的特征:"以痛为输""针至病所",发明精细的针具,锤炼精湛的技法,不断突破禁区令针达到最难达到的病所,去除疑难病症,是当时人心目中针术的最高境界,这在当时的刺法标准专篇《官针》以及针灸操作规范专篇《刺节》反映得淋漓尽致。在这一观念的影响下,当时的"针至病所"刺法得到了空前的发展,达到了裸眼赤手所能达到的技术极限,取得了超越那个时代的辉煌成就。

【同病异治针灸药结合的范例】

在痈疽的治疗中,针灸与方药的结合非常紧密也非常自然,其紧密的程度犹如针与灸一体而不可分一样,这时我们才能理解为何《宝命全形论》要求针工五项基本素质和技能中,"知毒药为真"赫然在列,而且排在第三,位于"制砭石小大"之前;由此我们才能思考自唐以后,针灸与方药分离的现象,并审视重新选择的可能性与可行性。

同是痈疽一病,在不同的阶段,针、灸、药有不同的治疗:初期气积治以气针、温灸和外敷药;中期血聚以砭启脉,所谓"夫痈气之息者,宜以针开除去之,夫气盛血聚者,宜石而泻之,此所谓同病异治也"。晚期脓成,则以铍针、火针排脓,辅以内外用药调养。

【遍诊法应用典范】

传世文献《刘涓子鬼遗方》载录的扁鹊痈疽病诊脉法,是遍诊法应用的范例,不仅是今天考察脉诊发展历史的重要文献,也是打开最新医学考古发现老官山汉墓扁鹊脉书的钥匙。

【"血气说"之始终】

《痈疽》辑录的是扁鹊针灸关于痈疽诊疗的代表作,其中治疗部分反映的是扁鹊痈疽诊疗的早期形态,而篇首篇尾的"血气说"引用的却是最新版本——经脉学说,而且《黄帝内经》论经脉学说一些非常重要的概念仅见于此篇,从而使得《痈疽》成为后世考察经脉学说源流绕不过去的一篇。很可能这部分文字已经《黄帝内经》作者的改编,扁鹊原文或者没有理论部分,或者是"血气说"的早期版本——血脉理论。及至汉代,扁鹊痈疽针灸设方已经遵循当时的主流理论——经脉理论,令人费解的是,改编者没有将血气说的最新版本"植入"到辑录晚期扁鹊痈疽针方中的《通评虚实论》中,而是写在了载录扁鹊论痈疽的早期文献《痈疽》篇。或许在改编者看来,"血气说"的初始版"血脉理论"和升级版"经脉理论"都根植于扁鹊针灸诊疗痈疽的实践经验。最新医学考古发现老官山汉墓出土的扁鹊诊法,特别是传世文献《刘涓子鬼遗方》所保存的扁鹊针灸诊痈疽脉法,让人们强烈地感受到这一可能性的存在。如果阐述人体上下内外远隔联系规律的经脉学说能孕育在以局部治疗为主的痈疽病经验土壤,那么经脉学说在中医土壤中诞生便是一种必然。

例二、痹症——古典针灸学的原点

痹,在不同时期有不同的外延,《黄帝内经》论痹大多以"痛"为主症,而《五藏生成篇》论五脏之积皆名曰"痹",这一用法又见于《史记·扁鹊仓公列传》。《举痛论》也将"痹"和"积"视为同一种病的不同发展阶段,有着相同的病因和病机;痹与积的脉象也相同:"夫寒痹、癥瘕、积聚之脉,皆弦紧"(《脉经》卷八),不难看出,古人在确立"积聚"专用病名之前,曾用"痹"或其他名称 [①] 来表示"积"。寒留溪谷为痹,久痹不已传于内留于募原为积,可见痹为积之始也。《汉书·艺文志》载经方十一家,只言《五藏六府痹十二病方》三十卷,而不见"积"病者,盖以"痹"统"积"也。

痹症是古人很早认识——差不多与痈疽同时被关注,针灸诊疗经验最为丰富和完整的病症,早期的血络诊法、结络刺法,以及后来应用极广的分刺法、缪刺法皆先用于痹症的诊疗,《黄帝内经》强调最多且贯穿始终的针灸治病"先去血脉"的治疗原则也是源出于痹症诊疗经验,另有一些针灸治病的一般性原则也是直接从痹症的治则中移植而来;针灸治疗大法中提及的唯一病症还是痹症;刺法三大类中唯一针对病症的也是痹症——有刺营者,有刺卫者,有刺寒痹之留经者。针具和刺法的标准专篇《官针》所论九种针具及数十种刺法的规范绝大多数是针对痹症而设。现代治痛针法如腕踝针、浮针、皮内针、缪刺法等皆源出于此;经络学说的实践基础——"人体特定部位间远隔联系规律"也是先从痹症的诊疗中发现。马王堆帛书《足臂十一脉灸经》十一脉病症多为痛证,十二经筋病症之总括也皆谓

---

① 老官山汉墓出土医方简载有大量的"瘕"病,其症状的描述实与《黄帝内经》《难经》所言"积"病相合。

之"痹",犹可见经络学说与痹症的血脉相连。足见,痹症对于古典针灸学的理论构建,治则确立,以及技术规范的形成,皆具有极为深远的影响,**在很大程度上可以这样说,理解了痹症的认识过程也就理解了针灸学的形成;掌握了痹症的诊疗技术也就旁通了大多数针灸适应病症的诊疗,成为一个不错的针灸人。**

（一）诊法治则

诊法一：诊血脉法

诊血脉者,多赤多热,多青多痛,多黑为久痹,多赤、多黑、多青皆见者,寒热。(《论疾诊尺》)

——此处"血脉"是病理概念,即"血脉者,在输横居,视之独澄,切之独坚"(《九针十二原》),"血脉者,盛坚横以赤,上下无常处,小者如针,大者如箸"(《血络论》)。

诊法二：诊血络法

凡诊络脉,脉色青则寒且痛,赤则有热。胃中寒,手鱼之络多青矣;胃中有热,鱼际络赤;其暴黑者,留久痹也。(《经脉》)

诊法三：五色诊

五藏六府固尽有部,视其五色,黄赤为热,白为寒,青黑为痛,此所谓视而可见者也。(《举痛论》)

——《邪客》曰"视其血脉,察其色,以知其寒热痛痹",不难看出,在早期的色脉诊中,痛痹是一个被高度关注的诊察要点。

诊法四：诊寸口脉人迎脉

[脉]紧则为痛痹(《禁服》);[脉]大以涩者,为痛痹(《邪客》);脉涩曰痹(《平人气象论》)。

诊法五：经络切诊

切循其经络之凝涩,结而不通者,此于身皆为痛痹,甚则不行,故凝涩。(《阴阳二十五人》)

推论：切循其经筋之紧急,结而不通者,此于身皆为痛痹。

——十二经筋病候皆以"痹"字总括,其治"以痛为输"主要指循按筋急(包括体内筋急)、结筋处的疼痛,例如"其病足下转筋,及所过而结者皆痛及转筋"(足少阴筋),"其病当所过者支痛及转筋"(手阳明筋),"其病当所过者支转筋,筋痛"(手少阴筋),"其病当所过者支转筋痛,甚成息贲,胁急吐血"(手太阴筋)。

治则一:

[脉]盛则为热,虚则为寒,紧则为痛痹,代则乍甚乍间。盛则泻之,虚则补之,紧痛则取之分肉。(《禁服》)

——痹症是针灸治疗总则提到的唯一病症;刺分肉之间的"分刺法"是治疗常见痛症("众痹")的常规刺法。

治则二:

[脉]紧则痛痹……紧则先刺而后灸之。(《禁服》)

——寒凝脉不通者先温通,脉通血行后再依脉据治。

治则三:

久痹不去身者,视其血络,尽出其血。(《寿夭刚柔》)

治则四:

有积者,先去其积;积不痛不可移者,则非针之治也。

治则五:

恶血在于内,若肉(内)伤痛未已,可则(即)刺,不可远取也。(《厥病》)

——恶血在内脉不通者可近刺不可远取。此即"凡治病必先去其血"总则的延伸。

治则六:

血病身有痛者治其经络。其病者在奇邪,奇邪之脉则缪刺之。(《三部九候》)

——身有痛而脉不病、脉症不合及经刺不效者,则治以缪刺法。

(二)针具刺法

【针具】 员针、毫针、圆利针、锋针、长针。

针具九种之五为痹症而设,针灸在痹症的治疗中应用之广,影响之大,由此可见一斑。

【定式刺法】 《官针》所载"九刺""十二刺"和"五刺",绝大多数都是关于痹症诊疗的针术。

关于刺痹定式刺法见于《官针》篇,主要内容已于本书第 4 章介绍,以下补充介绍不见于《官针》篇的刺痹常用刺法:

刺法补一:刺结络法

诸刺络脉者,必刺其结上,甚血者虽无结,急取之,以泻其邪而出其血,留之发为痹也。(《经脉》)

——"结筋"与"结络"皆因于寒而发为痹也,只是一结在"筋",一结在"络"而已。具体到痛痹的针刺治疗,"先去筋急"的优先级应当更高,常常在痹症早期更多见的是"筋急",刺去"筋急"后,就不会再出现"血脉""结络"。

刺法补二:决痛针法之一

凡痛勿便攻之,先以正痛处针之,穴名天应穴,针名决痛针。**针讫以手重按捻之,而随经刺穴即愈**。谓痛捻之发散,荣卫流行,刺之速愈也。(《针经摘英集》)

——此处未言具体的刺法,而从同时代"天应穴"刺法来看,应是卧针平刺或斜刺,与《黄帝内经》"分刺法"相同。这里需特别注意**"针讫以手重按捻之,而随经刺穴即愈"**句,是说刺后须用手重捻按痛处以增强疗效,促进恢复。关于针刺治痛于刺后揉按在《黄帝内经》已有多处示范,至元代针书又再次强调,而今天的针灸人常忽视这一点,反而是干针从业者体会更深。此外,行**"决痛针法"**后,还须**"随经刺穴"**才能真正愈疾,这也是《黄帝内经》的治疗理念——血脉流通之后,须取经脉本输调和血气令和才是真正意义上的"治愈"。**而今能理解这一治则的人更少。**

不定穴:又名"天应穴"。"但疼痛便针,针则卧针,出血无妨,可少灸"(《玉龙歌》)。

从以上两段针法文字不难看出,"决痛针法"在元代重现不是偶然的,因为"沿皮透刺""天应穴"这两个针刺治痛的重要概念都在元代再确认。及至清代以针法见长的李守先解读《玉龙歌》"天应穴"则发前人所未发:

先治周身疼痛多矣,必病人亲指出疼所,即以左大指或食指爪掐之,病人啮牙咧嘴,惊颤变色,若疼不可忍,即不定穴也,即天应穴也。右手下针,疼极必效。(《针灸易学》)

——根据李氏的经验,元代所说的"天应穴"不是一般意义上的"压痛点"或"阿是穴",而是"病人啮牙咧嘴,惊颤变色,若疼不可忍"的痛处才是,并且若刺准"天应穴",病人的反应是"疼极",出现这样的反应,会收到"必效"的针效。对此,今天也是干针从业者的体会比针灸人更深更真。

在中国的李守先之前,朝鲜的针灸太医许任对于"天应穴"也给出了有意义的解读:

手臂筋挛、酸痛:医者以左手大拇指坚按筋结作痛处,使不得动移,以针其筋结处,锋应于伤筋,则酸痛不可忍处是,天应穴也,随痛随针,神效,不然则再针。凡针经络诸穴无逾于此法也。(《针灸经验方》)

经过元明清三代中外针工的解读,可得"决痛针法"操作的完整步骤:

1. 按寻结筋或无结筋仅有高张力区而按之极痛处;

2. 有结筋作痛者,以左手按压固定勿使动移,右手持粗毫针或圆利针贯刺结筋,病人出现"疼极""酸痛不可忍"的反应,即是刺中结筋,则可获"必效""神效"之疗效;若只寻得高张力区而未见结筋,但在高张力区某一点按压,"病人啮牙咧嘴,惊颤变色,若疼不可忍",则以圆利针或粗毫针卧针向最痛点平刺或斜刺;

3. 刺毕,须用手重捻按痛处以增强疗效,再于相关经脉本输处毫针调血气令平以收功。

"决痛针法"中卧针刺最痛点的刺法体现的是《黄帝内经》"分刺法"的操作规范;而贯刺痛性结筋的刺法,虽然在确立"结筋"概念的《诸病源候论》没有载录(该书只录导引方,不载针方及药方),但如上所说其刺法完全可以从《黄帝内经》"结络"刺法导出。

想必,以干针为业的读者读到这里,一定不敢(或不愿)相信:被西方视为"医学针灸"(Western Medical Acupuncture)技术支柱的"干针",除了dry needling 这个名称外,都来自公元 1315—1798 年间的古典针灸刺法"决痛针法"——从适应证到诊断标准;从治疗工具到刺法;从针刺的反应到疗效的评价,一直到针刺后的辅助治疗,皆无出其右也。对此毋庸置疑——只要不存偏见或成见的话。

刺法补三：决痛针法之二

此实为"决痛针法"之一的延伸，只因其延伸超出了《黄帝内经》治痛针法的边界，特另立一法以示区别。

天应穴，但痛处就于左右穴道上卧针刺之。(《窦太师针经》)

运气法，能泻，先直后卧……凡用针之时，先行纯阴之数，若觉针下气满，便倒其针，令患人吸气五口，使针力至病所。此乃运气之法，可治疼痛之病。运气行针好用工，遍身疼痛忽无踪，此法密传堪济世，论金宜值万千钟。(《针灸大成》卷四)

——《金针赋》《奇效良方》《针灸问对》基于元代"决痛针法"稍加变化而形成的治痛定式刺法曰"进气法"，而《针灸大成》又在此法基础上稍加变化曰"运气法"，其主要变化在于，"运气法"不在正痛处进针，而于痛外进针，使气至痛所。

不直刺痛处，而取邻近穴道卧针刺向痛处，虽只是旁开了一步，但这一步却走出了《黄帝内经》治痛针法"分刺法"及其延伸刺法的疆界，是意义非凡的一步。现代的踝腕针法又更进一步突破了"左右"和"邻近"，从腕踝部卧针刺向远处的"天应"痛点、痛性"结筋"或高张力区；浮针则更进一步，直以邻近处，无问左右上下，无问穴道，卧针刺向痛处或高张力区。从元代《窦太师针经》到腕踝针和浮针，三者中七百年间唯一不变皆宗《黄帝内经》分刺之道者为"卧针"，由此刺分肉之间的"分刺法"治疗痛症的有效性得到一次又一次、一次更比一次强的临床证据。

刺法补四：贯刺法

手太阳之筋……其病：小指支……颈筋急则为筋瘘颈肿。寒热在颈者，治在燔针劫刺之，以知为数，以痛为输。其为肿者，复而锐之。(《经筋》)

——"黄帝问于岐伯曰：寒热瘰疬在于颈腋者……去之奈何？岐伯曰：请从其本引其末，可使衰去而绝其寒热。审按其道以予之，徐往徐来以去之，其小如麦者，一刺知，三刺而已"(《寒热》)。

——"疠风者，素刺其肿上，已刺，以锐针针其处，按出其恶气，肿尽乃止"(《四时气》)。

——"针瘰疬,先拄针皮上三十六息,推针入纳之,追核大小,勿出核,三上三下,乃拔出针"(《千金翼方》卷二十八)。

——"针痞块,先将痞根按之,如指大坚硬者,用针频频刺烂,庶块易消"(《针灸大成》卷十)。

从以上所引各家文献所描述的刺法看,《经筋》篇所谓"其为肿者,复而锐之"的刺法,即直刺肿上,刺而复刺之。对于肿块大而硬者,则如《针灸大成》所述"用针频频刺烂"。

从《经筋》具体语境看,"其为肿者,复而锐之"之"肿者"当解读为颈筋急所致之"颈肿"(从其后"寒热在颈者"可判定此指"瘰疬"),但如果只针对一个具体的病症,作者不至于不惜突破全篇结构的规范,在十二经筋病候中独于手太阳病候此症下插入一段治则和刺法,一定有更普适的意义。《黄帝内经》本身已将此刺法用于风肿之治疗,后世医家则有更多的拓展。此刺法实为治疗颈筋急之颈肿、结筋,以及风肿等一切"肿块"的通用刺法,当代应用最多的则为筋急、结筋所致的痛症,东西方流行的"干针法""枝川注射法"(湿针法)等皆是对这一古典刺法的重发现。

(三) 设方实例

《黄帝内经》论痹主要在脉、在分肉之间、在筋,其中最常见的痹症曰"众痹",病在分肉之间,治疗的定式刺法也最多,根据痹症的大小和深浅,采用单针或多针于皮、肉之间——分腠之间与分肉之间操作,故可总曰广义的"分刺法"。又《经筋》《调经论》所述刺筋治痛痹,其刺法直接刺"结筋"及筋急处,所谓"候病所在""以痛为输"。其次是刺脉,多刺"血脉""结络"出血,特别是久痹的治疗。

然而不论是刺分肉之间、刺脉、刺筋,也不论刺毕是否痛止,只要是脉未平,血气未和者,都需要再据脉,以毫针补虚泻实以调之。也就是说,刺分肉、刺脉、刺筋这类随病所在而刺针对疾病"前景"的刺法还不是独立或完整的治疗——这是《黄帝内经》中的一个非常重要的理念,也是为什么在"以痛为输"最有优势的痹症针方中,取经脉本输方的数量更多的原因所在。令人遗憾的是,尽管《黄帝内经》一再强调,而且在一千多年后的元代《针经摘英集》再次倡导,后人,特别是今人眼中还是只有"前景",而看不到毫针补泻调经法在调节血气"背景"上的重要性。

【循经分部方】

心痛引腰脊,欲呕,取足少阴。

心痛,腹胀,啬啬然,大便不利,取足太阴。

心痛引背不得息,刺足少阴;不已,取手少阳。

心痛引小腹满,上下无常处,便溲难,刺足厥阴。

心痛,但短气不足以息,刺手太阴。

——《杂病》

——心痹是古人探索针刺治疗五脏痹的起点,由此而发明的治病心痹的定式刺法"偶刺法"为横向分部理论的构建提供了需求的动力。"以痛为输"是治疗痹症的利器,而在"募刺法"没有成熟并流行之前,"偶刺法"以及循经脉分部取本输仍是具有优势的设方模式。

【刺而按之方】

心痛,当九节刺之,按,已刺按之,立已;不已,上下求之,得之立已。(《杂病》)

——《太素》作"心痛,当九节刺之;不已,刺按之立已;不已,上下求之,得之立已"。

颠痛,刺足阳明曲周动脉见血,立已;不已,按人迎于经,立已。(《杂病》)

腹痛,刺脐左右动脉,已刺按之,立已;不已,刺气街,已刺按之,立已。(《杂病》)

治伤寒结胸者:别使人以手于心蔽骨下正痛处左伴揉之,以毫针刺左伴手少阳经支沟二穴,在腕后三寸两骨之间,坐而侧臂取之。针入二分。次至手厥阴经间使穴即止,名曰双关刺。(《针经摘英集》)

——按有虚按和实按之分,通过按法,达到"分肉解利""卫气通畅"的状态,针前按利于针刺气至;针后按则加强针效。按与不按的确不同,不仅用于痛症,非痛症刺后揉按亦佳。

【动针法】

凡大便不通勿便攻之,先刺气海穴,讫,令人下夹脐揉胃之经,即刺三里穴,觉腹中鸣三五次即透矣。(《针经摘英集》)

凡小便不通勿便攻之,先针关元一穴,讫时,别使人揉少腹,刺三阴交二穴,即透矣。(《针经摘英集》)

手足筋挛蹇涩以圆利针贯刺其筋四、五处后,令人强扶病人病处,伸者屈之,屈者伸之,以差为度,神效。(《针灸经验方》)

可见,现代针刺治痛常用的让病人主动或被动活动的所谓"动针法",最晚在近千年之前(《针经摘英集》所录此二方系辑自宋代许希《针经》)就明确应用于针灸治疗。

关于治疗痛痹的缪刺方,详见本章第 1 节"附:缪刺应用示例"。

(四)立说立法

古人对痹症的探索发现一方面为针灸技术规范的建立做出了巨大的贡献,而另一方面更大的贡献则体现在理论构建上,不仅在古典针灸学理论构建方面成为孕育"经络学说""经筋学说"和"三焦膜-原学说"的胞宫和摇篮,而且对于未来针灸学新理论的构建,乃至更大层面生命科学的创立,都极富启迪意义,启发我们深刻思考以下极有可能引导新发现的问题:

对于"筋急"——肌紧张的针刺治疗,究竟是刺肌肉本身,还是刺肌外疗效更好?是刺"病肌"还是病肌之外?是直刺还是平刺?有效的针刺最终改变了什么?

对于传统针灸和现代医学都提出挑战的浮针,解决的是"脉急"还是"筋急"?

为什么面对当今针灸最有优势的病症面瘫,针灸人不能十分自信?究竟是什么阻挡了我们的自信?如何才能获得如古人那般的自信?

【对构建分部理论的贡献】

古典针灸学所有的理论都是从不同角度关于"分部"的理论,而古人关于痹症诊疗的认识,则是理解"分部理论"的一个绝佳视角。

心痹与横向分部理论。随着古人对疾病认识的目光从外在的形体深入到内脏,并且将已有的形体疾病诊疗经验类推于内脏疾病的诊疗,便将以疼痛为特征的内脏病也视为"痹",而有"心痹""肺痹"等内脏痹症,这时针至病所刺法便无能为力了。于是古人根据心痹、肺痹"心痛引背""胸痛引背"的特征,以及已知的形体之痹"左右相应"的规律,构建了以表治里、左右前后相应的横向分部理论,反映在《官针》篇的则是专治心痹的"偶刺",以及治疗形体痹的"巨刺"。找到了有效的针刺治疗内脏痹的方法并不能让古人满意,他们迫切需要一个解释——横向分部理论便应运而生。

痹症与经脉理论。在痹症的诊疗实践中古人发现了大量这样的现象:一个部位的疼痛往往与另一特定部位的疼痛伴随出现,而且关联的部位存在着明显的上下内外相应的规律性,这种规律不论是在躯体痹还是五脏痹皆存在。古人甚至用一个专门的术语"引"表达痹症这种疼痛上下相应的现象,例如"或心与背相引而痛者,或胁肋与少腹相引而痛者,或腹痛引阴股者"(《举痛论》)。

由此古人认识到五脏之输不仅出于背,而且还应出于"四关",在相应的脉输刺灸可以有效地治疗远隔相关联部位的病症,并总结出相应的定式刺法"输刺""远道刺"。这时,纵向分部理论便水到渠成了,由于人体上下内外关联规律的发现与脉诊密切相关,故最先构建的纵向分部理论为经络学说。经脉理论诞生之后,甚至改变了古人对于痹症的分类——能用经络学说解释的曰"周痹",其他痹症曰"众痹"。

在病机研究上的贡献。古典针灸学所讲求的"病机"不只是为某一针灸人在某一次诊疗指引方向,而是在相当长的时期内为整个针灸人群体在每一次针灸诊疗实践中所遵循。这与当下方药治病每个医生个体诊疗时,根据四诊收集到的病人信息,以"八纲"为模板临时拟定的关于证的"病机"大不相同。病机,实为一个时代学术共同体在把握疾病发生发展规律的基础上,对某一疾病发病机理的认识,反映学术共同体的共识,代表着一个时代的认识水平,绝不是某个人随意轻易辨得。因此,关于病机的认识总是要受到时代和认识水平的限制,总是不断有新的认识。而中国古人两千多年前关于痛证病机的认识,至今从总体上看仍未被超越,依然闪烁着中国古人智慧的光芒。

古人将临床上最常见的一种痛症称作"众痹",在传世本《灵枢》《素问》关于此病机理的阐述为:寒气入经而稽迟,泣而不行,客于脉外则血少,客于脉中则气不通,故卒然而痛;寒气客于脉外则脉寒,脉寒则缩踡,缩踡则脉绌急,绌急则外引小络,故卒然而痛。——这里要特别注意,古人已经认识到,血少和血气不通皆可引起疼痛。

痹症症状千变万化,相应的刺法也最多,只有求得其总病机,针刺治疗才能"极于一"。对此古人进行深入的探索,并显然取得了共识:

寒留于分肉之间,聚沫则为痛。(《五癃津液别》)

风寒湿气,客于外分肉之间,迫切而为沫,沫得寒则聚,聚则排分肉而分裂也,分裂则痛,痛则神归之,神归之则热,热则痛解,痛解则厥,厥则他痹发,发则如是……此内不在藏,而外未发于皮,独居分肉之间。(《周痹》)

——如果查看现代医学关于软组织疼痛机制的描述,你会惊奇地发现,几乎就是对几千年前古典针灸学关于"众痹"(相当于软组织疼痛)病机的翻译。

基于这一对痛痹病机的共识,古人确立了痛痹的治疗原则——"紧痛则取之分肉",基于这一治则创立了员针分刺治疗痛痹的常规治法,又根据寒痹之大小深浅延伸出诸多针对性更强的刺法,临证治疗则有常有变,有方有圆。然万变不离其宗也,《官针》刺痹诸法皆表现出"极于一"的特征——皆刺取皮肉之间。

痹症与纵向分部理论应用域。考察纵向分部理论的皮部、经筋、经脉各层的临床应用,发现皮部的临床应用在于皮痹(浮痹)、久痹,此外皮下部还通治"众痹":

毛刺者,刺浮痹皮肤也……(《官针》)

久痹不去身者,视其血络,尽出其血。(《寿夭刚柔》)

阳明之阳,名曰害蜚,上下同法,视其部中有浮络者,皆阳明之络也,其色多青则痛,多黑则痹。(《皮部论》)

凡痹往来行无常处者,在分肉间痛而刺之。(《缪刺论》)

当代以针刺治痛的针法也都着眼于皮部或皮下。刺皮与刺皮部的区别在于:针至病所的"刺皮"随病所刺之,而纵向分部之"刺皮部"既可以痛为输刺皮部,更可借助于皮部的直接联系而于远隔处针刺。

经筋的临床应用则更加明确——针对筋痹。《经筋》十二经筋病候下皆以十二"痹"字总括。杨上善曰:"十二经筋感寒湿风三种之气所生诸病皆曰筋痹"(《太素·经筋》卷十三)。当代的针灸临床应用依然如此。

也就是说,几千年来皮部、经筋的临床应用没有变化,依然保持着理论构建时的应用域。

病在脉,曾是针灸的唯一应用域,其实在相当长的时期内,古人正是将经脉理论的应用域置于"病在脉"和"病在五藏"这一范畴。至今我们还能在《调经论》非常清楚地感受到古人的这种思维逻辑——如果我们能放下成见或偏见的话。该篇开篇明言"五藏之道,皆出于经隧,以行血气,血气不和,百病乃变化而生,是故守经隧焉"。既认为百病皆因"血气不和"而生,而脉为"血气之府",那么刺脉调经以治百病便顺理成章,故神气血形志(与心肺肝脾肾对应)之有余与不足,不论是调气还是调血皆不离于脉。

至此,经脉理论的应用域超越痹症而至百病,超越形体而达内脏,超越病所而取四末,临床凡表现为远隔部位关联的任何病症,皆取该经本输或标输治之。特别是当刺脉的实践从放血泻热转向补气调气之后,刺脉的范畴也随之得到拓展。

【针具与刺法规范】

《黄帝内经》所载针具规范九针中有五种原本为痹症而设的针具,特别是在针灸学发展史上具有里程碑意义的重大事件——毫针的发明也与痹症的诊疗密切相关。

古典针灸学的刺法标准早在《黄帝内经》之前就出现了,到了《黄帝内经》时代更是从针具、刺法到临床应用形成了针术的标准体系,出现了标准专篇——《官针》《刺节》[①]《长刺节》《九针论》。其中《官针》《刺节》的标准类别相当于今天的针具标准和针刺技术操作规范,而《长刺节》则相当于刺法标准的临床应用篇,《九针论》则相当于针具标准篇的专篇。这些标准所涉及的针术有些是非常古老的经验总结,也有些是当时新兴技术的总结。

在《官针》记载的所有刺法标准中,最典型、最多的是治疗皮肉脉筋骨五体之痹的定式刺法,反映出针至病所刺法以及经筋学说广泛应用的盛况(见表8)。

[①] 原文本未传世,佚文见《刺节真邪》。

表 8　《官针》篇刺法的理论及技术归属

名称	刺法	主病	所属标准
输刺	刺诸经荥输藏输也	病在脉	九刺
远道刺	病在上取之下,刺府输也	病在脉	九刺
经刺	刺大经之结络经分也	去血脉	九刺
络刺	刺小络之血脉也	去结络	九刺
分刺	刺分肉之间也	痹症	九刺
大泻刺	刺大脓以铍针也	痈脓	九刺
毛刺	刺浮痹皮肤也	痹症	九刺
巨刺	刺经脉左取右,右取左	痛在于左而右脉病者	九刺
焠刺	焠刺者,刺燔针则取痹也	病在筋,痹症	九刺
偶刺	以手直心若背,直痛所,一刺前,一刺后	心痹	十二节刺
报刺	直内无拔针,以左手随病所按之,乃出针复刺之也	痹症	十二节刺
恢刺	直刺傍之,举之前后,恢筋急	以治筋痹也	十二节刺
齐刺	直入一,傍入二	痹症	十二节刺
扬刺	正内一,傍内四,而浮之	痹症	十二节刺
直针刺	引皮乃刺之	痹症	十二节刺
输刺	直入直出,稀发针而深之	以治气盛而热者也	十二节刺。与"五脏应刺"之"输刺"同类
短刺	稍摇而深之,致针骨所,以上下摩骨也	刺骨痹	十二节刺
浮刺	傍入而浮之	肌急而寒者	十二节刺
阴刺	左右率刺之足踝后少阴也	寒厥	十二节刺
傍针刺	直刺傍刺各一	痹症	十二节刺
赞刺	直入直出,数发针而浅之出血	痈肿	十二节刺
半刺	浅内而疾发针,无针伤肉,如拔毛状	以取皮气	五脏应刺。即九刺之"毛刺"

续表

名称	刺法	主病	所属标准
豹文刺	左右前后针之,中脉为故	以取经络之血者	五脏应刺。即九刺之"经刺""络刺"
合谷刺	左右鸡足,针于分肉之间	肌痹;病在肉	五脏应刺。即九刺"分刺"
关刺	直刺左右,尽筋上;刺筋上为故,刺分肉间,不可中骨也,病起筋炅,病已止	筋痹	五脏应刺。即十二节刺之"恢刺"
输刺	直入直出,深内之至骨	以取骨痹	五脏应刺。即十二节刺之"短刺"

针具和刺法标准专篇《官针》所载 26 种刺法规范中有 16 种为痹症的定式刺法;26 种刺法如去其重复以及配穴法巨刺、远道刺、偶刺则为 18 种,其中刺痹法为 11 种。针灸在痹症的治疗中应用之广,影响之大,由此可见一斑。

【对确立针灸治则的贡献】

从诊疗原则的形成看,古典针灸诊疗理论有一个从特殊到一般的演化过程,在这个过程中痹症的诊疗经验常常成为理论推导的第一步:

久痹不去身者,视其血络,尽出其血。(《寿夭刚柔》)

久病者邪气入深,刺此病者,深内而久留之,间日而复刺之,必先调其左右,去其血脉。(《终始》)

凡治病必先去其血,乃去其所苦,伺之所欲,然后泻有余,补不足。(《血气形志》)

以上三条治则,从"久痹"到"久病",再到"凡治病",从"久痹"这一特定病症推至"久病",最后延伸为一切病的治疗原则,展示了理论一步步从特殊到一般的推导步骤。

例三、疝——最古老的针刺治疗规范

汉以前文献中,阴部肿痛曰"癫";腹部气聚肿痛攻冲曰"疝"。宋代则以"疝"统括"癫"病,或以"阴疝"专指前阴肿痛之疾。《肘后方》卷五曰:"阴丸卒缩入腹,急痛欲死,名阴疝";而宋以后医籍中所述之"疝气"多特指"阴疝"。《圣济总录》卷九十四曰:"《黄帝针经》曰足厥阴之脉,环阴器,抵少腹,是动则病丈夫癫疝,即阴疝也。"

由于"癫疝"针对男子而言,足厥阴脉循行原本也是以男子为模特描述的,男女前阴外形各异,而足厥阴经脉循行于男女共通之处在于"少腹",故女子厥阴病候相对于男子"癫疝",为"少腹肿"——不仅是气聚之肿痛,而且包括血积之"瘕",亦曰"疝瘕"。从《五色》色诊部位及主病可以清楚看出这层关系:只有在"少腹"这个特定部位男女主病分言,诊察部位皆在"面王"(鼻柱端),而主病不同,在男子主"狐疝瘕阴之属",而在女子则主"膀胱子处之病",且病症特点为"痛""聚"。

《医学纲目》卷十四论诸疝曰:"疝痛,属足厥阴肝经也。小腹,亦属肝经也。故疝痛与小腹痛同一治法。所谓疝者,睾丸连小腹痛也。其痛有独在睾丸者,有独在小腹偏于一边者,有睾丸如升斗者,癫疝是也,又立卧出入往来者,狐疝是也。"

以上楼英所说疝痛与经脉脏腑的关系反映的是《黄帝内经》结集时的情形,而在之前"癫疝"与脏腑的关联有膀胱、小肠等不同的认识。与经脉的关联,在经络学说发展的"二阴二阳"阶段,与"癫疝"关联的经脉为"太阳""太阴"——其时"厥阴"脉的概念尚未建立。这些不同的学说在《黄帝内经》以及汉以前文献中犹见遗存。

此外,女子疝瘕与冲任脉关系密切;男子"癫疝"还与足阳明、足厥阴、足太阴经筋密切相关。

综上,可以将定位于病在厥阴之"疝"理解为在少腹、前阴部,症见肿积,疼痛的一类病症;在女子则曰"疝瘕""少腹肿"。

(一)诊法治则

诊法一:诊经络法

厥阴有余病阴痹,不足病生热痹,滑则病狐疝风,涩则病少腹积气。(《四时刺逆从论》)

——"阴痹""热痹""狐疝风"皆指男子阴疝,而有寒热之别;"少腹积气"是指女子疝瘕,又曰"厥疝"。两千多年来正确解读此诊法者,仅唐代杨上善一人。

肝足厥阴之脉……是动则病腰痛不可俯仰,丈夫癀疝,妇人少腹肿,是主肝所生病者,胸满呕逆飧泄,狐疝遗溺闭癃。(《经脉》)

厥阴之厥,则少腹肿痛,腹胀,泾溲不利,好卧屈膝,阴缩肿,腑内热。(《厥论》)

足厥阴之别……其病气逆则睾肿卒疝,实则挺长,虚则暴痒,取之所别也。(《经脉》)

——以上足厥阴之络的诊法中只见男子阴疝,不见相应的女子病症,其年代当早于足厥阴经脉成型的年代。

诊法二:诊五脏脉

心脉……微滑为心疝引脐,小腹鸣;肝脉……滑甚为癀疝,微滑为遗溺;脾脉……微大为疝气,腹裹大脓血,在肠胃之外。(《邪气脏腑病形》)

——心疝诊心脉乃疝与小肠关联说的遗存,《脉要精微论》有解曰"帝曰:诊得心脉而急,此为何病? 病形何如? 岐伯曰:病名心疝,少腹当有形也。帝曰:何以言之? 岐伯曰:心为牡藏,小肠为之使,故曰少腹当有形也"。诊脾脉之疝实为女子疝瘕,《玉机真藏论》解曰:"脾传之肾,病名曰疝瘕,少腹冤热而痛,出白,一名曰蛊,当此之时,可按可药。"

诊法三:诊寸口脉

寸口脉沉而弱,曰寒热及疝瘕少腹痛。脉急者,曰疝瘕少腹痛。(《平人气象论》)

诊法四:五色诊

男子色在于面王,为小腹痛,下为卵痛,其圜直为茎痛,高为本,下为首,狐疝癀阴之属也;女子在于面王,为膀胱子处之病,散为痛,抟为聚,方员左右,各如其色形。其随而下至胝为淫,有润如膏状,为暴食不洁。(《五色》)

——此为五色诊,色部男女皆在"面王",而主病在男子为"狐疝癀阴之属",女子则为膀胱子处之病——疝瘕。

诊法五:诊筋法

足阳明之筋……其病足中指支,胫转筋,脚跳坚,伏兔转筋,髀前肿,癀

疝,腹筋急。(《经筋》)

足太阴之筋……结于髀,聚于阴器,上腹,结于脐,循腹里,结于肋,散于胸中;其病足大指支,内踝痛,转筋痛,膝内辅骨痛,阴股引髀而痛,阴器纽痛,下引脐两胁痛。(《经筋》)

足厥阴之筋……结于阴器,络诸筋。其病足大指支,内踝之前痛,内辅痛,阴股痛转筋,阴器不用,伤于内则不起,伤于寒则阴缩入,伤于热则纵挺不收。(《经筋》)

——从经筋循行及病候可清楚看出,经筋与阴疝关联的密切程度丝毫不低于经脉。

治则一:

治在行水清阴气。(《经筋》)

治则二:

焠刺者,刺寒急也,热则筋纵不收,无用燔针。(《经筋》)

对于针灸诊疗而言,诊厥阴经脉、络脉见"有过";诊筋见阳明、厥阴、太阴经筋有"急""结";诊色见面王处色泽、形态有变,而症见少腹、前阴病症者,皆可按疝治之。其治病在脉在络主取厥阴;病在筋则取阳明、厥阴、太阴经筋"急"处。阴囊积液肿大者治以"去爪"法,辅以灸法,水去肿消再依脉取厥阴本输。至于病在血分的女子疝瘕,可采用治痈肿的刺肿法、火针法。

(二) 针具刺法

【针具】铍针　火针　毫针

治疝最常用者为毫针及灸法,此外《黄帝内经》还记有专用的定式刺法。

【刺法】

刺法一:去爪法

黄帝曰:刺节言去爪(瓜),夫子乃言刺关节肢络,愿卒闻之。岐伯曰:腰脊者,身之大关节也。肢胫者,人之管以趋翔也。茎垂者,身中之机,阴精之候,津液之道也。故饮食不节,喜怒不时,津液内溢,乃下留于睾,血道不通,日大不休,俯仰不便,趋翔不能,此病荣(荥)然有水,不上不下,铍石

所取。形不可匿,常(裳)不得蔽,故命曰去爪(瓜)。(《刺节真邪》)

——《刺节真邪》共载有五种病症的针灸诊疗规范曰"节",出自针灸标准专篇《刺节》,此篇已佚,其内容赖《刺节真邪》传承。"去瓜"乃"五节"之一。癫疝的特征为"囊肿如瓜",即所谓"形不可匿,常(裳)不得蔽",用铍针泻水肿消,"故命曰去瓜"。由于"瓜"字的汉隶写法与"爪"酷似,在传世本《黄帝内经》"去瓜"或误写或被后人误识为"去爪",其命名本义遂隐而不彰,历代注家随文强解。名不正则言不顺,《黄帝内经》这一定式刺法"去瓜"两千多年来无人给出正确的解读。

此治疗癫疝的标准文本,关于发病部位、病机、病症特点,及针具皆一一交待,而临床医生最关心的具体操作却略而未言。幸好在它的早期版本中可见有具体操作的描述:

　　颓,先上卵,引下其皮,以砭穿其脽旁;□□澧及膏□,挠以醇□。有(又)久(灸)其痏,勿令风及,易瘳;而灸其泰阴、泰阳□□。(马王堆出土帛书《五十二病方》砭针刺颓方)

关于具体的穿刺部位,在《医学纲目》所引名曰"桑"的针籍中有明确记载"治偏坠,当外肾缝,沿皮针透即消"。

"去瓜"乃常见病针灸诊疗标准"刺节"所载五种疾病的针灸诊疗标准中最古老的一个标准,同时也是执行时间最长的标准,一直到明代仍在运用。楼英《医学纲目》卷十四于此"去瓜"法注曰:"所谓铍石,取睾囊中水液者是也,其法今世人亦多能之。睾丸囊大如斗者,中藏秽液,必有数升,信知此出古法也。"

以"去瓜"法治癫疝,除了用铍针外,后世又有发明"漏针"者,颇似今之注射针。如金元张子和《儒门事亲》卷二治水疝方下云"有漏针去水者,人多不得其法"。

由于"去瓜"法的穿刺部位在阴囊中缝,此处后被用作专门治疗阴疝的一个专用穴,气针艾灸皆用。例如《备急千金要方》卷二十四治阴癫方曰"当阴头灸缝上七壮,即消已验";《太平圣惠方》卷一百曰"小儿胎疝卵偏重者,灸囊后缝十字纹当上三壮"。

"去瓜"泻水的原理及所用针具皆与《黄帝内经》所载之刺腹水法相

同。当相互参看。

刺法二：火针法

焠刺者,刺寒急也,热则筋纵不收,无用燔针。(《经筋》)

——火针刺筋急处,治寒痹。

(三) 设方实例

【横向分部方】

病在少腹,腹痛不得大小便,病名曰疝。得之寒,刺少腹两股间,刺腰髁骨间,刺而多之,尽炅病已。(《长刺节论》)

——病在少腹刺取少腹间及少腹背面腰骶部,此为典型的横向分部设方。

【循经分部方】

方一: 㿉,灸其泰阴、泰阳□□。(《五十二病方·㿉》)

——"男阴卵大㿉病,灸足太阳五十壮,三报之。又灸足太阴五十壮,在内踝上一夫"(《备急千金要方》卷二十四)。所以不取"厥阴"者,盖此时经脉学说尚未至三阴三阳阶段,"厥阴"概念尚未确立也。

方二: 㿉疝,两胻厥阴各五。(老官山出土汉简《刺数》)

——"胻厥阴"乃足厥阴脉之"经脉穴",位于足背太冲脉处,其定位:"刺足厥阴经治阳,在足大指间"(《脉经》卷二)。

在仓公医案中可见同样的治例:"臣意诊其脉,曰病气疝,客于膀胱,难于前后溲,而溺赤。病见寒气则遗溺,使人腹肿……臣意即灸其足蹶阴之脉,左右各一所。"

同样的灸方又见于集唐以前针灸古方之大成的《备急千金要方》:治卒癫,又灸足厥阴,在左灸右,在右灸左,三壮。在足大指本节间。(《备急千金要方》卷二十四)

方三: □□山,暴,仑、癃,转胞,两胻蹶阴各五。(老官山出土汉简《刺数》)

——张家山汉简《脉书》曰:"前出如拳,为暴",指子宫脱垂症;仑,即老官山出土汉简脉书"白沦",指妇人白带病。

此方主治中已经辨识出的 5 个病症"山,暴,仑、癃,转胞"皆为典型的足厥阴脉"所生病",不大可能在同一个病人同一时刻同时出现,设此方之意在于示例：凡属于经脉病候，皆可取该脉本输治之。如果将此方拆解可得到以下 5 首方：

□□山，两胻蹶阴各五。

暴，两胻蹶阴各五。

仑，两胻蹶阴各五

癃，两胻蹶阴各五

转胞，两胻蹶阴各五

——此方将《刺数》针方的“预设方”特征清楚呈现出来，前述“方二”也已包括在内。

方四：男阴卵大癞病，灸大敦，在足大指三毛中随年壮。（《备急千金要方》卷二十四）

【循筋分部方】

方一：失精筋挛，阴缩入腹相引痛，灸中封五十壮，在内踝前筋里宛宛中。（《备急千金要方》卷十一）

——此方灸所虽曰“中封”，可用足厥阴经脉解读。然方中病机既曰“筋挛”，所取之处又在“内踝前筋里宛宛中”，正当足厥阴经筋所结之处“上结于内踝之前”，则用足厥阴经筋解读更合适。

方二：卵肿如瓜入腹欲死，灸足大指下横纹中，随年壮。（《千金翼方·针灸》卷二十八）

——此方主症与“去瓜”法同，治用灸法取足大指下，此处也为足厥阴经筋所行处，亦可用经筋分部解读。

癞疝是经筋病的主要症候之一，然《黄帝内经》以下治癞疝远道取穴方皆以经络学说解读，哪怕是用筋刺法治愈亦必以经络学说解方。千百年来明确以经筋学说解刺癞者明代楼英一人而已。《医学纲目》卷十四论《黄帝内经》刺灸癞疝四法曰：“其四取足阳明筋。经云足阳明之筋，聚于阴器上腹。其病转筋，髀前肿㿉疝腹筋急，治在燔针劫刺，以知为数，以痛为输是也。是于转筋痛处用火针刺之也。”明确指出《黄帝内经》刺灸癞疝四法为“去瓜”法、取足厥阴之脉、取足厥阴之络和取足阳明筋。并且明言取足阳明经筋“是于转筋痛处用火针刺之也”，诚《黄帝内经》以下明癞疝之治，识刺筋之法第一人也。

针灸治疗"卵肿如瓜"的阴癞,从以"去瓜"法用铍针于阴囊缝穿刺放水,到于同一部位施灸,最后到远离病所的足大指部刺灸,反映了分部理论对临床诊疗实践的深远影响。而伴随经筋学说的衰落,筋刺法在治疗本病中优势地位的丢失也从反面证明了理论的重要性。

(四)立说立法

【"厥阴"概念的形成】

最早注解《素问》者六朝医家全元起曾明确注曰:"前阴者,厥阴也。"可是受强大习惯思维的影响,这一注文一直没有引起中国学者太多的注意。经笔者系统考察《黄帝内经》有关记载,的确可看到不少关于厥阴与前阴的联系,表明"厥阴"的本义与阴器有关。将止于前阴且主治前阴病的脉称作"厥阴",犹如将终于齿部且主治齿病的脉称作"齿脉"一样。

《四时刺逆从论》论三阴三阳脉诊,厥阴之诊在男子只前阴病,在女子则为少腹肿,与足厥阴经脉、络脉病候完全相同。且诊三阴三阳厥阴之外的五脉皆对应于五脏,则厥阴之诊对应的脏是"前阴",而不是肝。"厥阴"与肝关联是比较晚的事,而且先经过了"络"的过渡之后才最终完成与"肝"的直接关联。至于手厥阴脉与心包络的关联则是更晚的事。

可见,三阴三阳之"厥阴"概念的确立,有一个从具象到抽象,从特殊到一般,从男子再到妇人的演化过程。而阴癞针方则是我们今天考察这一复杂演变过程的向导。

【经络辨症的范例】

狐疝,惊悸少气,巨阙主之。

阴疝引睾,阴交主之……

阴股内痛,气痈,狐疝走上下,引少腹痛,不可俯仰上下,商丘主之。

狐疝,太冲主之。

阴跳遗溺,小便难而痛,阴上下入腹中,寒疝阴挺出,偏大肿,腹脐痛,腹中恫恫不乐,大敦主之。

腹痛上抢心,心下满,癃,茎中痛,怒瞋不欲视,泣出,长太息,行间主之。

癀疝,阴暴痛,中封主之。

疝,癃,脐少腹引痛腰中痛,中封主之。

气痛癃,小便黄,气满塞,虚则遗弱,身时寒热,吐逆,溺难腹满,石门主之。

气癃㿉疝,阴急,股枢腨内廉痛,交信主之。

阴跳腰痛,实则挺长,寒热,挛,阴暴痛,遗溺偏大;虚则暴痒,气逆肿睾,卒疝,小便不利如癃状,数噫恐悸,气不足,腹中怏怏,少腹痛,嗌中有热如有息肉状,如著欲出,背挛不可俯仰,蠡沟主之。

丈夫㿗疝,阴跳痛引篡中不得溺,腹中支,胁下榰满,闭癃阴痿,后时泄,四肢不收,实则身疼痛,汗不出,目䀮䀮然无所见,怒欲杀人,暴痛引髃下节,时有热气,筋挛膝痛不可屈伸,狂如新发,衄,不食,喘呼,少腹痛引嗌,足厥痛,涌(曲)泉主之。

癃疝,然谷主之。

卒疝少腹痛,照海主之,病在左取右,右取左,立已。疝,四肢淫泺,身闷,至阴主之。疝,至阴主之。

(遗溺、癃病的条文略去)

这是《甲乙经》中采用经脉辨症的一篇"足厥阴脉动喜怒不时发㿗疝遗溺癃"。尽管对于前阴病变之疝、癃、遗尿,本篇所引《黄帝明堂经》循经取穴的输穴包括了足三阴、足太阳,但皇甫谧于篇题中径称"足厥阴脉动",真可谓心识《黄帝内经》,慧眼独具。然而若从理论构建的角度看,其经脉辨症的表达方式尚不及《伤寒论》精要与规范。没有通过对卷七至十二各篇病症的循经取穴的分析,归纳出十二经脉辨症的大纲。例如具体对足厥阴经而言,其主病的部位要点是:前阴、少腹,其次是腰与舌。不论什么病,只要见有前阴、少腹、腰、舌的症状,其远端选穴都主取足厥阴经穴,而不限于单纯的疝、癃等前阴病。一种理论或规则,只有达到这样高的抽象程度,才能更方便、更灵活、举一反三地指导临床实践。否则学了"足厥阴脉动喜怒不时发㿗疝遗溺癃"篇,只知此三病的循经取穴原则,遇到其他病则又茫然不知。

例四、疟病——最完整的诊疗程式

论疟病,没有哪一门医学像针灸学这么系统而细致入微,《黄帝内经》

论疟之发病特征及病机有专篇《疟论》《岁露论》;论疟病针灸治疗也有专篇曰《刺疟》。对一具体的病症重视程度如此之高者,在《黄帝内经》中还见于热病——同样有三个专篇《热论》《评热病论》《刺热》,这充分体现了古典针灸学在"诊"这个环节对于"寒""热"症状的最高重视,早期诊脉法的目的也定位于"寒""热""痛",并对相关的热病、寒热之疟病、痹症进行了极为细密的观察,这几种病也成为针灸应用最广泛的领域。

随着卫生健康环境和条件的改善,以及像青蒿素这样新型治疟特效药的人工合成,在中国当今的针灸人已经很少有机会治疗疟疾了。然而古人基于疟疾诊疗经验所创立的一整套诊疗原则、方法,对于我们今天重构古典针灸学的诊疗体系仍是一份极为宝贵的财富。如果针灸诊疗疾病的程式都像疟疾诊疗那样完整、严谨和实用的话,那么古典针灸学的理论对于临床的指导作用将得到充分的体现,针灸的临床诊疗的规范化程度也势必有大幅的提高。

（一）诊法治则

诊法一:脉诊法

师曰:疟脉自弦也,弦数者多热,弦迟者多寒。弦小紧者可下之,弦迟者可温之,弦紧者可发汗、针灸也。浮大者可吐之,弦数者风发也,以饮食消息止之。(《金匮要略》卷上)

诊法二:察其病形以定脉部

十二疟者,其发各不同时,察其病形,以知其何脉之病也。(《刺疟》)

——根据疟病症状所表现的部位关联确定哪一经脉受病。此为色脉诊之外诊"受病处"的一个重要路径,此法已于《热病》用于热病六经的辨识,《刺疟》则用于十二经之疟的辨识。更常用更可靠的诊法是"脉应"与"病形"的合参。《热论》已明言"帝曰:其病两感于寒者,其脉应与其病形何如",辨热病六经亦当诊脉察"脉应",此或已为众工所共知的常识,故不必处处强调。

治则一:

凡治疟,先发如食顷乃可以治,过之则失时也。(《刺疟》)

——"先其发时如食顷而刺之"(《刺疟》)。

治则二：

必须其自衰乃刺之。(《疟论》)

——"经言无刺熇熇之热，无刺浑浑之脉，无刺漉漉之汗，故为其病逆未可治也"(《疟论》)。

治则三：

刺疟者，必先问其病之所先发者，先刺之。(《刺疟》)

治则四：

疟脉缓大虚，便宜用药，不宜用针。(《刺疟》)

(二) 针具刺法

疟之且发也，阴阳之且移也，必从四末始也，阳已伤，阴从之，故先其时坚束其处，令邪气不得入，阴气不得出，审候见之在孙络盛坚而血者皆取之，此真往而未得并者也。(《疟论》)

——疟之治则及刺法皆出于对疟之病机的认识："夫疟之始发也，阳气并于阴……并于阳则阳胜，并于阴则阴胜，阴胜则寒，阳胜则热"(《疟论》)，故须于疟之未发之时，"阴未并阳，阳未并阴，因而调之，真气得安，邪气乃亡"(《疟论》)。

(三) 设方实例

【刺未并方】

《集验方》云夫疟必从四末始，先其发时一食顷，用细左索绳坚束其手足十指，过时乃解。(《医心方》卷第十四)

——此方又见于《备急千金要方》卷十，其设方思路及刺法皆源出于《疟论》。张介宾还记载了此法在明代民间应用的情形："当于先时未发之顷，坚束其处，谓四关之上也，使邪气不得流行。乃察其孙络之坚盛者，皆取之。今北人多行此法，出其血，谓之放寒。其义即此。故可令真气自为往来，而邪则无能并也"(《类经》)。

【刺络方】

治诸疟而脉不见者，刺十指间见血，血去必已。先视身赤如小豆者，皆取之。(《刺疟》)

——张子和《儒门事亲》卷一载有应用此方的验案曰："会陈下有病疟二

年不愈者,止服温热之剂,渐至衰羸,命予药之。余见其羸,亦不敢便投寒凉之剂,乃取《内经·刺疟论》详之。曰:诸疟不已,刺十指间出血。正当发时,余刺其十指出血,血止而寒热立止,咸骇其神。"

脉症不合而非死症者,多由血结不通,当先察血络尽去之,谓之"缪刺"。血气流行,脉症乃合,再按脉症经刺之。此类诊治法,清代郭志邃《痧胀玉衡》论之甚详,颇有价值,当参用之。

【灸督输方】

疟,灸上星及大椎,至发时令满百壮。艾炷如黍火粒,俗人不解取穴,务大炷也。(《备急千金要方》卷十)

——又见于《千金翼方》卷第二十六作"凡疟有不可瘥者,从未发前灸大椎,至发时满百壮,无不瘥"。此设方之义亦出于《素问》病机。疟之发病机制为"卫气应乃作",而卫气沿冲脉从风府逐日而下,故于发病前于风府之上灸督输即可截之。《素问》只载针方,此又补灸方。

对于疟发时"刺其十指出血,血止而寒热立止";疟发前刺或灸大椎"无不瘥"的治疗奇效,今天的针灸人在中国很难有检验的机会,而有机会诊治疟病的老针灸大夫经实验发现:治疗间日疟或三日疟,于发作前一小时刺大椎(不超过 2 次),百分之百的患者可以停止发作[1]。

【灸肓原方】

治一切疟,无问处所,仰卧以绳量两乳间,中屈从乳向下灸度头,随年壮,男左女右。(《千金翼方》卷二十六)

——此灸处与肓募穴相当,《备急千金要方》卷十七曰:"肓募二穴,在乳头斜度至脐中屈去半,从乳下行尽度头是。"此乃从《疟论》"邪伏募原"立说也:间日疟者"由邪气内薄于五藏,横连募原也,其道远,其气深,其行迟,不能与卫气俱行",故取募之原而治众疟也。

【通用方】

方一:发病前通用方

疟之且发也,阴阳之且移也,必从四末始也,阳已伤,阴从之,故先其时

---

① 蔺云桂 . 针法灸法图解［M］. 福州:福建科学技术出版社,2006:141.

坚束其处,令邪气不得入,阴气不得出,审候见之在孙络盛坚而血者皆取之,此真往而未得并者也。(《疟论》)

——其发病机制为"阴阳之且移",又知阴阳之会在四末,经曰"夫四末阴阳之会者,此气之大络也"(《动输》),据此可推知,如在发病之前紧缚四末则阴阳不得倾移而病不得发也。张介宾于此方下注曰"今北人多行此法",则知直到明代民间仍用此方治疟。《医心方》卷十四引《集验方》的具体操作为"先其发时一食顷,用细左索绳坚束其手足十指,过时乃解"。这里需要注意的是,《疟论》经文虽言"坚束其处",但如果目的是为了"审候见之在孙络盛坚而血者皆取之",则不能束缚过紧,笔者实验的结果表明,束缚刺络血,太紧或太松血都不易出,只有松紧适度出血才畅快。等达到预期出血量时及时松开束带以止血。

方二:发病后通用方

刺舌下两脉出血,不已刺郄中盛经出血,又刺项以下侠脊者必已。舌下两脉者,廉泉也。(《刺疟》)

——《疟论》所论疟病之病机为阳明、太阳虚,其发病机制为"卫气应乃作",故此方取足太阳郄中;卫气沿冲脉从风府逐日而下,故"取项以下夹脊""舌下两脉"(皆冲脉行处)。如与病机契合更密,此方可添加"冲阳"(足阳明、冲脉)。

方三:

温疟汗不出,为五十九痏。(《四时气》)

——《黄帝内经》记载了两种治疗热病的"五十九刺"是典型的横向分部设方,方中所列五十九处输穴是经过大量临床观察归纳出的热病"脉应"出现的高频点,以及针对热病先发部位的最佳治疗点,临床实际诊疗时可以在其给定的范围内诊察"脉应",或根据病之先发部位按部取方中给定的输穴。例如疟将发时取方中四末穴刺血;疟发始于头部者,取方中头部穴;始于胸部者取胸部穴;始于腹部者取腹部穴;始于四肢者取四肢部穴。也就是说,这两种热病"五十九刺"并不是临床直接使用的具体的针方,而是为针工临床选穴设方提供了不同的选择方案"套餐",与《癫狂》给定的治癫狂针方套餐的意义是完全相同的。千百年来无人看破这一点,使得这两组设方模板一直无用武之地。

还可举一反三,将《黄帝内经》灸寒热方"二十九穴"用于疟病治疗,选穴设方原则同上。笔者通考《黄帝内经》以下历代疟病针灸效方,其设方取穴几乎无出两种热病"五十九刺"和寒热病灸方"二十九穴"。足可见两千多年前通过临床实践总结出来的刺疟取穴规律与临床诊疗实际契合度很高。

(四)立说立法

对于像疟病、热病这样的全身性疾病,似乎难以用以"分部"为特征的针灸理论指导诊疗,而正是在这类全身性疾病的诊疗中,针灸理论的横向分部及纵向分部理论的临床应用的有效性和可操作性得到充分体现,并形成了具有普遍指导意义的诊疗规范。

针灸治疗疟病于理论的贡献主要体现在以下几方面:第一,为血气倾移所致"虚实"概念提供了临床解读的实例;第二,给出了血气未并"刺微法"的临床示范;第三,为《黄帝内经》确立的针刺治疗时机的治则提供了临床应用的实例;第四,实践了《黄帝内经》倡导基于病机导出治则,基于治则选穴设基础方的理念;第五,确立了疾病诊疗规范的完整程式。

其中最大的贡献体现在第五点,以下具体阐述。

【其诊病辨症环节】

辨病,知病机;

辨症,知病之分部在经在脏;

诊脉,知虚实,定可治;

辨病先发部位,知标本;

诊血络,先去血脉。

【设方模式】

基于病机设基础方;

基于病先发处设横向分部方;

基于经脉分部设经脉针方;

基于脏腑分部设脏腑针方;

据脉设方;

据病型设方。

《疟论》《刺疟》关于疟病的诊疗实为《黄帝内经》最完整的疾病诊疗程式及应用示范。之后《针灸甲乙经》又将此两篇方论与《黄帝明堂经》治疟输穴条文合编为一篇,在输穴主治条文的编辑和排列上尽可能与《黄帝内经》刺疟方呼应,并着力突出其在经脉、脏腑分部设方的普遍指导意义:

疟,振寒,热甚狂言,天枢主之。

疟,热甚,列缺主之。

疟,寒厥及热烦心,善哕,心满而汗出,刺少商出血,立已。

热疟口干,商阳主之。

疟,寒甚,阳溪主之。

风疟,汗不出,偏历主之。

疟,面赤肿,温溜主之。

痎疟,心下胀满痛,上气,灸手五里,左取右,右取左。

疟,头痛,因忽(目涩)暴逆(变),液门主之。

疟,发有四时,面上赤,[目]眕眕无所见,中渚主之。

疟,食时发,心痛,悲伤不乐,天井主之。

风疟,支正主之。

疟,背脊振寒,项痛引肘腋,腰痛引少腹中,四肢不举,少(小)海主之。

疟,不知所苦,大都主之。

疟,多寒少热,大钟主之。

疟,咳逆,心闷不得卧,呕甚,热多寒少,欲闭户牖而处,寒厥,足热,太溪主之。

——"足少阴之疟,令人呕吐甚,多寒热,热多寒少,欲闭户牖而处,其病难已"(《刺疟》)。

疟,热少气,足胻寒不能自温,腹胀切痛引心,复溜主之。

疟,不嗜食,厉兑主之。

疟,瘛疭,惊,股膝重,胻转筋,头眩痛,解溪主之。

疟,日西发,临泣主之。

疟,振寒,腋下肿,丘墟主之。

疟从腨起,束骨主之。

疟,多汗,腰痛不能俯仰,目如脱,项如拔,昆仑主之。

疟,实[则]腰背痛,虚则鼽衄,飞扬主之。

疟,头重,寒背起,先寒后热,渴不止,汗乃出,委中主之。

——《刺疟》作"刺郄中出血"。

疟,不渴,间日作,昆仑主之。

——《刺疟》作"刺足太阳"。

经过《针灸甲乙经》作者这一匠心独具的编排,不仅将《黄帝明堂经》的输穴主治与《黄帝内经》治疟形成前后呼应,且更重要的是揭示了针灸治病的本质——以症定病之分部,看部选穴设方,即《刺疟》所言"察其病形,以知其何脉之病"的辨"受病处"法,以及基于经脉脏腑分部设方的实例所体现出的"看部选穴设方"的理念。你会发现上述治疟条文,如果将文中的"疟"换成其他病症名,条文依然成立,由此可见针灸治病针对的不是病,而是基于针灸分部理论确定的病之分部——受病处。**针灸设方之要在于:看部选穴,凭脉补泻,脉平而病愈**。见于特定部位的症状,不论"寒""热""痛"什么症状,也不论症状是什么病所引起,皆可取针对此特定部位的输穴治之。

例五、癫狂惊——诊-疗一体的范例

癫之为言,颠也。"颠",本义指"头顶",又指"倒仆"。癫疾以僵仆、抽动为主症,其病机则为气逆巅顶,上实下虚。颠疾,在传世本《黄帝内经》多写作"癫疾",又作"巅疾"。《癫狂》对此病症状描述极为详细,指癫痫之疾。在稍后的《黄帝明堂经》犹见"癫疾"常与"僵仆""互引"连称作"癫疾僵仆"或"癫疾互引",而至隋唐之时,"癫疾"又转指心神颠倒(错乱)病。

汉以前所谓"狂"者,本指一切心有所妄而神失其常之病症总名,失常曰"易",故"狂"也称作"狂易",例如《黄帝明堂经》风府穴主治曰"狂易,多言不休,及狂走欲自杀,目反妄见"。也就是说汉以前"狂"病实包括隋唐之后"癫"与"狂"两种病。

（一）诊法治则

【诊脉部位】

诊法一：遍诊法

诊脉部位：癫疾先兆见头面症状者，诊头面部手太阳、阳明脉标脉；

癫疾始作见口面部症状者，诊手阳明、太阳标本脉；

癫疾始作见脊背症状者，诊足太阳、阳明、太阴、手太阳标本脉；

狂病先兆情绪异常者，诊手足太阴、阳明脉；

狂病始发见典型症状者，诊手阳明、太阳、太阴、舌下少阴脉；

大热遍身而狂者，诊足阳明脉及大络。

诊法：诊脉之盛满与虚陷，盛者为实，陷者为虚也。

以上为癫狂常见诊有过之脉处，即常规诊脉处。也就是说，大多数癫狂病人发病或将要发病时会在以上脉位出现异常脉"动"。然而疾病之发有常有变，古人也发现有少数癫狂者会在其他脉位出现异常脉"动"，只是因其没有规律，无法一一枚举而已。但古人明确告诉你，诊癫狂如于以上常规脉位未见异常，还要于其他脉位诊察，至于会在哪个脉位出现，无法预测，你需要于周身所有诊脉处一一诊察。

诊法二：诊心肝脉

心脉满大，痫瘛筋挛。肝脉小急，痫瘛筋挛。（《大奇论》）

诊法三：小儿惊痫诊脉法

婴儿病……耳[后]间青脉起者，掣痛。（《论疾诊尺》）

——"耳后完骨上有青络盛卧不静，是痫候"（《备急千金要方》卷五上"候痫法"）。

"癫"，在小儿曰惊痫（或痫惊），诊疗上表现出与成人相同的特点，但在诊脉部位上，小儿诊惊痫最常用的脉位为"耳后青脉"，也曰"痫惊脉"。这是因为此脉在小儿明显——年龄越小越明显，很容易观察，而在成人此脉不明显，很难观察，但并不妨碍此脉同时作为治疗成人癫疾的重要输穴。

治则一：

察其所当取之处。病至，视之有过者泻之。（《癫狂》）

治则二：

视之盛者,皆取之;不盛,释之也。(《癫狂》)

治则三:

虚者补之,血而实者泻之。(《刺节真邪》)

(二)针具刺法

多用刺脉刺络法,其定式刺为"经刺""络刺"。

(三)设方实例

【刺脉刺络方】

方一:

颠疾,两辟、胻阳明、项巨阳各五。(老官山出土汉简《刺数》)

方二:

狂,两辟、两胻阳明各五。(老官山出土汉简《刺数》)

方一"治颠方"与方二"治狂方"设方唯一不同者,乃多"项巨阳"一输。足太阳脉与癫疾的密切联系在经脉病候、脉候以及病机等方面,皆有充分的体现。

方二取"臂阳明""胻阳明"脉输以治狂。关于阳明脉与狂的关系,不论是从经脉病候,还是治疗上,在《史记·扁鹊仓公列传》《黄帝内经》皆有大量而明确的论述。至于上述治颠方和治狂方同取阳明脉输,也是因为癫与狂在症状、病机及治疗等方面存在着诸多共通之处,故《汉书·艺文志》载有合论癫、狂的专书《客疾五藏颠狂病方》;传世本《灵枢》有合论癫、狂诊疗的专篇"癫狂"。《备急千金要方》载仓公灸方可见癫、狂同取手、足阳明脉输,以及"头太阳"之方;《黄帝明堂经》许多输穴主治中也同时出现"癫疾"和"狂"者,甚至可见与《刺数》设方如出一辙的方:"癫疾吐舌,鼓颔,狂言见鬼,温溜主之";"狂言,善笑见鬼,取之阳溪及手足阳明、太阳"。(《针灸甲乙经》卷十一)

方三:

大热遍身,狂而妄见、妄闻、妄言,视足阳明及大络取之,虚者补之,血而实者泻之。(《刺节真邪》)

方四:

取耳间青脉,以去其掣。(《五邪》)

——《备急千金要方》卷五上少小婴孺方上曰:"耳后完骨上有青络盛,卧不静,是痫候,青脉刺之令血出也""治小儿暴痫者……若目反上视,眸子动……次灸两耳后完骨上青脉,亦可以针刺令血出";又曰:"凡养小儿,皆微惊以长血脉,但不欲大惊,大惊乃灸惊脉,若五六十日灸者,惊复更甚,生百日后灸惊脉乃善。"所说"惊脉"即"痫惊脉",也即耳后青脉,在《黄帝明堂经》中被分化为"瘈脉""颅息"二穴。《备急千金要方》治小儿痫虽言"灸两耳后完骨上青脉",然而古今取此穴治痫多遵从《黄帝内经》《黄帝明堂经》,针刺出血。

方五:

狂言,笑见鬼,取之阳溪及手足阳明、太阴(阳)。(《针灸甲乙经》卷十一)

——此方见《癫狂》,原方治之取"足太阴、太阳、阳明,后取手太阴、太阳、阳明",《黄帝明堂经》将此症归入"手阳明"穴阳溪主治中,则"手足阳明"当作"足阳明","太阳"之前应加"手足"二字。又据《癫狂》,"太阳"后,应有"太阴"二字。

方六:

癫疾,互引,口㖞,喘悸者,大迎主之,及取阳明、太阴,候手足变血而止。(《针灸甲乙经》卷十一)

——《癫狂》载此方曰"癫疾始作,而引口啼呼喘悸者,候之手阳明、太阳,左强者攻其右,右强者攻其左,血变而止"。

【通用方】

方一:

脉癫疾者,暴仆,四肢之脉皆胀而纵。脉满,尽刺之出血;不满,灸之挟项太阳,灸带脉于腰相去三寸,诸分肉本输。呕多沃沫,气下泄,不治。(《癫狂》)

方二:

治癫疾者,常与之居,察其所当取之处。病至,视之有过者泻之,置其血于瓠壶之中。至其发时,血独动矣,不动,灸穷骨二十壮。穷骨者,骶骨也。(《癫狂》)

——"血独动"是指上述癫疾常规诊脉处"独动",是遍诊法的"诊独"候病法。综合上二方之义,可推知:治癫设方之常是于常规诊脉处视有过者取之;

常规脉位无异常者,则于四肢部视"血脉"泻之;如以上两方面诊察皆未见异常者,则可灸"项太阳"——天柱、带脉去腰三寸处,或灸骶骨下二十壮。

方三:

狂而新发,未应如此者,先取曲泉左右动脉及盛者见血,有顷已,不已,以法取之,灸骨骶二十壮。(《癫狂》)

——狂病新发,在狂病常规诊脉处尚未出现"独动",则先取曲泉动脉及附近盛血之络,并灸骶骨,即方二之取穴。

(四)立说立法

癫狂诊疗实践于针灸理论的最大贡献在于:为"诊-疗一体"的理论提供了坚实的实践基础,示范了据脉设方常规模式及脉症不合常规的处理思路及方案。该篇确立的针灸设方原则及示例,为我们今天正确理解《黄帝内经》针灸治则及针灸方提供了最可靠的依据,由此可推知《黄帝内经》中的针灸方几乎都反映所治病症诊疗常规的一个"标准方",临床实际应用时往往不能直接照搬,而是要根据该"标准方"给定的范围,应用脉诊及分部理论确定具体的"受病处",再从标准方中取舍形成针对此时此人此症的实际用方,例如《癫狂》曰:

狂始发,少卧不饥,自高贤也,自辩智也,自尊贵也,善骂詈,日夜不休,治之取手阳明、太阳、太阴、舌下少阴,视之盛者,皆取之,不盛,释之也。

此方明言"视之盛者,皆取之,不盛,释之也",是说从方中给定的狂病最常出现异常脉动的脉位选取"盛"者,而不是都选;如果方中给定的脉位皆无异常脉动,表明该病人所患之狂超出常规,则须从给定的"通用方"中选穴设方。

《癫狂》最大的文献价值在于:记录了古人探索特定疾病状态下出现异常脉动脉位分布规律的方法,可视为针灸遍诊法研究与应用的实录。

结语:调气先治血　针方立针经

1. 汉以前针灸方多为基于针灸分部理论和治则预设的"经方",其目的在于为针工临证设方时提供一个"模板",因而其数量很少,常载于针经,而不以独立方书的形式流传。

2. 始生时期的针灸理论——"经论"之于"针方",犹如"方解"之于"方"。故早期的针经表现出"经""方"两相依的特征。

3. 经刺方之外的缪刺方在《黄帝内经》载录很少,并非不重要,而主要因为:其一,作为针灸治疗的"变"法,多出于理论之外,难以与理论形成一个有机的整体;其二,数量太大,难以穷举,也难以预设。

4. 设方的主体模式为"循部设方",设方原则为补虚泻实调血气,而在具体实施时又偏重于调气,更强调"气至病所";确立的优先级最高的设方原则则是针对"血"——"凡治病,必先去其血脉",强调"针至病所"。

传世本《黄帝内经》有相当大的篇幅是阐述针灸方及其设方理论,而老官山出土医简更体现出医经与针方的紧密联系达到难以分离的程度,展现了"脉从方而生"或"脉为方而生"经络学说的孕育过程。为针灸方作解既是古人构建针灸理论——针经的动力来源,也是形成针经的一条重要路径。

疾病的发生取决"正""邪"两个方面,治疗也有调正气和祛邪气两条路径,古典针灸设方理念以调正气为主,以祛邪为辅,即以调背景治人为主,合以调前景治病,标本兼顾。由于取经脉本输调气,欲令气之远达至病所的前提是"脉通无阻",凡治病当先去"血脉""筋急""内积"以通脉行血气。故刺血脉、刺筋急、刺积等祛邪针法实为毫针调气针法创造条件,由此可见气至病所的调气与针至病所的调血实为一有机联系的整体。

针灸经方之所以能执简驭繁,以极有限的经方尽阐分部理论之要,应对错综复杂病症的治疗,主要在于:其一,疾病的总病机"血气不和百病乃变化而生"决定了针灸设方的基调定于调正气以治病,也就是说在治疗上以调整"背景"——人的正气为主,以直接消除"前景"——祛邪为辅。这一治疗路径的选择本身就使得针灸设方可以少胜多,以简驭繁,以不变应万变;其二,针灸经方是开放的,提供的实为治疗的模板,一个模板可以生成众多针方,故以很少的针灸经方应对众多的病症。

第6章 特写：修身以治神
——道不可道之道

1. 《黄帝内经》针具，特别是大量的刺法穴法术语直接移植于弩箭，足见针道与箭道关系之密切。说到射箭，一般人首先想到的就是视力要好，而庄子笔下的顶级射手名曰"伯昏瞀人"；若问射箭的核心技术是什么，一般人必定会说"瞄准"，然而箭道大师授徒却从不教授这个在徒弟眼中最重要的"瞄准"，箭术与箭道究竟差别在哪里？

2. 为什么说身处虚静则邪不能侵？为什么心斋虚静神才能入舍？诊脉为何强调"虚静为宝"？针工五项基本功中为何"治神"为首务？为什么《黄帝内经》强调习针道者须"徐而安静"？

　　既然任何一项技术都可以看作言传知识、意会知识这两部分之和,而在注重"道"的针灸学中意会知识所占的比例更大,因此要完整、真实地呈现古典针灸学,就不能仅仅采用逻辑的方法,还需要体认的方法,即冯友兰先生所强调的"负的方法"。

　　针灸学如果绕过身心问题,将难以与兽医针灸区别开来,《黄帝内经》提出的"针石,道也"的命题也会因失去落脚点而变得不可理解。

　　如果由于逻辑方法的局限而丢弃古典针灸学中最有价值——在《黄帝内经》作者眼中最珍贵的东西,那么不论呈现出来的理论体系从逻辑或科学的视角看来多么美,都不能算是成功。如何将古人眼中"不可道"的"至要"用语言文字呈现出来——至少是在某种程度上? 曾在工具和技法给予针道最多启示的箭道依然可为我们破解这一难题提供最有价值的思路和方法的启示。

　　历史上出现的传奇般的射箭大家远比针灸名家多,然而中国在很长一段时间内没有射学的专著,那些箭术出神入化的射家都不能用文字将其绝技表达出来传于后世。直到明代一位名叫李呈芬的射家,编写了一部《射经》,才对射箭有了系统的论述。然而用他自己的话说,只是把十分之三的东西写了出来,这正应了著名科学哲学家波兰尼对意会认知过程的著名论断"我们知道的要比能够说出来的多得多"。清代有一位著名的射家叫顾镐,在他代表作也是清代射学的代表作《射说》中,第一次尝试用文字表达箭道中最核心也最难用文字表达的部分——基于内功修炼的"神射"。

　　本章的写作在许多方面借鉴了代表中国射学理论最高水平的《射说》的表现方式。

　　鉴于本章描述的为直觉悟性世界的现象,只能用身体去体验,而难以用逻辑去证明,故所引录命题下不再附"证明"。

术　　语

【身体知】

　　人类认识世界的方式有三种:概念认知、形象认知及身体认知。身体知,是指主体通过自身的身体认识世界以及自身的一种能力,是人获取知识三种途径之一。通过这种途径获取的知识多为操作性的难以言说的意会知识。

身体知的概念在不同的语境下有多种称法,如"体认""体知""体悟""体会""身体性体验""具身认知"等等。无论哪种说法,都是一个跟身体有关的复合词。

身体知的"身体"并不是我们传统意义上解剖学的躯体,而是承载着感知力的一个整体;其中的"知"也不是一般意义上的知识,而是在解决特定问题时所表现出的"智慧"。

【导引 / 行气】

导引,包括两层意思:其一,通过肢体动作调形柔筋;其二,通过意念调气令和。晋代李颐注《庄子·刻意》曰:"导气令和,引体令柔",这一解释是对"导引"概念的精准表达。

导引的形动是为了神静,为了"血气流行",而不是为了锻炼形体的强壮——那样柔缓的动作也壮不了形体。为了突出导引行气的目的性,《备急千金要方》也将"导引"直接称作"导引行气",《针灸大成》从之。

【存想　内视】

存想,又称观想、存思、存神、存念。指在入静的条件下,使意念集中于想象中的某种形象,可以是体内的内景,也可以是大自然的外景。想象体外的天地自然景观,称作"观想";想象体内的脏腑经络,又曰"内视""内照"。

存想、存念,中医古籍也常用简称,如《诸病源候论》常简称作"存""想""思""念"等字。

【意针】

意针,是指用针灸针或其他尖状物刺入或按压于意守的部位以调神治病的方法。这时针的作用主要不在于刺激输穴,而是作为一种意念的

"锚定"。

"意念"既可用作针刺的辅助以增强针刺的作用——《黄帝内经》论毫针补泻"以意和之";也可以单独应用于疾病的治疗——导引意守治病的常用方法,单独应用时称作"意针"(又作"意法")。

"意针"这个术语在古典针灸文献出现较晚,而在苗族医药中却是传统的技法曰"什针疗法",是以草木、手指、竹筷等物加上意念为针的一种针法[1],但实际应用的历史不详。

意针,当代针灸人又称作"意气针法"[2],这种意气针刺手法,不只是通过针刺一定输穴,调动病人自身经气运行,而且是医生在施针法时意想将自身正气集于指下通过针体传导到病人穴位上使病人的经气得到激发或恢复,以增强针刺疗效。

第1节 跳出针灸看针灸

一、不能忽视的现象

现象1:生活中的神功与拙技

例一,反面实例:两手食指尖相对,向相反方向转动。表演者声称只有十万分之一的人能够做到。如此简单的意愿,身体居然不能实现——其实按我的方法练习,许多人都能在短时间内学会。

例二,正面实例:将硬币置于肚皮上任一位置,通过肌肉精细运动控制硬币的运动方向和形式,训练有素的肚皮舞高手能优美地完成这个不可思议的任务。这用现代医学已有的知识无法解释。

这两个视频差不多同一时间在网络上传播,从中我们可以真切地认识到,身心分离,我们的身体连极为简单的任务也不能完成,人作为万物之灵的自豪在这一刻荡然无存;而一旦进入身心合一的境界,便能随心所欲,完成超出人们想象力边界的高难动作,并且在身心交流的过程中体验到奇妙

---

①杜江,邓永汉,杨惠杰.苗医绝技秘法传真[M].贵阳:贵州科技出版社,2010.

②张智龙.浅谈意气针法[J].山西中医,1990(02):31-33.

的、天人合一的"高峰体验"。

汤浅泰雄先生说:"冥想和活动的实质如何才能一致呢? 对现代西方而言,在某种程度上,以身心合一作为目的似乎是不可理喻的。例如,训练有素者可以通过大脑指令活动身体的特殊部位,而这是常人无法做到的。通常情况下,人的心与身的作用是相分离的。只有经过长期的积累性的训练,才能逐步接近身心的不可分离状态,然而根据西方现代体育的观点,训练仅可提高身的艺能,而与提高精神或品性无关,即与训练者的'心'无关。与此相反,在东方,如果仅训练身体,而不相应地训练心灵,那么这就是一种偏误。因此,自古以来东方武术始终被看成是冥思的一种外在活动形式"①。

现象 2:无为而神游

成人在学习游泳,特别是学自由泳或蝶泳时,遇到最大的困难是手脚配合。

我们只要去游泳池随意观察即可发现,除了受过专业训练的游泳教练外,你几乎找不到一个自由泳、蝶泳、仰泳能游得规范而自然的游泳者。为什么学习游泳这么难? 而且越是聪明的"学霸"学起来越难。

可是,出于某种机缘巧合,你克服了对水的恐惧,真正放松下来了,如果这时你脑海中能清晰浮现出之前看过或教练教过的优美游泳动作,你会惊讶地发现你其实会游泳,而且可以游得非常的优美和自然。

为什么刻意玩命学习学不会,当你真正放松时却可以轻松自如呢? 从《庄子·达生》可知,2 500多年前孔子就问过同样的问题,一天在一处鱼都难以轻松的激流中,一人从容出入其间,孔子非常惊讶地上前请教"蹈水之道",蹈水者答曰"与齐俱入,与汩皆出,从水之道而不为私焉。此吾所以蹈之也"。意思是说,与水合一,完全顺应水流的规律而不按主观意志行事。

现象 3:凡射与神射

《黄帝内经》常借用射道言针道,则借鉴古代射手习射之道对于针工学习刺法必定有所裨益。

---

① (日)汤浅泰.灵肉探微　神秘的东方身心观[M].马超,等.编译.北京:中国友谊出版公司.1990:8.

古代射箭有"凡射""神射"之分,"凡射以目至,神射以意至"。所谓"以意至"是指意念至目标所在,而矢无虚发。清代射箭大家顾镐用自己亲身经历讲述如何从凡射进入神射的境界。

他年少时嗜射成癖,每次射箭常要练习四五百支箭,有时精神特别旺盛,便可以夜以继日,不间断地拼命练习。如此几年下来,射术精进,众人称赞。但不论他再如何刻苦练习,射术没能更上一层楼,进入了漫长的平台期。后来他不幸患上眼疾,"移烛迎面,不能见影",射箭习练被迫中止。怎奈顾氏嗜射如命,不能实操,便在心中演练:闭目入静,排除一切杂念,在内心演练,或空手做射箭动作如真射一般。没想到几天之后,他眼睛的疼痛逐渐减少,出现了一种"只觉的在目前,而无刻不思,无刻不运"的奇妙幻境。在接下来的几个月中,顾氏未曾摸过一次弓箭,借助于心气的调养而豁然贯通,完全涤除杂念,归服于心与箭的合一。他说"匝月之后,微悟其理,筋骨有声,疾亦渐瘥,然尚在疑信之间",因为此时眼睛虽能看见,但相隔一丈开外,仍然不能辨别人的面容。这时恰逢一次射友会射,顾氏抱着无所谓的态度被友人强请去一试,不想开弓发箭,矢不虚发,惊服全场——众惊起而言:"子目疾以来,未尝执弓,今乃熟稳安闲,撒放迥别,何也"?

通过这次传奇般的大起大伏的经历,使顾氏悟到,习射如只外求于身法手法,只能习得执弓纵送,动作熟练;只有外练与内修相结合,才能"力行无间,则得心应手之妙,有不期然而然者",从"凡射"进入到"神射"的境界。

无独有偶,日本弓道大师也追求射不以目至而以心至,他们在教授弓道时从不教徒弟练习瞄准——这一在徒弟眼中箭术中最核心的技术。这也是让徒弟最不理解的地方,因为不理解自然不相信,也因为不相信就很少有徒弟能坚定不移地走完整个学习过程。

不仅神箭手如此,不少超一流的神枪手,视力也不好,而且超级射手视力差还不是个别现象。

由此,中国射击教练在 20 世纪 80 年代提出了"内在瞄准"的概念,发明了夜训的方法。认为要成为神射手一定要"治神",以提升"心目"的内视能力——"内在瞄准",而不是练外视,明眼外视甚至会干扰射击的精准,正如刻意的肢体动作训练会阻碍你学习游泳一样。

所有这些神奇的发现其实都不"神"，都是对庖丁解牛体悟到了"以神遇而不以目视，官知止而神欲行"的印证或重发现而已。然而，无论多少人重发现多少次，如果你没有体验，就仍然无法理解也无法接受。

反思：为什么在最需要眼睛的技术中，眼睛反而成了获得完美技术的障碍？为什么可以不练习瞄准反而达到百发百中的神射境界？

顺便说，当年顾氏在眼睛失明后采用的练箭方法，已经成为今天的顶级运动员训练的常规——"表象演练"，并得到认知心理学的理论支撑。

现象 4：神诗与神书

英国浪漫主义诗人塞缪尔·泰勒·柯勒律治（Samuel Taylor Coleridge，1772—1834）的代表作《忽必烈汗》是一首未完成的梦幻诗片断，其创作过程充满着神秘色彩。

1797 年夏的一天，柯勒律治因身体不适服用了鸦片酊，不一会儿睡着了。睡梦中灵感勃发，毫不费力地创作了至少两三百行诗，一觉醒来，诗句还历历在目，于是他立即奋笔疾书，把梦中诗记录下来。不料中途被人叫了出去，耽误了一个多小时，等他回室打算续写时，才突然发现梦境已烟消云散，不论怎么苦思也续写不下去了。

就这样，这首只记下 54 行诗的片段成了传世名作，被认为是英语韵律中最高的典范，像天空的彩虹一样不可能加以解析。

唐朝最伟大的诗人李白斗酒诗百篇，无独有偶，唐朝最伟大的书法家张旭也爱酒如命，只有喝酒，写出来的草书才有神来之笔。

王羲之在酒过三巡，挥毫为兰亭诗集作序，他根本没有想到是在书法创作，而是一味地将此时此地的感慨形诸文字，以感怀一时之兴。随手写来，随手涂抹，兴致所致，笔到神畅。正是因为彻底达到了忘身忘书的境界，使他的笔墨淋漓尽致地显现了他天然的真率，展现了他此时此刻天然的本真之气。后来王羲之自己想再"用心"写得更好，尝试多次，没有一件能同"无心"挥就的原稿相媲美。

反思：为什么人本身具有的能力需要借助于酒或鸦片之类的外物才能激发出来？根据道家的理念，凡是外界对人体有益的药物也存在于身体内部，并且内在的药最安全。那么身体内相当于酒和鸦片的内药是什么？又如何在需要的时候恰到好处地释放出来?

透过现象的思考

《黄帝内经》为什么如此难解? 或以为那时的人们惜字如金,话说不透,理道不明。且听离我们很近的民国武学大家孙禄堂的心声,他在完成中国武学体系的构建后发出这样的感慨:"吾言虽详且尽,犹虑能解者百人中无一二人。吾惧此术之绝其传"(《孙式太极拳剑》)。如果说当年能理解他的武学体系的人百无一二,几十年后的今天能理解者则更少。文字表达已"详且尽",而人犹不能解,显然与理论的表述无关,与读者后学的智商也无关,只是有孙氏武学体验的人越来越少,犹如车神舒马赫对一个刚学开车的人讲"人车合一"的道理,任凭他有多么高的语言天赋也无法让听者理解。开车能至"人车合一"境界的人虽不多,却也不罕见,而习武能至孙禄堂境界者已不再有,故孙氏之学"绝其传"是必然的,这也是他构建武学之初就已经料到的结局。

当我的针灸启蒙老师郑魁山先生嘱我趁年轻练习静修调气时,我完全不懂这与针灸有什么关系,故一直未付诸行动;当我跟第二位针灸恩师贺普仁先生学习针灸时,也没有将他高超的针术与其长期的书法和武术习练联系起来。读《黄帝内经》绝不下千遍,可是从未想过,为什么书中强调,只有"徐而安静,手巧而心审谛者"才可以学针灸;为什么针工的素质和技能五项中排在前二位的是"治神""养身",唯一一项针灸专项技能被排在了第四?

在耳闻目睹了如上所述的一个个关于"身心合一"正反两面的实例,特别是自身学习游泳中对藏在身体之中自动反应程序抑制与触发规律的偶然发现,以及在一次"不经意""无期然"的长跑中偶得的奇妙"高峰体验",令我深深反思:经过几千年的进化在许多方面已经远远超越古人的我们,在哪些方面远不及发现针灸之道的古人? 对于知识的掌握远远超过儿童的成人,在哪些方面远不及婴儿? 理解和学习针灸之道需要什么样的素质和知识结构?

这时心中常想起领我入针灸之门的两位恩师不倦的教诲——悟道虽晚,总归比不悟要好。

二、从导引看针灸

命题 6-1　骨正筋柔,气血以流。(S3)

——"血气已调,形气乃持"(《痈疽》)。

命题 6-2　缓节柔筋而心和调者,可使导引行气。(L73)

——"缓节柔筋"意在"心调和",导引的目的在于"行气",而不在于练形体的强壮。出于"生气通天"的理念,在古人眼中"气之不得无行也,如水之流,如日月之行不休",宣通血气也是导引和针灸共有的作用。《千金翼方》论针灸作用曰"凡病皆由血气壅滞,不得宣通,针以开导之,灸以温暖之"。

命题 6-3　凡欲胎息服气,导引为先,开舒筋骨。调理血脉,引气臻圆,使气存至极,力后见焉。(《灵剑子·导引势》)

——导引的动以活血是为静以行气作准备,与针灸的解结通脉为毫针调气作准备,有异曲同工之妙;与针灸"凡治病必先去血脉"的原则完全相同。

命题 6-4　病肠之始也,必前胀。当胀之时,属意少腹而精吹之,百而已。(张家山汉简《引书》)

命题 6-5　随疾所在,行气导引,以意排除去之。(《太清导引养生经》)

——导引行气强调意念引导,毫针调气同样强调"以意和之"。

命题 6-6　凡行气欲治百病,随所在作念之,头痛念头,足痛念足,和气往攻之。(《养性延命录》卷下)

命题 6-7　头之一者,顶也。七正之一者,目也。腹之一者,脐也。脉之一者,气也。五藏之一者,心也。四肢之一者,手足心也。胃之一者,脊也。肉之一者,肠胃也。(《太平经》)

——"夫一者,乃道之根也,气之始也,命之所系属,众心之主也"(《太平经》)。

命题 6-8　导引于外而病愈,于内亦如针艾,攻其荥输之源,而众患自除于流末也。(《云笈七签·玄鉴导引法》卷三十六)

从这组命题可知,导引之法从"随疾所在,行气导引",到随部所在而意守其"一",最后到"输穴",其意守部位从不定处到定处再到输穴,演变规律与针灸"刺灸处"的演变方向完全相同。

命题 6-9　伸所病者,以意推之,想气行至上,温热即愈。(《诸病源候论》卷二)

——引气至热病已,也是针灸评价"气至"的指标,导引与针灸一也。

不难看出针刺与导引密切相关,在基本作用、作用机制、治疗原则及应用上都表现出相同或极其相近的特征(详见表 9)。导引行气的核心要素——意念和呼吸,同样也是毫针补泻的要素;针灸强调"气至而有效",导引也是,而且效应的指标与针灸也相同——热。

导引、针灸在发展过程中还有明显的相互渗透相互移植的互动。毫针补泻的引气法、以意补泻法、移神法,以及针灸"修真全神"之功的认识当源出于导引,甚至连术语都与导引一脉相承,如"徐入徐出,谓之导气""气虚宜掣引之"等;而《玄鉴导引法》对导引术治病原理的进一步的总结概括"导引于外而病愈于内,亦如针艾攻其荥输之源,而众患自除于流末也",也借鉴了针灸经络学说的原理。

表 9　导引与针灸的比较

	导引	针灸
作用	调和血气	调和血气
操作部位	不定之病所 + 固定调气处 + 输穴	不定之病所 + 固定调气处 + 输穴
方法	动作 + 呼吸 + 意念	动作 + 呼吸 + 意念 + 毫针(或指压)
气至	热感	脉和 + 热感
操作原则	先理形通脉活血再调息行气	先解结通脉再调血气
应用	防病养生治病,治病以病在筋为主	防病养生治病,治病以病在脉为主

导引与针灸的目的都是行气治神,调和血气,而在具体操作上又各有特点,导引从动中求静,针灸则从静中求动。针灸借鉴导引意守行气的理念和方法,通过加上一根毫针(或手指的轻按)而使得引气移神的效率显著提高。治神针法若借鉴导引的"内视""观想""六字诀"等有效的行气调神之法,则更能增强其调神的作用。

此外,如果在毫针补泻过程中再自觉借鉴导引主动及被动的肢体动作宣通气血之法的辅助,也会增强针灸调血气之功能。虽然《黄帝内经》针灸与导引合用的实例不多,亦可见"已刺按之,立已""不已,按人迎于经,立已"的示范,后世又有发挥。现代在针刺治痛重发现的"运动针法"都可视为针灸与导引结合的成功案例。

后世针灸典籍注重针灸导引合用者,以明代杨继洲《针灸大成》最为突出。不仅在定式刺法如"中气法"中强调"又按扪摩屈伸导引之法而行",并且在论五脏经脉及任督脉输穴之首皆专论导引经脉之法。

如果说参悟针灸之道也需要借助于一项可以触摸的技艺,犹如庖丁之借解牛,顾镐之借射箭以体道,那么导引无疑是最佳之选。当我们跳出针灸,走进导引之林,方能顿悟为何针工五项全能中"治神"排第一;为何治神成为上工追求的最高境界;为何毫针成为九针的象征,毫针补泻法成为刺法的核心在《黄帝内经》一遍遍不惜笔墨反复强调;为何持针之道强调"以定其意""以意和之";又为何针灸的治疗原则定于"补虚泻实,神归其室"。换言之,若精于导引者习针道事半功倍,反之亦然。我们在《黄帝内经》分明看到,对于针工与导引者的天赋和素质要求几乎一样。

如果说针灸进一步挖潜需要借力于一臂的话,导引则是最近最容易抓握的力臂。

如果只把导引看作一种形体锻炼,则根本没有理解其真义;如果只把针刺看作一种外部的机械刺激,则根本不懂针灸,至少不懂毫针补泻之道。

三、从道家看针灸

诊法、针法的奠基者扁鹊及其传人华佗都有道家背景,而以精研《黄帝内经》名世的杨上善、王冰、张介宾也皆有道家身份。在针灸理论和道家思想这种水乳交融的紧密联系中,针法扮演了使者的角色——针法,特别是毫针法是一种非常理想的体道入道的工具,或者说是载道的理想载体,正是从这个意义上,《黄帝内经》明确提出了"针石,道也"的命题。

道家思想及其修炼方法对针灸影响深远,前述与针灸密切相关的"导引行气"之法即道家修真养身的主要手段。此外,针灸身体观"重虚空""无形无患"理念、"恬惔虚无,真气从之,精神内守,病安从来"的防病养生之道;上工治神的追求,以及《刺法论》"刺法有全神养真之旨,亦法有

修真之道,非治疾也,故要修养和神也"的命题无不打上了道家思想的深深
烙印:

平易恬淡,而忧患不能入,邪气不能袭。(《庄子·刻意》)

——《移精变气论》曰"此恬憺之世,邪不能深入也";《上膈》论刺法曰"恬
憺无为,乃能行气"。

目无所见,耳无所闻,心无所知,女神将守形,形乃长生。(《庄子·
在宥》)

夫虚静恬淡寂寞无为者,万物之本。(《庄子·天道》)

彼节者有间,而刀刃者无厚。以无厚入有间,恢恢乎其于游刃必有余
地矣。(《庄子·养生主》)

——"针游于巷"明显仿照"游刃于间"而来。

那么,为何修炼丹药的道家又对针灸情有独钟? 道医陶弘景《真诰》
给出了明确的答案——有病者先治病而后方能求仙:

夫学生之道,当先治病,不使体有虚邪及血少脑减,津液秽滞也。不先
治病,虽服食、行气,无益于身。(《真诰》卷十)

由此可领悟《刺法论》所提出"刺法有全神养真之旨,亦法有修真之
道"命题的深义。

如果说针道难明,总不至于难于《老子》之道。在老子眼中,"道"极抽
象难以言表,但老子却告诉人们一条体道的捷径——通过观察婴儿去领悟
此"不可道之道",明确提出了"常德不离,复归于婴儿"的命题。然而多少
人读《老子》有几人认真观察婴儿? 就在两千五百多年后的今天,捷克一
位最有名的物理治疗师痴迷地观察婴儿的呼吸、脊柱形态,以及从 0 岁到
1 岁每阶段习得的每一个动作,发现 1 岁以内婴儿的呼吸模式、脊柱形态、
动作模式可以作为一个模板,用来评估成人身体运动出现的功能障碍,同
时也是治疗动作障碍和其他症状最好的训练动作——简直就是古典针灸
"诊-疗一体"理念的完美诠释。无意中找到了一条老子"复归于婴儿"的足
踏之路。他将这一发现总结成一门新的康复治疗技术并命名为 Dynamic
Neuromuscular Stabilization(DNS)——动态神经肌肉稳定技术。

相信以后的中国人再读到《老子》"专气致柔,能如婴儿乎"时,目光就

会多停留一会儿,内心深处也会多一分共鸣和敬仰。

这一眼前发生的实例再一次强有力地印证"道进乎技"——由技入道是一条有效而普适的路,古今中外皆如是。

四、从箭道看针道

中国古人学艺追求的并不是技艺本身,而是将"道"视作为其根源。技艺只是体道的方式,道才是根本的目标。不同的方式皆可悟道得道,只是效率有高下而已。正如《淮南子·齐俗训》论艺之为道所云:"昔者冯夷得道,以潜大川;钳且得道,以处昆仑。扁鹊以治病,造父以御马;羿以之射,倕以之斫。所为者各异,而所道者一也。"

为达到由技入道的目的,各行皆有基本功,而中国传统百工基本功几乎相同,且方法多很简单,而常年不懈坚持极难。能否成为一行中之"状元",除了具备一定的天赋之外,最重要的莫过于苦练基本功,而人们最忽视的恰恰是基本功训练,此乃人之天性——皆欲走捷径而求速成。

民国集武学之大成者孙禄堂对收徒学拳的要求也极简单:武学要入门,先练三年桩。而在他众多徒弟中只有一人真正做到,最终也只有此人得到真传而学成。孙氏认为一切拳法虽变化万端,却都起于"三体式"。只有日日练习,持之以恒,勿求速效,由微而著。此中绝无捷径,也难取巧。之所以世间练拳者多如牛毛,成道者却少如麟角,就是因为不明此理而不能坚持。

传统武术无论内外家、南北派,学拳之初无不以站桩为基础功夫的不二法门。站桩练什么? 不是练腿部肌肉,其核心是"空静"二字,可见中国传统身体运动的身心训练是相通的,也就是说一名针工如果按孙禄堂的要求站3年桩,也能完全具备成为一名上工的内功要求。换句话说,如果是孙禄堂读《黄帝内经》一定比普通针灸人理解更深刻;他如果学针灸,成为上工要比其他人容易得多。

虽说百工体道之路多相通,但离针灸最近且共通点最多的还是箭道——针工与射手有最多的共同语言。这从《黄帝内经》阐述针灸之理时大量借用箭弩术语即可明知。

射箭注重治心调摄,所谓"得之于心,应之于手。盖心一不治,则射无中理""手执其弓,弦安其箭,目注其的,心实运之。平居暇日,更当调其气息,节其饮食,避其寒暑,持其喜怒,诚其嗜欲。此射之至要"①。

可见,针灸治神之法与射箭无二。民国针灸大家黄石屏即师从一武僧以习箭之法练成针刺神功。承邦彦在《民国名医黄石屏》一文中写道:"黄父命石屏拜圆觉为师,读书习武,时已三年,未言针事,三载过半,老僧开始教以练针运气之法,以朱笔画红圈于白墙上,命石屏离红圈数步,用铁针击之,每日击红圈,红圈也日日缩小,步子日日放长,铁针也逐渐缩小,后再改成小钢针,而每针必中,后再改画成铜人经穴图刺之,穴无不中,再后以软的金针,亦能插入墙壁上几寸。圆觉曰:'功力已到',乃再授人体穴位及治病补泻各种手法。"

今日所以难见针法神妙如黄氏者,非今人天赋皆不及之,而是能以坚定的信念和恒心坚持苦练极其简单而枯燥的基本功三年者几无一见也。

学针如练箭,基础阶段基本功的厚度决定着你今后所能达到的高度。

第 2 节 合 一 之 境

一、与针合一

命题6-10 凡刺之真,必先治神。(S25)

命题6-11 夫九针者,小之则无内,大之则无外,深不可为下,高不可为盖,恍惚无穷,流溢无极。(L45)

命题6-12 灵气在心,一来一逝,其细无内,其大无外,所以失之,以躁为害。(《管子·内业》)

——"灵气"是客观的物质存在于人们意识形态,即主观的反映。一个"大之无外,小之无内";一个"其细无内,其大无外"。二者意思完全相同,表明物质与意识二者存在同一性。

---

① 陈国勇.武编3[M].南宁:广西民族出版社,2003:230-231.

中国传统百工都追求一种人与工具合一的境界，在剑道表现为"人剑合一"；在书道"人笔合一"。对于针灸人而言，应当做到"人针合一"。

民国针灸大家黄石屏之所以能针法如神，一个重要的因素在于以练箭的方式，苦练三年而至"人针合一"。

对于针灸人而言，只有经过长期的修身训练，才能做到"人针合一"——针才能成为你身体的一部分，取穴行针才能进入"以神遇而不以目会"的状态，成为一名治神之上工。

二、与病者合一

如果人能与马合一，则人一定能与人合一。那么，人能与马合一吗？对于超一流的骑手，答案是：不仅能，而且必须。在超凡的骑手眼中，练习的过程不是征服或驯服，而是通过对话，不断地与马亲近直至"合一"的过程，只有合一，才能随心所欲，出神入化。与人合一又何尝不是如此！

命题 6-13　人皆欲知而莫索之，其所以知彼也，其所以知此也。不修之此，焉能知彼，修之此，莫能虚矣。（《管子·心术上》）

命题 6-14　病为本，工为标，标本不得，邪气不服。（S14）

——张介宾注曰："病必得医而后愈，故病为本，工为标。然必病与医相得，则情能相浃，才能胜任，庶乎得济而病无不愈。惟是用者未必良，良者未必用，是为标本不相得，不相得则邪气不能平服，而病之不愈者以此也。"

命题 6-15　善用针者，从阴引阳，从阳引阴，以右治左，以左治右，以我知彼，以表知里。（S5）

命题 6-16　所以不十全者，精神不专，志意不理，外内相失，故时疑殆。（S78）

对于"病工合一"似乎很难理解，因此在临床上关注不多。临证可见用同一个穴治疗同一个病人，甲医屡治不效，而乙医一针见效。以往我们对这一现象的解释是：乙医的针术比甲医高明，可是承淡安《针灸师承录》却记载了多个这样的案例，有的病人经他针刺，针感不显，数针而不效，而转而由他妻子针刺则针感明显，疗效很好。由此他得出这样一个判断：针工的性情体质若与病者不合则针刺难以获效。对这一现象以往因为无法理解而不以为然,但这个现象的确存在,不仅是几千年前的古人观察到了,今人也观察到了,近年现代医学的新发现"镜像神经元",无疑为中国古人两千多年前提出的命题添加了神经生物学的注解。

三、与天合一

命题 1-102 耳不闻,目明心开而志先;慧然独悟,口弗能言,俱视独见;适若昏,昭然独明,若风吹云。(S26)

命题 6-17 若夫法天则地,随应而动,和之者若响,随之者若影,道无鬼神,独来独往。(S25)

——以上命题描述的状态与孙禄堂描述的习武入道状态完全相同。这样的境界只能是在进入无意识状态后身体的自动反应,意识的控制根本无法企及。

命题 6-18 为无为之事,乐恬憺之能,从欲快志于虚无之守,故寿命无穷,与天地终,此圣人之治身也。(S5)

——"针有悬布天下者五……一曰治神,二曰知养身,三曰知毒药为真,四曰制砭石小大,五曰知府藏血气之诊"(《宝命全形论》)。张介宾注曰:"不知养身,置针于无用之地,针家不可不知。"

命题 6-19 六律具存,而莫能听者,无师旷之耳也。(《淮南子·泰族训》)

——经义具存,而莫能解者,无古人合一之身心也。

命题 6-20 治身欲与天地相求。(张家山汉简《引书》)

——梅洛-庞蒂断言"事物是我的身体的延伸,我的身体是世界的延伸"(《可见的与不可见的》)。

心理学家认为,要想达到和宇宙万物的本质上的联结和深层的沟通,就要唤醒"本我"中对生命力的直觉,就要摆脱"意识"的束缚,放下在后天学习中形成的概念、逻辑、思想,回归全然的我、自在的我、真实的我。而当真正唤醒"本我"的时候就可以进入"意会"和"神通"的境界,就达到了庄子讲的"齐物""坐忘""无为而至"。

"天人合一"观,被看作是中国文化的基因,中国现代著名历史学家、思想家钱穆先生更是将"天人合一"看作"是中国文化对人类最大的贡献"①。然而对于"天人合一"四字，现代人很难理解，钱先生孜孜于此四字几十年，直到临终始有顿悟。

在西方心理学中，以代表心理学最新转向的"第四势力"——超个人心理学对"天人合一"情有独钟，但在取向与路径上主要通过外求（如致幻剂）改变意识状态，以体验天人合一。而古人很早就发现了简单而又安全的进入"天人合一"状态的方法——"致虚极守静笃"，即虚静法。

入静的本质就在于解除大脑高级中枢对低级中枢的抑制②，启动人的本能、潜能，使得感知力变得非常的灵敏，从而能获得平常状态下无法觉知的一些体验。

"天人合一"是基于体验形成的一种信念，其内涵的演变经历了从体验到观念、到思维方式，最后到境界的四个阶段或四个层次。或由于后世能够体验这种状态的人越来越少，或由于其在"世界观""思维方式"层面的应用和影响越来越大，人们反而忘记其初始的意义——一种真切的身体体验。

有通天之人而后有"天人合一"体验，然而才能形成天人合一思想，并且成为一种世界观，成为一种诸子百工追求的最高境界。故"天人合一"四字不应仅作哲学范畴观理解。

治身至身心合一，而后通于天至"天人合一"。今天针灸人身心合一的难度比两千多年前的古人大很多，我们的身体遇到了一种前所未有的时空错位——身体越是进化，机能越是退化。今人身与心的距离越来越远，不能理解"天人合一"是不用奇怪的。

第 3 节 合 一 之 道

《黄帝内经》提出了"针石，道也"的命题，"治身""治神"既是针工由

---

① 季羡林. 关于"天人合一"思想的再思考[J]. 中国文化，1994（02）：13-22.
② 陈小野. 入静养生原理是中医传统养生文化核心原理的典型体现[J]. 现代中西医结合杂志，2010，19（33）：4324-4326.

众工进阶上工的基础,也是评价针工造诣高低的重要标准或者说是终极标准。

一、动静两道道简而难至

命题 6-21 针石,道也。(S14)

——杨上善注曰:"针石道者,行针石者须有道也。有道者,神不驰越,志不异求,意不妄思,神清内使。"

命题 6-22 人何以知道?曰心。心何以知?曰虚壹而静。(《荀子·解蔽》)

命题 6-23 致虚极,守静笃。(《道德经》第十六章)

命题 6-24 虚无者道之舍,平易者道之素。(《淮南子·俶真训》)

命题 6-25 平易恬澹,则忧患不能入,邪气不能袭。(《庄子·刻意》)

命题 1-75 恬惔虚无,真气从之,精神内守,病安从来。(S1)

命题 6-26 恬憺无为,乃能行气。(L68)

——杨上善注曰:"夫情有所在,则气有所并;气有所并,则不能营卫,故忘情恬惔无为则气将自营也"(《太素》卷二十六)。只有虚至"极",静至"笃",身体才能进入"气自营"的随应而动的"天人合一"状态,只有在这种状态下,引弓发矢挥毫泼墨才能"得心应手不期然而然";挥刀解牛才能"以神遇而不以目视,官知止而神欲行";持针纵舍才能"耳不闻,目明心开而志先;慧然独悟,口弗能言,俱视独见;适若昏,昭然独明,若风吹云"。杨氏此注可谓入木三分,非有常年修炼而不能感悟深至此也。笔者读《灵枢》此句经文不知多少遍,也只是近年在不经意间真切体验到"气自营"的奇妙之后,才彻悟此八字,足见与古人对话光用"脑"是不够的,还须用"心",用整个"身体"。

《黄帝内经》言行气不借用针艾和药物者,只有二法:一是导引,一是恬憺虚静。导引行气之理易知,所谓"须知调身按摩,摇动肢节,导引行气。行气之道,礼拜一日勿住。不得安于其处以致壅滞。故流水不腐,户枢不蠹,义在斯矣"(《千金翼方》卷十二)。故知导引行气,以形之动也。而发现极静亦能行气,则超出常识,这一方面充分体现中国古人的大智慧;另一方面也与中国人观察万事万物的阴阳对偶视角密切相关,基于"阳极生阴,阴极生阳"的信念,已知动则行气,则可推知极静亦可行气,以静极生动故也。同样是入静,古人也发现可以从不同的方向进入——无思入静;沉思入静;从相反的方向进入相同的"松"——无为而松;极紧而松。

而且古人还发现:静极而动所致"气行"是一种更高的层次——"气自营",此乃进入"身心合一""天人合一"的标志。而导引行气实为虚静气行所做的必要准备,犹如刺结络以达脉通血和,以及刺筋急以至血气流行乃为毫针调气所做的必要准备一样。

为什么说,身处虚静,外邪不能侵? 因为"夫阴阳之气,清静则生化治,动则苛疾起",只有虚静,正气才能流行而邪气无从住留;只有虚静,神才能守其舍,神守舍则邪不侵人不病。这是一种古人的信念,还是无数应验的经验? 如果说是一种信念,那也是建立在真切的体验之上的。人,作为万物之灵的资本在于有高度进化的大脑和充分发育的意识,然而进化本身是要付出代价的,人成为万物之灵的代价之一,在防病抗病能力远不及大脑进化程度不高的其他动物;从人自身来看有这样的规律:成人不及婴儿,正常人不及意识障碍的病人,这本身也表明意识发育和主控的程度与抗病力之间呈反相关,而通过调节身心进入虚静状态是古人发现的一种最安全和有效的释放无意识的方法,堪称一个伟大的发现,一个尚未被人们充分认识的伟大发现。

所谓"致虚极,守静笃",好比是把意识之门的控制按钮在一个适当的区间从"开"这一端朝向"关"一端推移,由意识主控模式进入到无意识主控模式,进入一种极为放松、似睡未睡的状态。对于普通人来说,偶然进入这一状态并不难,而要深入至"虚极""笃静",并能守住和自由出入,则非长期修炼不可,同时还需要具备一定的天赋。

命题 6-27　道甚易知,但莫能行。(《备急千金要方》卷二十七)

道至简,只有两个字"静""虚",只要做到这两点并坚持修炼即可进入身心合一的"气自营"状态,在这种状态下外邪不能侵,病无从生,虽病而易已。然而能坚定沿静修之路走出来的人极少,只因这条至简之道上没有光亮,你不知能不能以及何时能走出来,若无坚定的信念绝难坚持。正如孙禄堂所说:世间练拳者多如牛毛,成道者少如麟角。

二、针艾导引皆持于心

命题 6-28 徐而安静,手巧而心审谛者,可使行针艾。(L73)

命题 6-2 缓节柔筋而心和调者,可使导引行气。(L73)

命题 6-29 调气在于终始一者,持心也。(L3)

——不难看出《黄帝内经》对于针工和导引者身体素质和禀性有着共同的要求——手巧体柔心和调。

导引的形式为肢体活动,故要求“缓节柔筋”不难理解,何以强调“心和调”?因导引的目的为行气,如粗心浮气,多动妄动则气难行也。

为什么针工需要“徐而安静”“心审谛”的禀赋?首先,古典针灸强调“凡将用针,必先诊脉”,而“持脉有道,虚静为保(宝)”;其次,“治神”是上工追求的境界,而治神必“徐而静”“心审谛”也。你只要回看一下毫针补泻刺法,特别是补法的操作,便不难体验“治神”在其中的分量,故承淡安所言针效三要素绝非虚言。只有当身心处于虚静状态,才有可能将所有的感觉集中于指间针下,才能心静而神注于针。

三、始于守形成于忘法

命题 6-30 粗守形,工守神;粗守关,上守机。(L1)

命题 6-31 良工皆得其法,守其数。(S14)

命题 6-32 夫圣人之治病,循法守度,援物比类,化之冥冥,循上及下,何必守经。(S76)

任何一门技艺的学习,都是从“循法”“守形”“守法”入门,技法纯熟之后,再通过“忘法”“忘形”而进入内修心法的高阶。

中国传统技艺的学习都很注重基本功练习。一如射箭从“凡射”到“神射”是一个从“熟”到“静”的过程,针工从粗工到上工的过程也是如此。如果指力、持针、揣穴、运针、押手配合等基本功尚未纯熟,则谈不上“治神”。在初学阶段一定找真正有功夫的师傅一丝不苟先求形似,如果一开始基本动作就是错误的,即便日后遇名师指点也很难纠正。在这方面,明代射家李呈芬以自己的亲身经历告诫后学“切记”。以下结合自身的体会谈几点心法。

对于一般人而言，学习的过程是一个知识和经验积累的过程，为什么身心合一修炼的要诀在于"减"，也就是去除、忘却、摆脱、抛弃些什么，减得越多越彻底，获益也就越多。初学者多不理解，为什么必须忘记所学，丢掉成法才能入道？既然最后要忘掉所学，为何常年苦练且一丝不苟？因为初学者眼中看到的是学成后的大师"不拘一格，随心所欲"的风采，羡慕的是"机触于外"的机灵，殊不知"不拘一格"的背后是勤学苦练而拥有了比常人更多更高的"格"；而"机触于外，巧生于内，手随心转，法从心出"的前提是机巧已然存于内外，手已然与心合一，众法妙招也早已成熟在胸也。只有这样，那些早已具备的机、巧、法中与当下情和势最契合的才能在与心合一的手中完美呈现。没有长期严格刻苦训练所构筑的坚实前提，根本不可能有最后令人惊叹的完美呈现。正如英国浪漫诗人柯勒律治如果平素没有大量的阅读和诗歌创作的实践，那么任凭他服多少鸦片笔下也不会流淌出惊世之作《忽必烈汗》；同样，李白如果没有平日的大量阅读和诗词创作实践，任凭他喝多少酒，也写不出传世佳作。进入虚静的潜意识只能是"有中生华"，而不能"无中生有"，任何一个学习针灸的针工都不可能绕过"粗工"阶段直接进阶"上工"。

然而为什么忘法才能入道？汉以前道家医家对于体道入道的修炼过程描述都强调"修形""忘形""身心合一"三个阶段，即在进阶"无间身心"身心合一境界之前，都十分强调这个"忘"字，不仅要忘所学，忘章法，还要忘荣辱功利忘巧拙形式忘身消解自我。《叔苴子》曰："教剑者有法，及其能剑，忘其法并忘其剑矣……未忘法而用剑者，临战斗而死于剑。"非独学剑如此，其他的中国传统武术，以及书法、绘画、琴棋等"六艺"的学习莫不如此，都要经历一个从"循经守法"到忘法返璞的过程。

答案很简单，只有"忘法"，无意识才能释放出来，才能进入"不期然而然"的合一境界。

四、过关入门

如何才能走进或走近"道"？身与心在何种情况下，使其合而为一成为一种可能? 有没有操作性的具体路径和方法? 古人发现了一种"由技入道"的路径。对于技艺的学习,若只是一个"熟能生巧""巧能生精"的过程,则对于大多数人而言,只要在一定时间内重复足够多的练习,就能使技艺炉火纯青,也就可以走进或走近"道"。然而,现实却并非如此,不少人经过千万遍的重复练习,技术动作纯熟,却并没有缩短与"道"的距离,那么在这个过程中究竟是什么重要的影响因素被忽略了?

合一之道可由身、心两端进入,对于大多数人而言应先从"治身"入手,正如导引的习练先正形再静心行气,所谓"骨正筋柔,气血以流",血气流通方可言"行气""导气"。

身体运动学习的过程即是主体(心)与客体(身)由分离走向统一的磨合过程。治身练形的进程,一般经历:由硬到软,由重到轻,最后到空无所有。柔软之后的发展方向必然是轻灵、虚无。

道至简而法众多,从我自身的理解来看,箭道依然是极佳的选择,调查表明专业射箭射击运动员闭目单腿直立测试的成绩最佳,这一方面说明射箭需要很高的身体知,另一方面也说明习射能显著提高人的"身体知"。由箭体道虽好,只是师傅难找,条件和环境要求也难达到;太极拳是一种比较接地气的选择,只是"虚领顶劲""松净""内劲"等极抽象的概念初学者很难理解和体会;如果从体验身体的放松和呼吸调节考量,游泳是极佳的选择,因为如果身体不放松,呼吸不舒畅,不仅动作做不到协调自然,你甚至都不能在水面上浮起来,因此可以说游泳相当于为你练习放松和呼吸提供了一个简单而有效的生物反馈法。

而作为任何一种技艺的内修功夫,打坐、内视是入静训练的理想选择。这种由"治身"到"调心"的身心合一练习法对于大多数人而言是成功率较高的选择。其实知其原理可不拘于法也,凝神用志于任一事都是一种合一的修炼,如果能与行针结合当然是一种一举两得的首选方案。例如像黄石屏那样用练箭的方法练针;练习左右手同时运针,包括无针的模拟操练等——用当下时髦的术语即"表象演练",正所谓"钓者静之,众者扣舟,罩者抑之,罜者举之,为之异,得鱼一也"(《淮南子·说林训》)。至于选择什么项目主要取决于个人喜好以及已有的条件。

以下结合自身的体验,简述"身体知"训练的要点,或者说在进入静修体道之门前需要迈过哪几道门槛。

第一,"重复"的重要性。

以往身体训练中有一种习惯的观念,认为练习者不能高质量完成动作主要是力量不够,例如练太极拳下肢晃动则认识下盘力量不足,故要求练习者进行下肢的力量专门训练如站桩、蹲马步等;蝶泳上身起不来则认为是腹肌和腰背肌力量不够,故要求加强腹背肌的力量训练,等等。其实不能轻松、优美完成动作的根本原因在于身心不合,你只要通过不断的反复,让你的心听懂身体的意图,则心便可以精准控制你的身体,二者契合如一,你会突然发现再打太极时脚下如根抓地;蝶泳时身轻如鱼,随心所欲。如果是肌肉不够发达,那么动作的稳定性及完成质量是随着肌肉力量的增强而逐步改善,不可能在某一时间突然改善。孙禄堂一语道破"站桩"的奥秘——不是练腿部肌肉,而是练"空静"。什么是"空静"? 是"心"对"身"的控制,以及"身"对"心"的响应——身心合一。

第二,"目的"的重要性。

"重复"的重要性被人们越来越多地认识,有一种流行的"一万小时理论"说,熟练地掌握一门技能,至少需要投入一万个小时(也有说是1 000~1 500 小时)。但只看一个实例就可看出这一理论的片面性:作为中国人有一项差不多每个人都一生练习的技能——筷子的使用,如果只要重复的次数足够便可以由术入道的话,那么至少一半以上的中国人都应当得道了,而事实上中国人用筷子真正达到"手与筷子合一"的却很少。

有一个决定成功与否的关键因素必须牢记:**无论选择什么技艺修炼体道,必须先忘掉该技艺的实用功能**——尽管得"道"之后你对该技艺实用功能的发挥能在不知不觉中达到登峰造极的境界。对于这个道理宋代《太医局诸科程文格·大义第三道》有通透的解说:"问:与道合同? 然则与道合同者,实无心于合同,而自然合同也。经曰与道合同,其意若此。夫用智以求道则道愈昧而不明,有心于求道则道愈远而莫见。惟真人也,非求以合之而不期合而自合,非求以同之而不期同而自同。"之所以中国人一辈子练习筷子而不能达"合一"之境,根本原因在于人们练习筷子从一开始眼中就只有饭菜,心中想的只是它的实用功能,而从没把它看成体道入道的工具,正如解牛及一万小时者不在少,而得道者庖丁一人而已。

可见,掌握一项技能实际上存在着"道"和"术"两条路径,选择哪条路径常常取决于你的目的。"重复"对于两条路径的攀登都非常重要,但只有"专注而超然的重复"才能通往最后的"道"。通常只有极个别的人会选择"道"的路径,哪怕这条路的总长比"术"的路径更短。只因为这条路的起点与终点之间没有光亮,你不知道终点在哪里。

第三,"虚静"的重要性。

为什么古人,不仅是针灸,百工皆同,不仅是医家,诸家皆强调入静和放松?特别是习练太极拳更强调"用意不用力""以松柔至刚强"?为什么身体运动的高级阶段都有一个共同的追求:放松身体,放空心灵?直到有一天在游泳中才获得对"松"字重要性的真切体验:学习游泳当你放下一切自然而然时才发现你本来就会游泳。可是放下一切、自然而然对于大多数成年人而言是多么的难。

年轻时练过多种体育运动,其中游泳是最爱,促使我从"凡游"到"神游"的跃升也是像顾镐学箭一样出于一次偶然的发现。我早早就轻松掌握了四种泳姿,并自以为动作的标准程度在整个泳池中无人能比。等到相机有了视频拍摄功能后,我请人拍了一段四种泳姿的视频,看了回放才发现动作距离完美还有不短的距离。对照视频改进动作是一种有效的方法,有一天不知怎么一个念头突然冒出:如果游自由泳只划手不打腿如何?于是我试着在水中用不同节奏做自由泳划水动作,拍下视频。回看时非常惊讶地发现:我的脚实际上也在打水,由于这个打水动作不是意识控制,而是身体自动完成的,因而显得非常的自然和优美,与手的划水动作自动默契呼应。只是,脚打水的幅度比较小以至于觉察不到而已。这个意外的发现让我兴奋不已,接着又用同样的思路试仰泳和蝶泳,不出所料出现了同样的现象——当你只想着手的动作时,腿的动作在完美地呼应着。于是接下来我专门就自由泳、仰泳和蝶泳这3种泳姿进行了一段这样的训练:心里只想着做手的动作,当意念从腿部撤离,整个腿部完全放松时,两腿便自然地呼应手划水的动作,游出非常完美流畅的如鱼在水般的泳姿;接着再有意识地去觉察腿无意识做出的动作，找到这种感觉后再将动作进入意识，很快我的自由泳、仰泳、蝶泳，特别是后两种泳姿就变得非常的优美自然。

这 3 种泳姿的手脚配合不知无情地破碎了多少成人学习游泳的美好梦想，都知道动作不协调是因为身体太紧，教练一遍遍喊"放松"，学员又何尝不想放松，可就是松不下来。想不到突破这一难关竟然如此的简单，这时我才悟到放松对身体运动的学习是多么重要——放松身体，放空心灵，只有真正做到这两个"放"，身体的本能才能释放出来，技术才能进入无意识的"自动化"。最佳的身体运动状态总是在进入无意识掌控模式时出现。意识参与的越少，无意识接管的越多，身体运动就越自然和完美。

这时我才真正懂得身体运动的最高境界是"无为而至"。人其实与大多哺乳动物一样也是天生就会游泳的，与其说人学会了游泳，不如说是忘掉习得重现本能的过程。庖丁解牛也是先把自己放下至"官知止"而达到"神欲行"的境界。

第四，"呼吸"的重要性。

呼吸的重要性在于呼吸活动既受到自主神经的支配，也可以受到意识的支配，因此可以将呼吸看成是联系躯体神经和自主神经系统之间的桥梁，这为通过有意识主动调节呼吸运动来改变自主神经的功能提供了结构基础和理论依据。尽管理论上知道它的重要，然而如果没有亲身体验者也很难真正理解。

仍以游泳为例，在游泳外形动作近乎完美自然之后，我很快意识到，打开"凡游"通往"神游"之门剩下的唯一密码便是"呼吸"，而这一环节恰好是我整个游泳技术中最好的一项，我游自由泳是左右两侧交替换气，能够轻松掌握这种最自然的换气技术，一方面是因为天生的左右肢体的协调性，再加上后天训练养成的高效率的呼吸方式，可以轻松自然地满足双侧换气的划三次水换一次气的要求（现在已经能做到换一次气划五次水的深长呼吸）。于是我想：在水中呼吸能不能做到像在空气中那般自如——不需要意识的控制。

在调试呼吸之后不久，便获得一次奇妙的体验，那是一种令人难忘令人神往的感觉：你感觉不到意识在支配划水打水，也根本不用想呼吸与动作的配合,似乎身之所往,就是心之所向,心之所向,就是身之所往,就是身体在自动展现,身体的运动节奏与精神的运动节奏完全协调。完全处于一种身心合一、交融无碍、畅然自得、其乐融融的状态,并且似乎可以不知疲倦地一直游下去。

开始这样奇妙的体验只能偶尔出现,而且无法预期何时会出现,随着呼吸"自动化"调节越来越纯熟,进入这种"神游"状态也越来越频繁——只要自身精力好,外界环境干扰少。

"神游"的感觉除了主观的体验之外,还有一个比较客观的判定指标——心率。如果你能以较快的速度匀速游行长时间而心率没有明显的加快(这从运动生理学角度是无法理解的),则说明你已经进入身体自动控制的"身心合一"的状态。而要做到这一点,呼吸起了决定性的作用——呼吸但凡有一丝滞碍和局促则不能进入状态。

对呼吸在调节身心的重要作用有了真切的体验之后,再回过头来重读《黄帝内经》毫针补泻刺法对呼吸配合的重视,以及在任何一项中国传统身体运动中对"丹田"的重视,便有了新的理解。

第五,关于"意念"的重要性。

只要我们了解到顶级运动员所常用的"表象训练法",以及康复医学中的运动想象疗法,就无须再多费笔墨。在这两个实例中,意象越清晰生动效果就越好,可见要成为一名精于治神的上工,还必须有良好的想象力。想象力虽然有天生的成分,但也可通过训练提高,而身体运动的训练是提高想象力、"内视"能力的非常有效而又易操作的方式。

以上实例虽多取自游泳训练,但完全可移植到其他身体运动的训练中。例如太极拳前辈郑曼青说"太极像在空气中游泳",于是我将游泳中获得的体验移植到太极拳学习中——想象空气对动作的阻力,在水中实际操练,找到感觉,存储感觉,十分有效;反之,如果你是一位太极高手学游泳,也可把游泳想象为"在水中打太极",同样是在水中获得自由的捷径。

经过系统的"治身"训练,获得较好的"身体知"之后,大多可以比较顺利过渡到"治神"的修炼。然而有些人在进入时会遇到比较大的困难,如果长期徘徊于门外,很容易就打退堂鼓,半途而废。这时可试试借助一些辅助工具以尽快突破最困难的阶段,例如生物反馈技术以及训练优秀运动员入静及身体知的"放松训练""注意集中""表象训练"等方法。待到能够比较自如进入"心到意到,意到气到"的状态时自然就不再借助于"拐杖"。

为初学者更好理解和更快进入这个不可道之道——针道世界,特推荐两本延伸阅读书目:

《层次 / 舒展:入静养生的原理》陈小野著 . 北京:中医古籍出版社,2009.

——作者梳理了关于气功入静的现象观察和机理实验的文献 600 多篇,乃该领域集大成之专著。

《神经的逻辑——谜样的人类行为和解谜的人脑机制》作者〔美〕埃利泽 · 斯滕伯格;译者高天羽 . 桂林:广西师范大学出版社,2018.

——读过此书大可理解笔者为何一再发出这样的感叹:今天针灸人对于中国古代针道的意义,居然需要借助于现代西方科学的概念和语言,才能稍稍理解一二。

这两本书虽然不能替代《黄帝内经》以及《老子》《庄子》《淮南子》的研读,不能带你直接入针道之室,但至少能缩短入门的摸索时间,特别是带给你一种坚定不移走下去的信念。

第 4 节　合 一 之 用

一、诊脉之本

命题 6-33　持脉有道,虚静为保(宝)。(S17)

命题 6-34　诊脉是精妙之术,非不博者所能解,不至辨之士所能究。(《小品方》卷一)

对于以诊为导向的古典针灸学而言,脉诊的重要性无论怎么评价都不过分。而今天的针灸人在这方面退化太多,这不仅仅是由于现代人对仪器设备的过分依赖而手指的触觉灵敏度的大幅下降,更因为我们忽略了诊脉于手指之外心境的重要性,古人很早就发现,包括手指触觉在内的所有感觉在进入一种虚静的特定状态下会变得异常灵敏,在这种虚静高敏状态下诊脉才能心识分铢,明察秋毫。因此针工治身治神的内功修炼最有价值的应用就在于诊脉,或者说诊脉是内功修炼意义的最大化体现。也正因为古典针灸"凡将用针,必先诊脉"(《九针十二原》),"凡刺之真,必先治神"(《宝命全形论》),故要求针工具备"徐而安静,手巧而心审谛"(《官能》)的天性,以及后天"治身""治神"的修炼。

孙思邈《备急千金要方》载有前人对诊脉者的天赋及后天的修炼有生动的描述:

> 论曰夫脉者,医之大业也。不深究其道,何以为医者哉。是以古之哲医,瘤瘵俯仰,不与常人同域,造次必于医,颠沛必于医,故能感于鬼神,通于天地,可以济众,可以依凭。若与常人混其波澜,则庶事堕坏,使夫物类将何仰焉。由是言之,学人必当屏弃俗情,凝心于此。(《备急千金要方》卷二十八)

这样的要求对于今天的针灸人来说实在太高,具备这样天赋和功夫的人似乎难得一见。不想真遇到一位以诊脉见长的"针工",其天赋、禀性及修炼所及境界与孙思邈所述颇似,足见孙氏之言并非空穴来风。不久此人与我成了师徒,彼此不时分享治身治神的体验。

宋代王贶将《黄帝内经》诊脉要义概括如下:"善诊脉者,静意视义,观其变于冥冥之中,以神合神,悠然独悟,口弗能言。先别阴阳,审清浊,而知分部;视喘息,听音声,而知病所生"(《全生指迷方·脉论》卷一)。

诊脉,从某种意义上说,不是学会的,而是去除意识的遮蔽后自然呈现出的人的固有能力。就像学习游泳一样,与其说是学会的,不如说是"回到婴儿",释放出人固有的游泳本能。

在治身入静训练获得明显的"气感"后,要进入引气至指端的长期训练,即在入静的基础上有针对性地通过意念引气至诊脉的三个指端,直到意到气至,指尖能出现发热发痒的"气至"感,其功乃成。达到这个程度再在虚静状态下诊脉就会发现手指极为敏感。

诊脉,针灸最重要也是最难的一关,迄今依然是对疾病反应最敏感、最完整的信息来源。只有精于脉,才能知病之所在及补泻之所在,也才能知

"空中之机"所在,临证发针才能"起如发机""若风吹云"。

由于对仪器设备的过分依赖而手指的触觉灵敏度的大幅下降,今天的针灸人需要更早更多的后天训练才能达到《黄帝内经》对针工"知府藏血气之诊"的要求。

二、调神针法

命题 6-35　必一其神,令志在针。(L9)

命题 6-36　用志不分,乃凝于神。(《庄子·达生》)

命题 6-37　病不许治者,病必不治,治之无功矣。(S11)

为什么说"必一其神,令志在针""用志不分,乃凝于神"?为什么"治神"在《黄帝内经》中看得如此重?这同样不仅仅是一种信念,而出自真切的体验,这种上工千针万灸不断应验的体验与箭道射家的"神射"体验是相通相同的。没有这种体验的针工无法理解这些命题,更不会相信。

民国针灸大家承淡安初习针时对于父亲嘱咐的练功练气不理解,更不信,及至有了亲身体验之后便笃信之,遂根据其先父的庭训结合自身的经验提出了针效的三大要点:第一是精神的感应,第二是心理的专注,第三是物理的刺激。三者配合,奇功立显(《针灸师承录》)。而要将此针效三要发挥到最佳,则要求针工的身心合一、针工与病者的合一,以及针工与针的合一。

命题 6-29　调气在于终始一者,持心也。(L3)

——"毫针补泻调经法"长于调气,故后世又曰"气针法"。而此命题明确提出"持心以调气"的理念,可见毫针调气要"气至",不仅需要"手巧",更须"心审谛"。心主血,脉舍神,调心治神乃治病之要,故"治神"作为针工五要素之首。

命题 6-14　病为本,工为标,标本不得,邪气不服。(S14)

命题 1-100　夫大医之体,欲得澄神**内视**,望之俨然,宽裕汪汪,不皎不昧,省病诊疾,至意深心,详察形候,纤毫勿失,处判针药,无得参差。(《备急千金要方》卷一)

命题 6-38　夫为针者,不离乎心,口如衔索,目欲**内视**,消息气血,不

得妄行。(《备急千金要方》卷二十九)

"内视"这一天生具有的功能,随着年龄的增长,大脑高级中枢的发达,被渐渐抑制。古人发现了"内视"在防病、治病、养生的重大意义,并找到了开发这一本能的修炼方法,发挥其在针灸治疗中的特殊

作用,如唐代大医孙思邈对于"内视"与针灸的关系就有明确的论述。今天未经早期训练的成年人由于很少这样的体验,因而很难理解其重要性。

对于训练有素的针工临证施治时进入虚静凝神状态,孙思邈有入微描述:

若夫医道之为言,实惟意也。固以神存心手之际,意析毫芒之里。当其情之所得,口不能言;数之所在,言不能谕。然则三部九候,乃经络之枢机。气少神余,亦针刺之钧轴。况乎良医则贵察声色,神工则深究萌芽。心考锱铢,安假悬衡之验,敏同机骇,曾无挂发之淹。非天下之至精,其孰能与于此。(《千金翼方》自序)

这种状态虽"口不能言""言不能谕",却是一种真实的存在,进入这一状态,针工身体感知极为灵敏,"心考锱铢,安假悬衡之验,敏同机骇,曾无挂发之淹",非有天赋而训练有素者不能至也。

(一)治神的意义

从某种意义上说,人的身体实际上像一个显示器,在此反映出的各种症状大多不是显示器本身出了问题,而是主机——大脑出了问题,关掉显示器消除症状,问题依然存在。而主机的问题大多不是硬件,而是软件的冲突、病毒、与环境的不和谐等等。许多毛病往往只需要"重启动"即可解决——入静、休息、睡眠,针灸的缪刺治微治神能调整许多疾病也是同样的道理。故《黄帝内经》提出疾病的本质为"神失其室",而毫针补虚泻实的目的也在于"神归其室"。

(二)针具与刺法

治神针具:以毫针为主,辅以锃针。

——杨上善曰:"毫针之状,尖如蚊虻之喙,静以徐往,**留之养神**,以取痛痹

也"(《太素》卷二十二);《刺节真邪论》也说:"凡刺寒邪用毫针,徐往徐来**致其神**,门户已闭气不分,虚实得调其气存。"

调神刺法:刺法有触皮不入皮、入皮下浅刺、脉外摩刺三种主要形式。后两种刺法进针强调慢进针,行针极轻极缓勿惊神。

环境要求:安静避光。

——今天中国的针灸诊所达到这一要求者极少。

针刺补泻操作带有非常明显的意念和想象——静以久留(致神,致气)本身就是一种不自觉而更强、更专注的"意守",杨上善说"热气冲肤,闭而不通者,刺之摇大其穴,泻也。有寒痹等在分肉间者,**留针经久,热气当集,此为补也**"(《太素》卷八)。可见,毫针轻浅久留调神法与导引意守病所至热气至其理一也。而调神针法通过添加一针,相当于在意守之处拴"意"之锚,使得意守更容易更持久更深入,因而效率更高效果也更明显。如果不用针,用手指轻轻久按意守处,也能达到类似效果,但达不到锃针摩脉引气调神的效果。

针灸与意念的结合是一种极佳的组合方式,一方面意念可以催气引气,另一方面针刺也有助于意守。要求医者在持针、进针、行针的整个过程中都要"专意一神""令志在针",在留针过程中还须"守神候气"。"治神"要达到理想效果,还需要医者和病者的配合,达到"针工与病者的合一"。

(三) 应用举例

【引气移神法】

帝曰:刺微奈何? 岐伯曰:按摩勿释,着针勿斥,移气于不足,神气乃得复。(《调经论》)

——王冰注曰:"按摩其病处,手不释散,着针于病处,亦不推之,使其人神气内朝于针,移其人神气令自充足,则微病自去,神气乃得复常。"

帝曰:刺微奈何? 岐伯曰:按摩勿释,出针视之,曰我将深之,适人必革,精气自伏,邪气散乱,无所休息,气泄腠理,真气乃相得。(《调经论》)

闭户塞牖,系之病者,数问其情,以从其意,得神者昌,失神者亡。(《移精变气论》)

深居静处,占神往来,闭户塞牖,魂魄不散,专意一神,精气之分,毋闻

人声,以收其精,必一其神,令志在针,浅而留之,微而浮之,以移其神,气至乃休。(《终始》)

【摩脉调神法】

神不足者,视其虚络,按而致之,刺而利之,无出其血,无泄其气,以通其经,神气乃平。(《调经论》)

——"锓针者,锋如黍粟之锐,主按脉勿陷,以致其气"(《九针十二原》)。

【存想调息补泻法】

补心输……咒曰:太始上清,丹元守灵。诵之三遍,先想火光于穴下,然后刺可同身寸之一寸半,留七呼,得气至,次进针三分,以手弹之,令气至而下针,得动气至,而徐徐出针,次以手扪其穴。令受针人闭气三息而咽气也。(《素问亡篇·刺法论》)

补肝输……欲下针而咒曰:气从始清,帝符六丁,左施苍城,右入黄庭。诵而想青气于穴下,然可刺之三分,得气而进针,针入五分,动气至,而徐徐出针,以手扪其穴,令受针人咽气。(《素问亡篇·刺法论》)

刺脾之输……即咒曰:五神智精,六甲玄灵,帝符元首,太始受真。诵之三遍,先想黄气于穴下,然后刺之二分,得气至,而次进之,又得动气,次进之,二进各一分,留五呼,即徐徐出针,以手扪之,令其人不息三遍,而三咽津也。(《素问亡篇·刺法论》)

当刺肺之输……咒曰:真邪用搏,气灌元神,帝符反本,位合其亲。诵之三遍,刺之二分,候气欲至,想白气于穴下,次进一分,得气至,而徐徐出其针,以手扪之于其穴也,然可立愈也。刺毕静神七日,勿大悲伤也,悲伤即肺动而真气复散也。(《素问亡篇·刺法论》)

——《刺法论》存想、呼吸、针刺三位一体,一气呵成,可谓调神针法的应用范例。此篇载录的调神针法与《真诰》一脉相承。《真诰》针灸治病皆要求病人作道功,或存思内视,或口念咒语。透过其中巫术的面纱,可清楚看到意念在针灸治病中不可忽略的重要作用。相比于今日针灸病人被动接受治疗,《真诰》《刺法论》与按摩、存想、气功相结合的针灸更完整也更有效。至于蒙在其上的巫术面纱,完全可以通过"六字诀"或其他更简单的口诀替代咒语而揭开。

借助于意念"存想"训练在调动人体潜能,以及治疗疾病的价值近十多年来首先在体育运动训练以及康复医学中得到体现,并在作用机制方面进行了探索,取得了可喜的成果[①]。

针灸与气功、导引结合,或者说将气功、导引的理念和方法自觉地应用于针灸中,应当成为针灸发展的一个重要方向。

三、修身养性

关于静修在养生治神中的应用因大量经典古籍的倡导和示范已渐为人所知所重,而针灸在静修中的应用,则鲜为人知。

命题 6-39 夫十二经脉者,人之所以生,病之所以成,人之所以治。(L11)

——杨上善注曰:"行诸血气,营于阴阳,濡于筋骨利诸关节,理身者谓经脉"(《太素》卷九)。这大概是后世道家养生古籍大量出现经脉学说的原因吧。

命题 6-40 针法存身和性,即道德者也。(《太素》卷十九)

命题 6-41 刺法有全神养真之旨,亦法有修真之道,非治疾也,故要修养和神也。(S72)

——"道贵常存,补神固根,精气不散,神不守分。然即神守而虽不去,亦全真,人神不守非达至真"(《素问亡篇·刺法论》)。

这组命题皆指出了针灸"治身和性"之功和"全神养真"之旨。至于具体的实际应用,则主要见于道家、佛家在内修之前用于祛病治身,其理念是:调神之前先调血气,血气调和然后始可"修养和神",利用的还是针灸的调血气之功。既然在《黄帝内经》针灸已有"移神"的实际应用,以此推之,针灸亦当有"易性"之功。针灸在"气功纠偏""儿童多动症"中的成功应用已经在这方面做出了可贵的探索,如果能有更多的针灸人进行进一步的探索,当能发掘出针灸新的应用域。

---

① 黄家勇.表象训练在国内研究综述[J].体育世界(学术版),2018(03):7-8;闫静.基于脑电的脑卒中患者运动想象认知过程的研究[D].上海交通大学,2012;倪成明,李腾,郑舒畅,等.神经肌肉电刺激配合运动想象疗法对偏瘫患者上肢运动功能恢复的疗效观察[J].中国康复医学杂志,2012,27(12):1154-1156.

至于针灸用于正常人"和性怡情",笔者也曾试用而见效,但例数太少。通过对比有两点体会:第一,配合意念效果更好;第二,由他人行针要比自己在自身操作效果要好。

针灸有修真养性之功,不独治病,更重循自然之道固本以治未病。

针灸的这一功用是古典针灸学的一个鲜明特色,也是针灸治病求本的具体体现。针灸人对针灸的这一功用认识不足,更未自觉应用。

四、悟道开道

对于古典针灸学的继承与创新,现阶段更重要的是继承,先要能进得去,然后再走出来,才能谈创新和超越。

如何才能"进得去"?《黄帝内经》有明言——只有得道之人才能写出论道之书,同样也只有悟道之人才能真正领悟针道。

命题 6-42　至道在微,变化无穷,孰知其原。(S8)

命题 6-43　其非圣帝,孰能穷其道焉。(S58)

命题 6-44　执古之道以御今之有。能知古始,是谓道纪。(《老子》)

《黄帝内经》所论针道大多都是在直觉和本能的层面里讲的,不能也很难从逻辑意识入手。这些内容对于那些长期用脑而"不走心"的现代人,确实很难理解。因此要真正走进《黄帝内经》,准确把握古典针灸的精髓只能通过自觉的修炼提高自身的"身体知",拉近"身"与"心"距离,用整个身心去获得针道之真谛。

直觉和体验不仅是悟道之基,同时也是理论创新之本。在理论创新,特别是原始性创新中,体验和直觉具有特殊意义。然而不得不面对的尴尬是,长于直觉和体验的中国人在今日的理论创新反而不及长于概念思维的西方人:

在《黄帝内经》中构筑的"经筋之道"上,如今领跑的是外国的"解剖列车";

在《老子》的"专气致柔"之道上,呈现的却是西方的"动态神经肌肉稳定术";

被中国人自己冷落的道家内丹修炼的理念和方法,却被现代分析心理

学创始人热烈拥抱,成为其理论创新的灵感和素材;

中国人早已发现的"意念内演训练法",如今成为西方最时髦的优秀运动员的训练法——"表象训练法";

被中国针灸人不屑一顾的"意针法""针咒法",摇身一变出现在现代康复医学"运动想象疗法"之中。

既然西方学者都能通过不同的途径进入中国文化最深密的"道"并能走出来,那么作为中国文化哺育的中国人应当做得更好才是。

"道"何以可道,以及在何种程度上可道? 具备什么的条件和资质才能"道"?

把自己体验到的东西传递给他人,或者从一个体验中触类旁通,总结出普适性的规律;再或者把体验到的东西表达出来,上升到理论的高度,要做到这一切,仅仅靠"身体知"显然不够。在理论创新如何发挥中国人直觉体悟的优势,不失中国传统哲学的精神,同时又能构建出有明晰概念的严谨理论? 中国有识之士开始思考这一难题。冯友兰先生给出了解题方案,即逻辑的方法(他称之为"正的方法")和直觉体悟的方法(他称之为"负的方法")相结合的方法。

拥有理论创新优良传统和实践的中国人,中国的针灸人,如何才能在古典针灸学的发展中,乃至未来生命科学的创建中,展示出中国人的智慧和创新能力,扮演一个不可替代的重要角色——而不是一名"看客"? 放下一切包袱,丢掉一切依赖,重拾自信,充分发挥自身在"负的方法"上的优势,借鉴西方之长的概念思维的逻辑方法,以及西方心理学的研究方法——现象学和实验的方法,将针道中能够"道"的部分,尽可能多尽可能清晰地"道"出。从经典中汲取营养、灵感及创新原料,再经过咀嚼和消化,将"五谷"输出为"琼浆",只有这样才能"执古之道以御今之有",做出新一代针灸人无愧于祖先,不逊于古人的新贡献。

结语:知机守神极于一

1. 古典针灸学理论大厦立于"血气"之上,而"血气说"的支柱在于血气的度量，《黄帝内经》作者借岐伯之口一语道破其玄——"欲知其要，则色脉是矣""治之要极，无失色脉，用之不惑，治之大则"。精于脉则知"机"之所在、"神"之得失，而持脉之道"虚静为宝"，故针工五项基本功中"治神"为首务。

2. 导引行气以意，针刺补泻"以意和之"。导引＋针，意易守；针＋导引，则气易行。意念，配合呼吸，是提高针灸疗效的重要元素，不是可有可无的点缀，故针工五项基本功，"养身"位列第二。

3. 针工先天的禀赋＋长期的修炼所达到的身心合一的状态，是调神针法获得最佳疗效的保证。

4. 发掘针灸"治神"宝库需要双管齐下——"正的方法"和"负的方法"相结合。

如果说"血气"是古典针灸学（也是整个中医学）的基因的话，"神"便是整个中国传统哲学文化的基因，它体现于包括中医、针灸、导引在内的中国书法、绘画、雕塑、武术、音乐、舞蹈等一切以中国传统文化为底色的技艺中。

针灸治神是《黄帝内经》最大的待开采的宝藏，治神要被广泛接受推广应用，一是要简化操作，更接地气，便于临床应用；二是要在阐明机制过程中尽可能引入现象学和实验的方法。

迄今人们对于人体奥秘的认识还只是浮在海面的冰山一角，更大更深的部分还没有被认识；同样对于古典针灸，我们只是认识了她浮出海面一角的一部分，更多更有价值的部分还远没有被发现，被认识。在我们的认识水平和研究手段还不足以完整理解它之前，正确的选择应当是——先继承下来保护好！

第 7 章　要略:重释经典神会古人
——探察血气的背后

1. 什么是针灸学?

2. "血气"究竟是什么?

3. 古典针灸学理论最难以被替代的或者说最有价值的部分是什么?

古典针灸学基于元范畴"血气",通过度量血气的"色脉"和运行血气的"经脉"以及调控血气的输穴,连成一个环环相扣的知识整体和理论体系。按传统的研究路径,论古典针灸学的原理,走到这一步就到达了目的地——传统的思维导图也只能引导到这一步。然而要想真正领略古典针灸学的核心价值,真切感受其潜在的创新活力,从而激发出学习的热情和临床应用的自觉性、创造性,就必须有意识有能力再往前跨越一步——走到"血气"的背后,揭开她的面纱,这时——也只有这时,针灸人才能拥有真正的自信,古典针灸学也才能真正得到应有的尊敬和最有效的保护。

前面为叙述的方便不得不勉强分作若干章节分别论述,本章则尝试从整体的视角看针灸,使读者对其有更深刻而完整的认识。

第1节　现象与问题

理论的一个最基本功能是能够对已知的现象、规律给出合理的解释,在《黄帝内经》结集时古人发现的常见生命现象和认识到的疾病诊疗规律可概括如下。

现象 1 "是动则病" 色脉相通

古人很早发现,疾病的发生与五色、脉象以及皮肤的改变密切相关,通过"视"和"扪"诊察这些反应可知是否得病、病之部位所在以及病的预后转归。故早在扁鹊诊病即明确提出了"病应见于大表"的命题。

古人又进一步发现,五色、脉象、皮肤的改变有相通之处,故色诊、脉诊、肤诊既可单独应用,更可综合应用。单独应用例早在《史记·扁鹊仓公列传》就记有典型的实例,而《黄帝内经》记载的十二标本诊法则是脉、色、肤三诊综合应用的范例。

在色诊、脉诊、肤诊三者之中,与血气最直接相关的是脉诊,当选择"血气"作为古典针灸学的基石之后,脉诊便得到了最大的发展空间。

在遍诊法中,比较各诊脉部位,探察独与其他脉位不同的脉象,名曰

"动",包括脉形(如坚实与陷下)、脉色、脉之搏动等异常变动。若脉见"动"之异常变化时,常有疾病随之出现,这种脉"动"与疾病的关联现象被反复、大量观察到,由此古人形成了"脉动则病"的认识。

观察并没有止步于此,古人进一步又发现如果病人出现脉象自和,或者通过针灸等治疗使异常脉"动"消失,或趋于平和,则病将痊愈。不同部位脉的不同变化与疾病所在,以及疾病的性质之间存在有规律的关联,特别是腕踝部脉口不仅可诊察局部病症,更可诊远隔部位的病症。

古人还发现:当微邪客人,病人尚未有自觉症状时,在三部九候的某一诊脉处往往即可诊察到不时而至的异常脉动。

现象2 诊-疗一体

"血脉者,在输横居,视之独澄,切之独坚""审视血脉,刺之无殆"(《九针十二原》),从这些诊血脉刺血脉的经验中得到启示,古人在基于遍诊法"是动则病"的诊法设方时,也自然会尝试直接在有过之脉处刺灸,以恢复脉的平和而治疗疾病。例如五脏病如果在腕踝部相应的五脏十二原出现异常的"应动"时,直接针或灸应动之"原"可以使脉象恢复正常,而当脉象平和,疾病也很快痊愈。古人由此认识到,脉,具有"诊""治"双重功用,故曰"经脉者,所以能决死生,处百病,调虚实"。而且"诊""治"还可相互检验:"脉动"所诊察的异常病症,可以通过适当的方式刺或灸该处而使得脉动恢复正常且病症消失或显著减轻,从而确证诊断的准确性;而刺或灸后脉象的趋于平和又可作为针灸有效性的评价依据。

体现古典针灸学"诊-疗一体"这一特征最典型、最直观、最稳定的为痛痹诊疗一体。古人将痹症依据其病在筋或病在脉分为两大类——众痹和周痹。属于经筋之病的痛痹皆由"筋急"所致,故诊察筋急,治则以筋刺法刺筋急处,诊-疗浑然一体;属于脉的痹症,诊则察"血脉""结络",治则刺"血脉""结络",所谓"刺痹者,必先切循其下之六经,视其虚实,及大络之血结而不通,及虚而脉陷空者而调之",诊-疗也一体无间。

现象 3 "显病处"与"病处"分离现象

䐜筋急，前引髀，后引尻，即上乘眇季胁痛，上引缺盆膺乳颈。(《经筋》)

——这组病症中，古人尝试在髀、尻、眇、季胁痛，及缺盆、膺、乳、颈各痛处刺灸或可一时痛减，然皆不能愈疾。只有诊得中寒而"急"的䐜筋，当其"急"处或燔针或艾灸或恢刺以柔其筋，则诸痛皆除。由此认识到在经筋病中，因寒而急之筋才是"受病处"，而表现为各种复杂病症的经筋所过处皆是"显病处"。只有在"受病处"刺灸才能治愈显病处的病症。"受病处"概念的确立，使得古人对于"病所"的认识有了质的飞跃，同时也为针灸分部理论，特别是纵向分部理论的构建奠定了坚实的实践基础。

项筋急，肩不举，腋支，缺盆中纽痛，不可左右摇。(《经筋》)

——此例中，肩、腋、缺盆处都是"显病处"，"受病处"在项筋急处，正确的治法是处理"项筋急"。

以上实例表明，经筋病的"受病处"通过诊筋（以诊筋急为主）确认。

经络病的"受病处"通过诊脉确认。关于经络病"显病处"与"受病处"分离现象的典型实例可见"巨刺"和"缪刺"："身形有痛，九候莫病，则缪刺之；痛在于左而右脉病者，巨刺之"(《调经论》)。巨刺反映的现象为：虽然病痛在左，而左脉无病，诊得右脉有过者，则病在右不在左，治疗应当取右侧脉输；缪刺反映的现象：身体有痛，但候经脉之病的诊脉处皆无过，则病不在经脉而在络脉，治则取络脉之输。

现象 4 病症部位的关联

古人发现某些疾病，特别是痛症，一个部位的症状往往与另一特定部位的症状伴随出现，例如观察到的上下表里关联现象：

或心与背相引而痛者，或胁肋与少腹相引而痛者，或腹痛引阴股者。(《举痛论》)

头痛，项先痛，腰脊为应。(《厥病》)

肘内锐骨后廉痛，循臂阴入腋下，腋下痛，腋后廉痛，绕肩胛引颈而痛，应耳中鸣痛，引颔目瞑，良久乃得视。(《经筋》)

腰痛,引项脊尻背如重状。(《刺腰痛》)

腰痛,痛引脊内廉。(《刺腰痛》)

腰痛,痛引膺。(《刺腰痛》)

腰痛,引少腹控䏚。(《缪刺论》)

以上这些身体痛症表现为两个或多个部位的关联,而且在一定的病症中出现的关联部位存在规律性。

古人还进一步发现,内脏痛,同样表现为与其他部位的表里上下的关联:

心痛引背。(《邪气藏府病形》《杂病》)

心痛引腹。(《厥论》)

心痛引喉。(《厥论》)

心痛引腰脊。(《杂病》)

心痛引小腹满。(《杂病》)

心疝引脐,小腹鸣。(《邪气藏府病形》)

再进一步,古人于痛症之外的其他病症中也发现了这种部位上的关联现象:

肝痹,阴缩,咳引小腹。(《邪气藏府病形》)

肝胀者,胁下满而痛引小腹。(《胀论》)

肝病者,两胁下痛引少腹。(《藏气法时论》)

而且,从肝脏不同的病症所反映出的部位关联呈现出明显的规律性——"引少腹"。

这些临床诊疗发现的一个个关于人体上下内外的关联现象,深深地吸引着古人思考:在疾病状态下,人体远隔部位间这些有规律的特定联系是通过什么途径实现的?如果找到实现这种关联的中介或路径,就可以用于针灸的诊断和治疗。

现象5 远道取输的显效和失效

根据经脉理论,经脉有病取其本输治之乃常规治法,例如牙痛病诊手阳明脉有过,取手阳明"合谷"乃常用效法。然而古人在临床实践中发现诊病诊脉取穴皆无误，而治疗无效，针法灸法皆如此。深入观察发现那些取合谷治牙痛不效者有如下规律：在腕部与齿之间的手阳明脉上见有"血络""结络"，提示存在脉络不通的情形。如用针刺结络出血以通脉，血气流行后，再远道取输又可获得显著的疗效。

从这一现象中，古人总结出一条普适性规律——或可称作"定律"：不论何病，凡见血络、结络者，先去血脉，然后取本输补虚泻实调血气，以脉平为期。

现象 6　气道刺道经隧的发现

在躯体，气道分为血气之道和卫气之道，脉为血气之道，其中经脉为主干道；皮肤之内、分肉之间为卫气之道，其中分肉之间为主干道。从分肉之间卫气主干道至肤表有众多更细的间隙曰"气穴"。

针刺有时病人痛，针工行针涩滞且很难"气至"；有时针下畅快如游行于空巷无阻，病人不痛，且容易"气至"。古人发现如能保持针在"气穴"中游行则不痛，当针尖刺及分肉之间卫气的主干道时则容易"气至"——"谷气至"。故游针其间的"气穴"又称作"刺道"。

为使针能精准沿"刺道"而行，古人不断探索总结了有效的"持针之道"，形成了古典针刺注重"押手"的传统，以及"坐点坐刺、立点立刺"的刺则。

古人在长期的刺经脉刺脉输实践中发现，经脉外还有一层鞘膜名曰"经隧"，通过不同的刺法针刺经隧能有效调节脉气之盛衰。如果说"脉为血之府"，则"经隧为脉之府"；如果说分肉之间是卫外之气运行的主干道，则经隧为卫营之气的隧道。"经隧"的发现为"营在脉中，卫在脉外，营周不休"学说提供了物质基础；为三大主体刺法脉刺、分刺、募刺的沟通铺平了道路——统一于膜：脉膜、肉肓、肓膜；为实现血气说由"血"向"气"的转移提供了强有力的理论和技术支撑。

现象 7　血气对针刺的应答

古人发现在相同的部位施以相同的刺法，不同的病人会表现出不同的反应,例如刺络出血,可表现为以下几种反应:其一,刺血络而仆者;其二,血出而射者;其三,血少黑而浊者;其四,血出清而半为汁者;其五,发针而肿者;其六,血出若多若少而面色苍苍者;其七,发针而面色不变而烦悗者;其八,多出血而不动摇者。

又如,脉虚而陷者,刺血多则病反甚。

这些现象促使古人思考:引起这些不同反应的原因是什么? 什么部位是最佳的刺血部位? 什么样的刺法能获得预期的血气应答? 什么样的病人最适合刺血? 根据什么确定刺血的量?

现象 8　血气对意念调控的应答

在导引行气的实践中,古人发现:虚静调息,集中意念于病痛处,随着意守的深入,病处会有热感出现;随着热感的出现病痛就会减轻或消失。由此古人获得了这样的经验——热感可以用作衡量治病有效的一个指标。于是《黄帝内经》对针灸疗效的评价,在脉象之外又增添一个指标——热感,所谓“按之则热气至,热气至则痛止”“尽炅病已”“诸分尽热,病已”。从此“气至而有效”便新增了一个含义——热气至。

基于这一认识,古人又尝试更多、更有效的方法于病痛处引出热感,先后发现以下方法:

用手久按病痛处;

用毫针刺脉久留针;

用手点按病痛处,在四肢远端相对应的部位施毫针补法;

最后发现,以上三种方法,如果加上意念的引导,效应出现更快更显著,虚静程度越深,意念越是集中、意像越是清晰,温热效应出现越快越明显,相应疗效也越明显越稳定。

于是毫针补泻“以意和之”“凡刺之真,必先治神”的理念遂深深扎根于古人的心中。

关于导引引气现象,从张家山出土汉简《引书》,到传世的《诸病源候论》引《养生方》,《抱朴子》等早期导引文献都有明确、详细的记载。针刺引气现象的记载则集中见于《黄帝内经》。

终极之问

以上这些千头万绪,流溢无极的现象,能否浑束为一,求万事之理于"一言"?不可胜数之九针之理,能否"推而论之,以为一纪"?

这的确是一个穿透现象的终极之问。得此"一",不仅能贯穿已知的生命现象和规律,而且能将天人、古今连接起来,整合各家之说通古今之变成一统。

从传世本《黄帝内经》作者借黄帝之口,在不同的篇章一次又一次追问针之要、刺之要、身之要、脉之要、诊之要,并得到明确而相同的回答来看,他在编撰《黄帝内经》之前就在心中自觉提出了这一终极之问,并且心中已经有了答案。

第2节　思路及推理规则

不同时代不同医派对于同一现象往往会提出不同的解释,构建不同的学说。要想从大体一致的视角认识并解释同一事实或现象,构建出一个具有强大解释力且内部自洽的理论体系,就需要预设一些必要的"规则"以保证理论构建的科学性和有效性。

像大多古代经典一样,《黄帝内经》这套规则大部分隐含在具体论证过程中,没有集中明确阐述。现将经笔者辨识、提取的规则集中表述于下。

规则1　"言天验人""法古验今"规则

建立天与人之间的关联,还需要经过诊疗实践的检验,以及实验观察和逻辑检验等多重检验。

岐伯曰:圣人之为道者,上合于天,下合于地,中合于人事,必有明法,以起度数、法式检押,乃后可传焉。(《逆顺肥瘦》)

余闻善言天者,必有验于人;善言古者,必有合于今;善言人者,必有厌于己。如此,则道不惑而要数极,所谓明也。(《举痛论》)

法往古者,先知针经也。验于来今者,先知日之寒温,月之虚盛,以候

气之浮沉,而调之于身,观其立有验也。(《八正神明论》)

立此规则的意义在于保证从自然取象比类而形成的理论和方法的有效性,以及采用前人之说或从医家之外(例如兵家和道家)学说借鉴、移植理论和方法的有效性。

规则2　诊-疗双重检验规则

由"现象2"古人形成了针灸"诊-疗一体"的认识,并将"诊-疗互验"作为构建、评价理论的一条重要规则,在同一个理论中,如果符合这一规律,就得到优化和体系化;而在不同的理论中,如果符合此规则便获得选择的优先权,得到优先发展的空间。

例如牙病,手阳明脉口出现变动的频率最高,刺灸手阳明脉口处本输(合谷、阳溪)治疗有显效,且疗效有很高的重复性,则齿与手阳明脉口间的联系便被确定,联系二者之间的脉成为常规通道曰"经脉";又发现牙病时其他脉位也出现变动,但出现的频率不及手阳明脉口高,且刺灸该处脉输治疗牙病疗效的重复性同样不高,于是这种联系牙齿的脉便被视为"辅路"名曰"络脉"。至于牙病有时也在其他脉位出现异常反应,但出现部位没有规律,且反应形式以血脉、血络为主者,则称之为"孙络""奇络"(奇邪之络),理论上孙络无处不至,其数无限。

关于古人如何在特定疾病状态下,观察出现异常反应的脉位,并根据出现频率的高低总结出"脉应"与"病形"间对应规律的方法以及观察结果,在传世本《黄帝内经》的《癫狂》篇留下了一份极为珍贵的实录。

在所有诊法中,脉诊之"诊""疗""评"环环相扣,在相互印证中得到确认和强化,又因其为度量血气最简单而有效的方法,给"血气说"以强有力的支撑,因而得到最快和最大的发展。

可见,诊-疗一体双重检验规律,可以对理论的有效性、针对性进行检验,同时也可作为不同学说并行时理论选择的标准。

规则3　理论优位规则

对同一现象的出现不同的解释时,以理论原点"血气"立说者优先;如同为"血气说"，则用规则 1、规则 2 加以检验，凡能通过检验的学说则获得高优先级，得到更大的发展空间和更广的应用范围。

"规则"不仅是古典针灸学理论设计者构建理论体系的脚手架，更是我们今天理解、评价，乃至重构这套体系的重要依据。

第 3 节　逻辑路径与信念支撑

构建一门学科的理论，特别是当用公理化方法构建一种理论体系，最重要同时也是最困难的莫过于确立理论的逻辑原点——元范畴和元命题，再从这个原点出发，通过不同的路径延伸出一个逻辑关系清晰的理论体系。

一、确定理论原点——元范畴和元命题

针灸学作为一门独立的学科，其元范畴必须满足以下基本条件：首先，必须反映针灸学的本质特征，能够界定并符合针灸学研究的特定对象和特定范围，以与其他学科明显区别开来。同时还必须具备阴阳的属性，因为"阴阳"是天地万物之道，人在天地之间，自然应当与天地之道合，如此阴阳的三定律便获得了用于解释生命现象的合理性；其次，必须是外延最广的普遍性范畴，既能包括全部针灸诊疗现象和过程，又能以自身为逻辑起点，展开全部针灸学理论及其相应的范畴系统，从这个基本范畴入手，能产生和展开一系列普通范畴，逻辑有序地构成针灸学的范畴体系。

清代官修医典《医宗金鉴》以阴阳、血气、营卫为一体，且皆统一于肾间命门元气。若要从"阴阳""血气""营卫"三者中选择一个最符合元范畴的，对于《黄帝内经》作者而言，几乎可以毫不犹豫地选中"血气"。因为三者之中"阴阳"太大太抽象，几乎可以用作所有中国传统百工的哲学基础，显然不适合作为针灸学的元范畴；"营卫"的抽象程度远不及"血气"，外延较小，而且作为医学术语出现也比"血气"晚很多，故也不能以"营卫"作为针灸学的"元范畴"，则在《黄帝内经》论及的所有医学范畴中能满足上述

条件者非"血气"莫属。

血和气，一阴一阳，具有显见的阴阳属性；且血气可度量可调节，其抽象度低于阴阳而又高于其他任何医学范畴。

血和气，既是构成身体的基础物质，又是生命运化的能量。"血气"，外与血脉关联，内与五脏关联；在结构与实体关联，在功能直接与神关联，引针灸入道。

血气，作为古典针灸学本体的"元范畴"，是针灸学范畴体系的历史和逻辑统一的起点。

从历史上看，汉以前论血气与身体关系，除医家外，其他各家也多有阐述，及至汉代，"血气"作为身体之根基的认识几乎已成为诸子百家所接受的共识。《黄帝内经》作者只需将这个当时的共识提取出来贴上"元范畴"的标签，再从已有的论述此范畴的命题中确定一个最简单最准确的表述作为元命题即可，这个**简明而准确的元命题见于《调经论》——"人之所有者，血与气耳"。不难看出，这一表述恰与阴阳之道的元命题"阴阳者，天地之道也，万物之纲纪"契合——"血气"之于人犹如"阴阳"之于天地万物也。**

从"人之所有者，血与气耳"元命题出发，通过 8 条主要路径，延伸出一个完整的理论体系。在整个范畴体系和命题体系的展开中，"血气"无处不在，无所不贯。

二、原点延伸的路径

路径 1　发现血气量度方法——构建诊法理论

既以"血气"立论，则"知血气之盛衰"便是针工之首务，从现象 1 和现象 2 古人认识到血气可度量。脉为血气之府，故度量血气离不开脉，早期古人通过诊脉形、脉色以判断血气之多少盛衰；后又发现仅仅通过观察血脉的形态与色泽并不能准确把握血行的信息，也不能掌握血量的变化，随着对脉动与呼吸关系的观察，古人认识到脉之动，血之行皆因于气，于是形成了血脉"行血气"的认识，相应地脉诊也从察脉形、脉色转变到以诊脉动为主，通过对"气"的诊察间接地把握血的虚实及运行的信息，这充分体现出了古人的智慧。

最终形成这样的认识："脉之盛衰者，所以候血气之虚实有余不足"（《逆顺》），"脉之卒然动者，皆邪气居之，留于本末；不动则热，不坚则陷且空，不与众同，是以知其何脉之动也"（《经脉》）。经脉行于分肉之间不可见，五脏在内不可察知，而脏腑血气之盛衰、经脉之虚实皆可由脉口诊知。

路径 2　发现血气运行路径——构建经络三焦学说

在这一发现路径上具有里程碑意义的一步：四肢腕踝部脉口对躯体及内脏远隔处病症诊察和治疗双重作用的发现。这一新发现促使古人思考"其所由然"，又从现象 4 大量的诊和疗的双重检验中以及现象 5 的判决性实验中，古人认识到脉输远道诊、疗作用是通过脉的传导实现的。

关于血气的运行，古人最关注的是路径和方向，因为此二者与针灸诊疗直接相关。关于血气的运行路径，古人先后构建了三种学说：其一，血气生化运行出入循环说；其二，血气循经流注说——经络学说；其三，三焦膜-原说。其中后两种学说构成了针灸学理论体系的主体。

现象 1、现象 2、现象 4、现象 5 都通过这一路径得到圆满解释。

路径 3　发现血气生成分布规律——构建身体观

基于"人之所有，血与气耳"这一元命题，古人根据脉之大小、血气多少确定身体之要，构建基于血气说的身体观。在这个身体世界中，脉大脉多血气盛部位是为身体的重要部位。故身体以五脏为中心；五脏之中重心胃；体内脏器重膈、肓；九窍之中重五官，五官之中重眼目；身形之中重四末；五体之中重血脉，脉中尤重足阳明和冲脉等，皆以血气多少立论也。

既然是"血气"的身体，则在五体之中关注脉，且更注重脉之所注，血气所会处；在实体与虚空结构之间，更关注虚空之处，所谓"气行虚空"，这样的虚空结构有"气穴""气道""溪""谷""节"，它们既是血气所行所注，又是邪气所客所留之处，也是刺灸之处，故在《黄帝内经》中"气穴"也用作输穴的统称。

随着营卫学说的盛行，以及道家重"虚空"思想的引导，身体内外行气之虚空遂成为古典针灸学关注的重点,古人以极大的热情和智慧发现一个个虚空的意义并应用于针灸诊疗,构成了"血气"身体观的鲜明特征——较之于实体更重虚空,较之于结构更重关系。脉行虚空,气行虚空,输在虚空,穴在虚空,三焦为虚空。古人不仅探秘形之虚空,还关注心之虚空——形之虚以容气,心之虚以舍神。神之所以舍于心而不是藏于脑,也是因为心虚而脑实,故心为神舍而脑为髓海也。

路径4　发现血气属性——构建病因病机学说

能引起疾病的因素很多,起初风邪最先被人们所关注,有曰"风为百病之始",风的穿透力最易突破体表卫气的屏障,为其他虚邪侵入创造条件。已知疾病的总病机为"血气不和",从公理8血气属性可知引起血气不和的最直接的外因为寒邪,因此风寒便被视为引起疾病的主病因。如果把"风"视为"寒"之渐,也可单以寒邪为古典针灸学的主病因。寒邪为致病第一因的认识也体现在针灸治疗原则中——"紧则为痛痹……紧痛则取之分肉"。

古人不仅在诸多致病外邪中独重风寒,并且在千变万化的临床症状中也独重由风寒引起的寒热症状,没有哪一种医学像古典针灸学对于寒热症状这样的重视,观察得这样细密,在《黄帝内经》可见大量关于以寒热症状用于指导疾病诊疗的规律总结。

路径5　发现脉症关联——确立治疗原则和评价标准

由现象1古人得知"脉动则病",诊脉之"动"所以候"血气之虚实有余不足",故以"血气不和"为疾病的总病机,"守经隧调血气"则为针灸治疗总则。

"血气不和"的主要形式为脉之"虚""实",以及虚实之间"微"(微有邪和微不足)曰"不虚不实",相应的治疗原则为"盛则泻之,虚则补之,不盛不虚,以经取之"。

又从现象5可知:当血脉不通、血气运行不利时,针灸的远隔治疗效应就消失或明显减弱,于是古人确定:针灸的远隔治疗作用是通过血脉的传导实现。由此设立了一条优先级最高的治疗原则——"凡治病必先去其血脉",以阐明"守经隧调血气"的前提是"脉通无阻"。这一治则在《黄帝内经》中被一次次反复强调，唯恐针工忽略而出现针灸远道脉输无效的结局。足见《黄帝内经》作者对基于实践和实验总结出的这一治则的坚信和重视。

由现象 1、现象 2 可知，脉动则病，病则调脉／输以和之，脉和则病愈。即古典针灸学的诊断和评价标准是统一的，评价针灸治疗是否有效的标准是异常的脉象趋于正常，而不是以症状的消失或减轻为依据。诊以脉，治以脉，疗效评价同样依脉，环环相扣，一以贯之。

路径 6　发现血气调节开关——构建脉输气穴系统

公理 12-2 曰 "［视］其病所居随而调之"，故 "病在血调之脉"——以砭启脉。后来古人发现刺灸脉之出入之会、络之所别处疗效更好，由此确立了 "脉输" "血气之输" 的概念；受此启发，古人发现针刺肉之会、节之交处也比刺肉刺节疗效更好，于是 "气穴" 被批量发现。

对于体内之病，最初也是病在肓刺肓，病在膈刺膈，病在胃刺胃，后来发现不论是脏腑外膜还是系膜，其血气并非匀等分布，针刺血气最盛处疗效最好，于是病在肓刺肓之原，病在膈刺膈之原，病在胃刺胃之募，脏腑的 "募" "原" 被发现。

及至三焦膜-原学说形成，体内之肓膜与躯体分肉间筋膜连成一体，脏腑血气内聚于募，外应于 "四关" 之原，原气所住是为 "气穴"，形成 "脉刺" "分刺" "输刺" "募刺法" 主体刺法。

随着脉诊部位的固定，有固定定位和名称的刺灸处—— "经俞" 也应运而生，开启了输穴理论构建的具有历史转折意义的第一步，由此针灸的治疗出现这样的转向：从局部到远端；从前景到背景；从针至病所到气至病所，经俞或以经俞为主组成的针灸方渐渐成为针灸设方的主流模式。从新近老官山出土汉简扁鹊针方《刺数》所载 40 首针方来看，经俞方已经占居了绝对的主导地位。

既然针灸的目的就是调血气令和，那么血气最盛处的脉输、气穴调节血气的效应自然更强，效率也更高，而成为临床应用最广的大输要穴，其主治范围较一般输穴大很多，不仅治局部邻近病症，还治经脉和相关脏腑病症。

路径 7　发现血气调节方法——建立针灸联姻和刺法规范

针灸作用的总机制是"调和血气",血气的调节可以通过不同的方法实现,而刺脉和脉输作为调血气最直接方法被首先发现和应用。随着"血气说"由"血"向"气"的转移,以及"气穴"被大批量发现,基于调卫气理念的"分刺"也成为继"脉刺"之后的第二大刺法。

又知"血气者,喜温而恶寒,寒则泣不能流,温则消而去之"(《调经论》),则寒邪为引起血气不和的主病因,因此应用最广且最先形成操作规范体系的刺法为治疗寒痹的定式刺法,而针对寒邪且既能补虚又能泻实的毫针补泻刺脉调经法则成为古典针灸学刺法的核心。

又从"行水"的实践中认识到"善行水者,不能往冰;善穿地者,不能凿冻;善用针者,亦不能取四厥;血脉凝结,坚搏不往来者,亦未可即柔"(《刺节真邪》),从中悟出"脉中之血,凝而留止,弗之火调,弗能取之"(《刺节真邪》)的道理。既然"善用针者,亦不能取四厥",由寒凝引起的脉不通,"弗之火调,弗能取之",针与灸遂结缘作为整体用于血气的调节,"针灸之学"也由此而立。

路径 8　发现针灸修真全神之功——进阶针道道法自然

在重虚空的理念引导下,古典针灸学的元范畴"血气"开始向"气"倾移,刺脉从刺脉出血到刺脉外调气,针至病所刺法也从刺皮脉肉筋骨实体到刺实体之间,从治形一步步走向调气治神。

从"现象 8"中古人领悟到"治身""治神"的重要性,同时还发现针灸除了治疗疾病外,还有修真全神之功,明确提出了"刺法有全神养真之旨,亦法有修真之道,非治疾也,故要修养和神也"的命题。通过"治身""治神"促使身心合一,而身心合一对于病人而言可以通过意念调控获得显著的治病效应;而对于针工则极大提高诊脉的效率,以及与病者合一的可能性,从而极大提高针灸治病的疗效。基于这样的认识,《黄帝内经》规定的针工五项素质和技能中,前二项即"治神""治身",作为针工专业技能"知府藏血气之诊"的基础。

"血气说"从血—血气—气血—气—神,一步步从有形向无形,从实体向虚空转向,从"气"进一步到"神",使古典针灸进入"道"的层面,明确提出了"针石，道也"的命题。

针灸进入到"道"的层面，则不拘于"术"不定于"法"——不论用什么方法、在什么部位，只要引导出气至，即可治病。所谓"气至而有效"，故"经刺"之外，导引、意念、缪刺皆可。"治神"既是上工平素修身的首务，也是针灸诊疗追求的最高境界——上工治神，深浅在志，以意和之，脉和乃止。调神刺法遂被更多地强调和重视。

三、信念和技术支撑

"人之所有者，血与气耳"，从这个元命题出发延伸出一以贯之的古典针灸学的理论架构：因为机体由血气构成，则血气和为平人，不和则病；又因血气的状态可以通过脉诊度量，血气盛衰可通过刺灸调节，则可导出调节的原则为"盛则泻之，虚则补之，不盛不虚，以经取之"，调节的标准"以脉平为期"；基于此创立既能泻实又能补虚的毫针调经刺法，加上具有温通之功的艾灸，构成调节血气的主体。

这就是结构简单，逻辑严密的古典针灸学的理论框架。在这个框架中，整个理论路径紧紧围绕"血气"展开：从血气的度量延伸出诊法理论；从血气"喜温而恶寒"的属性延伸出病因病机学说；从血气的生成、运行（路径、通道、出入之会）延伸出经脉学说、营卫学说和三焦学说；从血气的调节（原则、方法、工具、部位）延伸出刺灸法和输穴体系；由血气的功能、分布、运化及与天地四时阴阳关系的认识，形成身体观和养生观。

构建出如此简明的理论框架，固然需要严谨的逻辑指引，但仅有逻辑还不够。古人曾在"随病所而刺之"理念引导下，以极大的代价用针刺探了人体内外一切可刺之处，以超凡的智慧发明了相关的针具和刺法，把针安全送至病所的方法，几乎达到了徒手裸眼下针灸针可以到达的极致，创造了"针至病所"的一个个辉煌，而在这个辉煌的高峰毅然转向，朝向另一路径，必定有强大的信念支撑。

在《黄帝内经》中可以读到促成这次针灸之路方向选择的三个信念：第一，人之所有者血与气耳；第二，血气不和百病乃生；第三，调血气令和则百病得愈。

一旦确立"血气"的理论原点后，古人便坚定地从"针至病所"的高峰朝向"气至病所"方向迈进，今天我们还能够看到一路走来留下的清晰脚印：从病在肓刺肓，到病在肓刺肓之原；从病在胃刺胃至刺胃之募，再到刺胃之下输足三里；从病在耳刺耳中珠子（鼓膜脐部）到刺耳周脉输，再到刺手少阳经脉本输……最终明确提出"血气不和百病乃生""百病之生皆有虚实""审察卫气，为百病母，调其虚实，虚实乃止"的命题。

坚定的信念可以促使古人在"针至病所"针术达到巅峰时毅然转身，另辟蹊径，但并不能保证在接下来的探索中一步步走向成功。最终让"血气说"破土而出并茁壮成长的，除了逻辑和信念，还有两个核心技术的支撑：脉诊和毫针补泻调经法。

根于"血气"的古典针灸学理论所以能构成一个有机联系的整体，脉诊扮演了"第一推动力"和"穿针引线"的重要角色，只有通过色脉诊（主要是脉诊）知血气平与不平，才能鉴别平人与病人；只有诊知血气之虚实，才能确定治疗原则、刺灸部位和刺法；只有诊知脉和与不和，才能知治疗效与不效。最早一批有固定部位的脉输直接源出于诊脉部位；脉口诊候躯体和内脏远隔部位病症的经验则催生了经络学说。而关于血气的运行路径的经络学说、营卫学说、三焦膜-原说则构成了古典针灸学理论体系的主体。

不仅古典针灸学理论体系生成的第一推动力来自脉诊，生成后的每一次重大变化都由脉诊的变化发起，或者说通过修改脉诊的方式推进。古人基于强大的信念和细密的观察从脉的细微变化把握人体疾病与康复的关键信息，用以指导疾病的诊断、治疗和评估，形成一个一以贯之的诊疗理论体系。足见，针灸学是一门以血气的度量为先导的学科，衡量上工与粗工的标准也是看其"诊"的水平高下。

最终将这个环环相扣，一以贯之的理论体系落实到"调血气令和"这最后的"临门一脚"的则是"毫针刺脉调经法"，它既是针灸要道之所归，也是《黄帝内经》作者在开篇借黄帝之口道出的"欲以微针通其经脉，调其血气，营其逆顺出入之会，令可传于后世"理念的完美诠释。

经两千年历史沧桑，传世本《黄帝内经》承载的针灸学理论框架虽在一定程度上出现变形和残损，但依然透射出令人震撼的逻辑力量和形式美（见卷前图1　思维导图——"血气说"的逻辑之链）。

第4节　多重检验

《黄帝内经》作者采用了公理化方法构建了以"血气"为统领的新的理论体系。然而并非从逻辑角度看起来完美的体系就一定好。故作为一门应用逻辑体系，除了对针灸理论体系进行逻辑检验外，还要在实践中考量其解释力，特别是其预言功能，这样才能看清它的亮点和盲区所在。

一、框架的逻辑检验

对基于"血气"立说的古典针灸学理论框架进行完整的逻辑检验应当包括两个步骤，第一步，审查整个框架是否都从逻辑起点"血气"一步步延伸而成；第二步，整个框架的结构是否符合在第2节提出的"理论优位规则"，以及符合的程度有多高。

从"人之所有者，血与气耳"元命题出发，以"血气"论身体，则血多气盛处为身体之要，并根据人之血气之多少确定不同的体质和人格，形成针灸学的身体观（路径3）。

欲知血气之盛衰，各部血气之多少，则必须首先找到度量血气的方法，构建诊法理论（路径1）；同时还必须探明血气生成之源和运行路径，构建经络学说、三焦膜-原学说（路径2）。

以"血气"论疾病，则"血气不和则百病乃生，百病之生皆有虚实"，是为疾病的总病机。引起血气不和的外邪很多，基于血气"喜温而恶寒"的属性，确定"风寒"为疾病的主病因，与总病机对接，从而建立起基于"血气说"的病因病机学说（路径4）。

以"血气"论治疗，则以"实则泻之，虚则补之。必先去其血脉而后调之，无问其病，以平为期"为治疗原则和疗效评价标准，构成与总病机完全对应的治则与评价标准（路径5）。

以"血气"定刺灸处,要将"实则泻之,虚则补之。必先去其血脉而后调之"的针灸治疗总则落到实处,必须确知在何处补泻,基于路径1和路径2的成果构建出针灸的输穴系统(路径6)。

以"血气"论刺法,在确立总的治疗原则(路径5),并建立常规刺灸处的输穴系统(路径6)之后,根据血气的属性(路径4)及针和灸的属性,确立针灸作为一个整体调血气,并建立相应的刺法规范(路径7)。

"血气论"以血气为脉之用,又以神为血气之用,以血气论养身治神,构建治神学说,引领针灸进入法自然的针道(路径8)。

以上八条路径构建出一个完整的基于"血气说"的古典针灸学理论体系,包括身体观,诊法理论,经络学说,三焦膜-原学说,输穴系统,病因病机学说,治则与刺法,治神学说。通过以上对整个理论框架的所有路径一步步"复盘"验证,表明所有的理论分支都从其逻辑起点"血气"一步步延伸而出,而且各条路径环环相扣,逻辑关系十分清晰,满足了公理化方法理论构建的要求。

接下来看这个理论框架是否遵循"理论优位规则"构建。

构建针灸理论框架的八条路径的宽窄是不同的,路径1和路径2是所有路径中的"主干道",此外与血气的联系最直接的起始点路径1还在所有路径中扮演了"交通枢纽"的角色,包括路径2在内的所有路径都与路径1发生关联。对于这一点,构建这套理论体系的设计者坚信不移,在《黄帝内经》中多次借黄帝、岐伯问对表达了针灸之道的一言而终——"欲知其要,则色脉是矣"。

其余非主干道的"宽窄"也依其与血气关系的疏密而定——各分支内部也不是等宽的,而是根据与血气相关度不同主次分明地展开:

在病因病机的路径中,所有的致病外因中,对血气影响最大的寒邪立为主病因;"血气不和"立为疾病的总病机;

在治疗原则和评价标准路径中,"盛则泻之,虚则补之,不盛不虚,以经取之"立为总则,诊脉"以平为期"立为针灸疗效的终极指标;

在脉输气穴路径中,经脉之本输和脏腑之募输成为最重要的经俞,得到最广泛的临床应用;

在刺法路径中，与血气密切相关的脉刺、募刺、分刺成为主体刺法，其中兼具补泻且有调神之功的"毫针补泻调经"更是作为核心刺法被反复阐述；

在身体观中，凡是立为身形核心及重要部位者，皆系血气盛及血气之源的组织器官；形神之间更看重神，以治神作为针工的最高追求，也是因为神为血气之用也。

由此可见，这个理论框架结构布局完全符合"理论优位规则"。从理论原点延伸出所有的路径，都依据其与血气的关联度确定是否成为交通枢纽或主干道或辅路，称得上逻辑严密的理论结构。

二、基本命题的实践检验

根据《癫狂》篇记载的关于建立"脉应""病形"间关联方法、应用示范及观察结果的实录，再结合其他篇涉及的关于理论构建原则和方法的论述，可以对《黄帝内经》命题系统的实践基础给出整体上的确证。同时还可以依据古人确立的理论检验原则和方法进行进一步的临床和实验检验。例如依据规则 1、规则 2 可进行如下检验：

检验 1 "脉和者不病""是动则病""脉平则病愈"命题的检验

【例一】五藏有疾也，应出十二原，而原各有所出，明知其原，睹其应，而知五藏之害矣……凡此十二原者，主治五藏六府之有疾者也。（《九针十二原》）

【例二】臂阳明有入頄遍齿者，名曰大迎，下齿龋取之……方病之时其脉盛。（《寒热病》）

诊龋齿痛，按其阳[明]之来，有过者独热，在左左热，在右右热，在上上热，在下下热。（《论疾诊尺》）

【例三】耳间青脉起者，掣痛。（《论疾诊尺》）

——"耳后完骨上有青络盛，卧不静，是痫候，青脉刺之令血出也。"（《备急千金要方》）

行善掣……取耳间青脉，以去其掣。（《五邪》）

——"瘛脉，一名资脉。在耳本鸡足青络脉。刺出血如豆。主小儿痫，瘛

疢……"（《黄帝明堂经》）

【例四】问曰：血痹病从何得之？师曰：夫尊荣人，骨弱肌肤盛，重因疲劳汗出，卧不时动摇，加被微风，遂得之。但以脉自微涩，在寸口关上小紧，宜针引阳气，令脉和，紧去则愈。（《金匮要略·血痹虚劳病脉证并治第六》卷上）

以上各例皆从"诊"和"疗"两个方向展开：诊见脉动则见某病，刺灸令脉平则病愈。

结论

1. 六经调者，谓之不病，虽病谓之自已也。（《刺节真邪》）

2. 补则实，泻则虚，痛虽不随针，病必衰去矣。（《终始》）

——脉动则病，脉和病愈，不论自和还是通过针灸等调节令和。

检验2 "甲处脉动乙处病，调甲处脉令和则乙处病愈"的检验

刺或灸甲处脉动处令和，乙处病愈或显效，则甲与乙存在关联。

以牙痛为例可设计以下实验：

1. 诊：手阳明脉动；治：刺合谷虚补实泻；结果：脉平牙痛止。

2. 诊：手阳明脉无异动或脉伏不见；治：刺合谷。结果：无效；

——再诊发现手阳脉脉口与牙齿之间有血络、结络；或见筋急、结筋；治：用解结法去血络、结络；用筋刺法去筋急、结筋；结果：牙痛止。

——去血脉、筋急后再诊：手阳明脉动；治：刺合谷虚补实泻；结果：脉平牙痛止。

以上临床观察，古人都做了，其中第二类实验在清代《痧胀玉衡》有大量实例。

结论

1. 凡孔穴者，是经络所行往来处，引气远入抽病也。（《千金翼方》卷二十八）

2. 恶血在于内，若肉（内）伤，痛未已，可则（即）刺，不可远取也。（《厥病》）

3. 凡治病必先去其血［脉］，乃去其所苦，伺之所欲，然后泻有余，补不足。（《血气形志》）

333

——由于经脉的联系，病在经脉标部者可取经脉下输以治。然而其前提是脉通无阻，脉输的远达效应才能发挥。**这一实验实际上是从反面对经络学说上下关联规律的确证，相当于经络学说的一个"判决性实验"**，同时也是针灸治疗的重要原则"凡治病必先去其血[脉]"的实践和实验依据。

也正是由于自觉在诊疗实践中检验，并且一次次得到实践检验的支持，古人才能在以脉诊病，以脉评价疗效的环节获得满满的自信——"气至而有效，效之信若风之吹云""补则实，泻则虚，痛虽不随针，病必衰去矣"

检验3 "气口候阴，人迎候阳""气口主治六阴脉之疾，人迎主治六阳经之病，气口、人迎合用主治十二经脉之病"命题及推论的检验

《黄帝内经》论人迎寸口脉法有十多篇，各篇所述多有出入，今人各执一端更添纷争，究竟如何理解和评价？首先须理清其来历，然后再对其有效性进行临床检验。

人迎寸口脉诊的理论和经验基础来源于以下两方面：其一，移植标本诊的经验；其二，将寸口脉以"脉象法"诊三阴三阳之脉转化为"脉位"+"脉动"诊法。

据寸口脉之不同脉象以诊三阴三阳之病，出自扁鹊阴阳脉法，以三阴三阳之脉象应四时阴阳之气沉浮。以少阳为一阳，太阳为二阳，阳明为三阳；厥阴为一阴，少阴为二阴，太阴为三阴。三阳阳明为阳之最盛，于四时对应于夏至，于一日对应于日中。夏至一阴生，故三阳相接一阴；三阴太阴为阴之最盛，于四时对应于冬至，于一日对应于夜半。冬至一阳生，故三阴接序于一阳。《素问·脉解》所解三阴三阳脉候即据此脉法解读：

阳明者午也，五月盛阳之阴也……所谓客孙脉则头痛鼻鼽腹肿者，阳明并于上，上者则其孙络太阴也，故头痛鼻鼽腹肿也。

太阴所谓病胀者，太阴子也，十一月万物气皆藏于中，故曰病胀。所谓上走心为噫者，阴盛而上走于阳明，阳明络属心，故曰上走心为噫也。

以上三阴三阳与经脉的对应关系，以及脉理被人迎寸口脉法继承并用于解释同样的临床问题：

病热者，阳脉也，以三阳之动也，人迎一盛少阳，二盛太阳，三盛阳明，

入阴也。夫阳入于阴,故病在头与腹,乃䐜胀而头痛也。

——此论人迎脉三盛所对应的三阳脉,以及脉应的临床意义与《脉经》所载扁鹊阴阳脉法,以及《素问·脉解》完全相同。而且人迎寸口脉法关于人迎四盛为“格”,寸口四盛为“关”,人迎寸口俱盛四倍为“关格”的规定及其临床意义皆从四时阴阳脉法导出。

在寸口脉中,以脉之浮沉诊病之阴阳表里;而在人迎寸口脉诊中,以人迎之浮诊阳诊表,以寸口之沉诊阴诊里。

在《黄帝内经》,人迎寸口脉诊的另一临床应用是根据人迎寸口脉象判断疾病的进退新久:

持气口人迎以视其脉,**坚且盛且滑者病日进**,脉软者病将下,诸经实者病三日已。气口候阴,人迎候阳也。(《四时气》)

脉盛滑坚者,日病在外。脉小实而坚者,病在内。**脉小弱以涩,谓之久病**。脉滑浮而疾者,谓之新病。(《平人气象论》)

这一临床应用则系移植于标本诊法的经验。

如果人迎寸口脉诊仅限于以上应用则完全在旧理论的框架之内,无须给出临床检验的证据。而当其通过诊人迎寸口脉“盛”的程度并通过另一辅助指标“躁”以诊察十二经脉之虚实则超出了旧理论的边界,需要提供可靠的临床检验证据。

检验方法:诊人迎脉一、二、三盛,是否能在足少阳、足太阳、足阳明脉标本处诊见“脉动”;诊人迎脉一、二、三盛而躁者,是否能在手少阳、手太阳、手阳明脉标本处诊见“脉动”。并用同样的方法检验寸口一、二、三盛及兼“躁”象时与手足三阴经标本诊法的对应情况。

以上是非常有意义而《黄帝内经》结集时古人未能完成的检验,今天的针灸人当努力完成之。如果通过检验,确证诊人迎寸口盛衰以知十二经虚实的可靠度,可以获得两套治疗方案:第一,基于“阴盛而阳虚,先补其阳,后泻其阴而和之。阴虚而阳盛,先补其阴,后泻其阳而和之”的治则,取表里经本输补虚泻实调阴阳令平;第二,直接取人迎寸口补虚泻实调血气令平。

在理论重构方面,《经脉》篇十二经脉病候下以人迎寸口脉诊替代早先的十二经脉标本诊便获得实践经验的有力支撑。若真能如此,则针道"大道至简"的本真将得到更充分的体现。

如果最终的检验结果是阴性的也很有意义,在以后的理论重构中可放弃这一诊疗模式。

近年来我鼓励临床一线的弟子致力于这一检验工作,希望能有更多有条件的针灸人加入进来。

基于以上思路,今天完全应当并且可能对《黄帝内经》更多的基本命题进行实践检验或重检验,从而对理论的有效性及应用域给出令人信服的评价。

三、理论的解释与预测力

理论框架通过了逻辑和实践检验,还要进一步考察理论的解释力和预测能力,考察在其简明的结构之下有没有强大的解释和预言功能。

首先,前面分析已表明,常见的临床现象和诊疗规律都可通过八条路径构建针灸理论框架得到圆满的解释,说明这套理论具备了解释已知现象和诊疗规律的能力。

关于这套理论的预测能力,从血气这一逻辑起点出发,一步步推演出一个完整的理论体系,本身就说明这个体系蕴含着推求新知,预言新现象的功能。事实上基于这个理论体系,衡量针工的水平高低不是看你能否对已知的生命现象和疾病给出合适的解释,而是看你能否对未发生的现象作出精准的预言,所谓"善言始者,必会于终,善言近者,必知其远"(《天元纪大论》),"知丑知善,知病知不病,知高知下,知坐知起,知行知止,用之有纪,诊道乃具,万世不殆"(《方盛衰论》)。

今人看古典针灸,大多关注古人一个个令人惊叹的生命现象及疾病诊疗规律的发现,赞叹古人超凡的观察力。殊不知"观察渗透着理论",如果没有正确理论的引领,古人不可能做出那些即使在科技高度发达的今天都令人观止的神奇发现。例如今人不可能想象通过针刺消除腹肌紧张去治疗面瘫;通过解除足大趾的肌紧张治疗阳痿和阴疝;也不可能把小指、肘内后侧、腋下胁后、肩胛及颈部的疼痛,以及耳鸣耳痛,目不能闭等一系列不同部位不同性质的症状视为一个病——由一个"受病处"引起。两千多年前古人的这些神奇发现是千万次实验后的偶然所得，还是有必然而至的捷径？从古人发现环环相扣并且表现出许多远远超越时代认识水平的特征来看，其辉煌的发现之旅显然有"路标"导航，具体到上举各例发现则是基于"经筋学说"的引领。属于同一"分部"的"筋"在古人眼中不再是一块块孤立的"筋"，而是一个整体，在这个整体各部出现的各种症状都由于病变之筋"筋急"所致，解除筋急则所有病症即可消解，正如属于同一"分部"脉的所有病候都由于"脉动"所致，针灸补虚泻实调脉令平则所有的病症皆可治愈。而且在经筋学说中，躯体之"筋"与体内之"膜"有着特定的关联，故调节躯体之筋急可治疗内脏之病，如果没有理论的引领，这些经验更是单凭观察难以发现的。

实际上，笔者在书中"命题"下附加的"推论"已经对这套理论的预测力给出了具体的示例，而在疟疾、癫狂的诊疗中有更完整地呈现，详见本书第5章之"示例：常见病针灸设方赏析"。

由此可见：以"血气"立论的这套理论具备明确的可检验性，不仅经得起逻辑检验，而且已接受了长期的临床实践的检验并可继续接受新的检验；不仅能较好地解释已知的临床诊疗规律，而且还显示出对未发生现象或规律的预言功能。

第5节　缺憾　谜题　猜想

古人通过"血气"将脉、输、穴、膜连成一个完整的知识体，又在长期的治身治神体验中，和不断的言天验人的检验中筛选、完善这套理论，有效地指导了针灸临床实践。正因为它的实验和体验的双重来源，这套理论的某些部分用现有的科学知识还难以解释，对此不能因为不理解而轻率否定，因为它最有价值的部分落在现代科学还不能解释的那一边的可能性更大。

发现这套理论的缺憾处，才能更理解它的优越处；指出其中的难解之谜，才能吸引更多研究者的目光；基于已有的知识和推理提出一个合理的猜想,则可为他人的探索和超越提供一个"靶子"。

一、三个缺憾

第一,诊筋刺筋法的过早丢失,导致经筋学说失去生存的营养和发展的动力。随着经筋学说的衰落,一方面原本基于经筋学说诊疗的病症得不到最佳治疗;另一方面,经络学说、三焦膜-原学说也因失去必要的支撑而立足不稳。

第二,三焦膜-原学说成熟过晚,没能整体进入《黄帝内经》构建的理论框架,失去了施展其强大功能的最佳时机,以至于直到今天,针灸人也没有意识到这一学说对针灸学发展的重大意义。

第三,适用于针灸诊疗的遍诊法,特别是集诊脉、诊络、诊肤于一体的综合诊法的衰落,针灸诊疗不得不采用更适合大方脉的独取寸口诊脉法,从而使得"诊-疗一体"的规则难以直接和完整贯彻于针灸诊疗之中。

需要指出的是,任何一种范式都有其与生俱来不可避免的缺陷,既以"血气"立说,则只有那些与血气直接相关的现象、事实、问题才能进入观察的视野,得到最大的关注。从选择血气作为理论体系的逻辑起点开始,在"血气"的身体观中,就注定是相对于体,更注重于用;相对于实体,更关注虚空;相对于形,更关注于神,对于这些今天用现代医学的视角看出的缺陷,在古人的逻辑则并非缺陷。

二、二个谜题

第一,输、穴、原、募的共通点为"膜"——血管外内膜、皮肉间筋膜、脏器外膜以及脏器间的隔膜、系膜。针灸从最初刺脉放血到刺脉外膜(经隧)调气,刺气穴则更强调沿两肉之间的气道(刺道)进针,至"肉肓"(深筋膜)而止;刺痛症的常规刺法"分刺法"则斜刺至分肉之间(肌外膜)。最终,古典针灸从"病在脉刺脉"到"病在脉刺脉膜"再到"刺输";从"病在脏腑刺脏腑"到"病在脏腑刺脏腑肓膜"再到"刺原""刺募"。一步步从脉之膜,到分肉间脉外之筋膜,再到胸腹内的肓膜,将针从皮肉脉筋骨和脏腑实体,朝向了实体之间及之外的"膜"。

在躯体诸"膜"中,古人特别关注了"分肉之间"这一层,以此为卫气所行的主干道,乃"谷气"所集之处,又是经脉所行、经隧所在之处。《官针》记录了在这一层刺法探索的成果;《黄帝明堂经》则记录了在这一层穴法探索的成果。这一层究竟蕴藏了什么关于生命的重大秘密?

在体内诸"膜"中,特别关注了"膈膜"和"肓膜"(小肠肓膜)这两个胸和腹内最大的膜,以其气之所会而皆名曰"气海"。膈之原、肓之原也是最先确定的两脏之"募",同时膈和肓又是上中下三焦之分界。

这些膜究竟对于调节机体功能、维持健康有什么特殊的意义?而且膜之大或盛者被视为血气会聚之处,往往是针灸的大输要穴之所在?古人是如何确定躯体之膜"肉肓"与体内之膜"肓膜"是相通的?如何确定膈之"原"、肓之"原"、脏腑之"募"以及上、中、下三焦之"治"这些不同"膜"的最佳调控点?是千万次的针刺实验?是天才般的猜测?还是基于解剖的发现?这些位点在结构上究竟有什么特殊之处?

——对躯体肉肓及体内肓膜的重要性,《黄帝内经》从卫气和血气的角度立论,而现代解剖学发现也在于此——1947年 A.A.Баварии 发现,所有血管,包括毛细血管都是内环境派生的组织系统。疏松结缔组织在其全部过程都伴随着血管,特别是毛细血管的分布[1]。

近年来陆续有学者指出,《黄帝内经》描述的输穴的分布及结构特征与血管解剖最新发现的穿支血管的"皮穿支"吻合度极高,说明现代解剖学最新发现的皮穿支("血管体")是对两千年前中国针灸人发现的输穴的重发现。严格来说,皮穿支只能说明"气穴"的结构,而不能解释脉输、募穴的结构。相信,随着现代解剖学的不断进步,脉输和募穴的结构也能得到阐明,而且有古典针灸学的启示,这一过程会大大缩短。

虽然用皮穿支解开《黄帝内经》气穴结构之谜,却带来新的谜题:以现代解剖学的技术和条件,发现穿支血管还如此之难,两千年前的中国古人又是如何发现的?

全身最大的膜是浅筋膜——所有的结构都被它包裹。既然五脏六

---

[1](苏) T.A.格利戈利耶娃.血管的神经支配[M].王凤兰,等.译.北京:科学出版社,1966:247.

腑之疾能通过其肓膜"三焦"的三个位点统治,如果能知古人确定最大效应位点的方法,也应当能在浅筋膜上找到几个"原"或"募",以统治周身躯体之病——至少提供一个基础治疗或背景调节的"通治方"。如能找到,则不仅针刺将更安全又高效,而且会导致认识人体奥秘的重大新发现。

第二,古人常以"脉会"或脉的分叉处作为诊脉、刺脉之处,而且所会之脉越多,越是重要的诊脉刺脉处。古人是如何发现"脉会"处具有特殊的诊疗作用? 又,发现表浅处的"脉会""络会"例如"阴诸络会于鱼际,数脉并注"似不难理解,而"伏行分肉之间,深而不见"的经脉之会处是如何发现的? 汉代《太平经》给出了这样一个说法:"天道制脉,或外或内,不可尽得而知之也,所治处十十治诀,即是其脉会处也",所谓"所治处十十"即该书前文所言"治百中百,治十中十,此得天经脉谶书也,实与脉相应,则神为其驱使",意思是说那些疗效最好的刺所即是脉会处。难道古人也用"大数据"总结规律?

——其实,早在上世纪五六十年代,血管解剖学的研究已经发现,分布在血管外膜的神经丛,在血管分支的地方特别丰富[1]。可惜这一新发现的意义没有被临床医生,特别是针灸医生捕捉到。

三、一个猜想

对于以上两个谜题,古人用经络学说、经筋学说、三焦膜-原学说解释,现代的针灸作用机制的实验研究则多从神经系统的复杂联系入手,主要围绕躯体神经和中枢神经的调控。近一二十年,特别是近 10 年来中国针灸人和西方徒手治疗师则开拓了一条新的研究路径——先后从肌筋膜联系的角度研究针刺"筋急"(激痛点)治疗软组织损伤的机制。这些研究已经在某些方面对两千多年前中国古人发现的诊疗规律给出了部分解释,但总体来看,似乎并没有显露出取得实质性突破的希望,这一方面固然与现代科学,特别是现代医学的总体发展水平有关;另一方面,或者说更主要的方

---

①(苏)T.A.格利戈利耶娃.血管的神经支配[M].王凤兰,等.译.北京:科学出版社,1966:68.

面可能还在于研究者没能准确把握古典针灸调血气的主体刺法，以至于忽略了对某些重要研究路径的探索。

【问题】古人将疾病的总病机、总治则及针灸作用的总机制都归结于"血气"，以血气之府——脉的变化度量血气状态，以刺灸脉输募输作为调血气治百病的主要手段。那么，古人在刺脉刺输，特别是以毫针补泻的刺脉输和募输时究竟触动了什么？引发了什么，通过什么途径最终实现调血气令和的目的？

【已知条件】

1. 针灸调节血气最有效，且具有调节经脉、脏腑整体作用的刺灸处为脉输和脏腑募输；

2. 同样是脉输，本输的作用更强、作用范围更广；

3. 同样是本输，采用"刺血通脉法""刺脉调经法"不同刺法，其主治大不同。

【解题思路】

1. 既然脉输与募输具有共同的调"血气"诊疗内脏疾病的功用，应当在结构上有共通之处；

2. 既然同为脉输，在不同的部位效应的强度有差别，应当是不同部位的脉输能产生有效调血气作用的结构存在着量的差别；

3. 既然相同部位的脉输，采用不同刺法产生的效应不同，应当是不同的刺法刺及的有效位点不同，或刺及的有效结构的多少存在差异。

沿着解题思路 1 探求，发现脉输和募输共通之处——自主神经的密集分布。

沿着解题思路 2 探求，发现不同部位的血管密度和类型皆有不同[1]。

沿着解题思路 3 探求，发现主自神经在血管的外膜中膜内膜各层皆有分布，而以外膜为丰富[2]。

---

① 刘斌,李玉华.血管区理论对经穴结构研究的启示[J].中国针灸,2016,36(12):1279-1282;刘斌.孙络与穿支血管的对比研究[J].中国针灸,2016,36(03):323-326.

② 文琛.对经络实质问题的讨论[J].中国针灸,1993(02):23-27.

【猜想】

通过以上分析不难看出,以往的针灸作用机制的实验研究偏离了古典针灸学调血气的主渠道——毫针脉刺法和长针募刺法。如能抓住这一关键点便不难猜出它背后的作用路径,提出如下的猜想:血管及血管周自主神经、肽类生物活性物质(包括细胞因子),以及内脏壁内外神经系统(Enteric Nervous System,ENS)[①]在针灸调血气作用中扮演十分重要的角色。

未来的针灸作用机制的实验研究须自觉补上这一主要路径。

证据一:脉输是最早发现的经俞,也是具有调节经脉和脏腑整体功能的刺灸处,《调经论》示范的治疗五脏虚实百病的毫针补泻刺法所刺皆为脉和输。古典针灸诊以脉,刺以脉和输,疗效评价还是看脉,这本身就强烈提示针灸作用的机制离不开脉,而已知脉的运动主要由自主神经特别是交感神经调节,也包括血管周自分泌或旁分泌释放的多肽类或细胞因子启动的体液调节;

——关于脉输远隔及整体治疗效应的现代解剖学的佐证:"参与血管传入的不仅是包括该血管节段身体相应部位脊神经节的神经元,而且也有许多其他的,有时甚至很远的神经元。血管内有着不同水平脊神经节感觉传导分布的相互交错区"[②]。

证据二:古典针灸临床应用最广的大输为五输、背输和腹募,此三者不仅是针灸治疗最重要最常用的经俞,具有最广泛最有效的调节经脉和脏腑的整体功能,同时也是诊察疾病最常用的部位。三者在结构上的共同点表现为丰富的自主神经支配,只此一条证据便足以说明,针灸诊疗疾病、治身调神的机制——至少是主要机制,离不开自主神经的调节;

证据三:另一类主治脏腑病的刺灸处是肓膜(胸腹脏腑间的膈膜、包膜、系膜、网膜等),并且古人还发现这些膜存在着效率最高的调血气的位点曰"原""募"。这些部位与内脏的相关性显而易见,特别是神经支

---

①现代医学对于 enteric nervous system 的研究还很少,中文译名也不统一,较流行的译名为"肠神经系统";也有译作"壁内神经系统"(认为该系统是由大量埋在胃肠壁内的神经元组成);近来又有译作"壁神经系统"(认为壁内壁外皆有广泛的分布)。

②(苏)T.A.格利戈利耶娃.血管的神经支配[M].王凤兰,等.译.北京:科学出版社,1966:264.

配上的一致性。除了脉膜、肓膜之外的刺灸处也都聚集于各类"膜":皮、分腠之间、分肉之间、筋膜(又曰"膜筋")、骨膜,这些部位都有自主神经分布;

证据四:针灸的常见反应如针灸输穴周围的红晕、面部潮红或虫行痒感、身体微汗发热、胃肠蠕动等反应,特别是针刺既可致晕针,又可解除晕针等,皆能从自主神经的路径得到解释;

证据五:古典针灸之所以特别强调定气治神,提出针灸不独治病还在于"修真全神",也主要通过调节自主神经的功能实现。只有看破这一点,才能理解《黄帝内经》那一条条刺禁和补泻禁忌,补泻操作要求医者和患者调神,特别是补泻操作时强调呼吸的配合也是同样的道理;

证据六:古典针灸学的病因学说所确立的主病因为寒邪,寒邪何以致百病? 古人眼中看到了血脉"血泣脉急",而透过古人描述的寒邪致百病的初始症状——"泝然起毫毛,开腠理""令人振寒,汗出头痛,身重恶寒",分明可见"血脉"背后的自主神经的身影。并且古人分析的"卫气不营,邪气居之"病机也可翻译为"自主神经功能失常,风寒入客而致百病";

证据七:"人迎寸口诊脉法"中的人迎脉,乃"人五藏血气之注处也"(《曹氏灸经》),"以候五藏气"(《黄帝明堂经》),同时也是针灸的一个重要脉输。此脉输下有星状神经节,从文献报道来看,星状神经节阻滞的适应证几乎涵盖了针灸的所有适应证。中外针灸人受此启发,发明了"人迎洞刺法",以及直接针对星状神经节的"人迎新刺法",显著拓展了人迎的应用范畴。也说明刺脉输调血气的背后调节的是自主神经,特别是交感神经;

证据八:实验发现,足三里肠蠕动效应,在切断穴位周围神经和肌肉等组织而保留完整的血管的条件下依然存在;如果去除血管周围的神经则肠蠕动效应消失[1];

---

[1] 金锐,"针感"组织结构的探讨[J].江苏医药(中医分册),1976(02):64.;上海中医研究所形态组.穴位"针感"部位的组织结构观察[J].新医药学杂志,1974(12):23-24.

证据九:百病之发皆始于皮部,各种刺法所及皆相同的一层为皮部,而灸法更是只针对皮部。关于皮部对于针灸治疗的意义,《黄帝内经》说"皮者道也""皮者脉之部也";而现代实验研究表明:针刺皮部主要通过调节脊神经节、交感神经节及节后神经元和小肠节细胞等三大神经网络而达到调病的目;家兔血管内膜的神经末梢感受器通路网络与皮肤末梢感受器通路网络在交感神经节、节后纤维及其上、下行通路网络相互重叠①。

血气是什么? 古人究竟通过"血气"想表达什么? 揭开针刺脉输募输调"血气"的面纱,自主神经浮现。

先来看看此猜想能解释哪些古典针灸学理论和刺法:

1. 控制血管平滑肌和内脏平滑肌有着相同或相似的自主神经支配,所以刺灸躯体部的脉和输不仅可治疗躯体病症,还可以治疗相应的内脏疾病;

2. 气穴,只是孙脉渗灌其中,直接刺中直径小于1mm血脉的概率极低,即使刺中,其调节交感神经的效能也不能与刺脉输相比,因而多表现为局部或邻近的治疗作用;

3. 毫针补泻法之所以能成为古典针灸的刺法核心,在于它最直接最有效地刺及了脉输丰富的自主神经,"刺输不离脉"的结果也是更精准更有效地调节了脉及脉周的自主神经;

4. 导引行气所以能防病治病并能增加针灸疗效,其机理也是调节了自主神经,促进了气血的流通;

5. "治神"所以成为上工的追求也在于其能有效地调节自主神经;

6.《黄帝明堂经》躯干部输穴不归经,很可能与此部的皮穿支有较多的横向型有关;

7. 针刺输穴所表现的作用的双向性,与自主神经固有的调节特征相关;

---

① 章云海,耿祝生,徐志强,等. 家兔"风门"穴皮内神经末梢感受器通路的研究[J]. 中国组织工程研究与临床康复,2007(14):2680-2683.;章云海,雷玲,耿祝生,等. 家兔血管神经末梢感受器通路与皮肤末梢感受器通路的关系[J]. 中国临床康复,2006(46):141-144.

8．"气至病所"现象及热敏灸的需要较长时间的激发以及不应期现象，与血管免疫反应有关；

9．针灸预处理现象（孕期及分娩前针刺缩短产程、耐受疼痛、减少产后并发症等；术前针刺对于手术疼痛的耐受显著增加、重要脏器功能的稳定以及术后恢复期的缩短等；对运动员运动能力的提高）、心理疾病的针灸治疗等。

现代不少临床文献报道，刺气穴或直接针对躯体神经刺激也可获得调节脏腑功能的效应，研究表明这种效应是通过外周神经传入纤维诱发的躯体-交感神经反射实现[1]。有现代研究报道交感神经也进入肌梭，可能骨骼肌也并非完全由躯体神经支配的"随意肌"[2]，但在解剖学上尚缺乏交感神经纤维与骨骼肌之间真正联系的直接证据，目前交感神经直接支配骨骼肌的观点，并没有得到广泛的支持。这提示：现代医学对于交感神经的研究还有许多盲区。另从刺法角度考量，今天的气穴刺法与古典刺法已大不一样，现代针灸医生采用的大幅度长时间提插捻转操作实际上直接或间接将输穴周围的多种组织都刺激到了。因此不管针刺的效应机制是什么，都可以得其效也——以病人的痛苦和组织的损伤为代价。

基于已知的知识提出猜想，并基于这一猜想能对针灸的基本特点和诊疗规律给出最多最合逻辑的解释，还不算完全揭开"血气"的面纱。还必须引入实验的方法进行更严谨和系统的检验，古人在那么困难的条件下都开展了对理论的实验检验，我们今天没有任何理由拒绝实验的研究路径。

最后，探讨一下基于此猜想引导的新发现最有可能落在何处？

特别有意思的是，不仅两千年前的针工发现"脉会"处的特殊诊疗功能，在针灸诊疗中尝试各种能想到的方法去探明所有适合针刺的"脉会"处，而后世的针挑疗法，甚至藏医的刺血疗法都不约而同地瞄准了"脉会"，

[1] 黄玲荪，张天祥．躯体神经传入对内脏功能的调节[J]．滨州医学院学报，1989（02）：63-66．；李为民，吴根诚，花冈一雄，佐藤昭夫．躯体-交感神经反射：一种可用于研究针刺原理的实验模型[J]．针刺研究，2001（03）：234-235．

[2] 张镛福，林圣洲，毛宾尧，等．筋膜间室综合征[M]．北京：人民卫生出版社，1986．

这就很难用"偶然"和"巧合"来解释,"脉会"处必定有着脉的其他部位所不具备的特殊结构和功能。近年对血管活动个性化现象开始关注,初步研究已经发现"血管周神经的分布还存在着部位特异性""血管是在血管周神经、体液和血管内皮的双重调节下完成各项生理及病理状态的功能反应的。而血管周神经与内皮相比,前者对血管舒缩功能的调节显得更为直接"[1],但由于尚未找到一种度量这一现象的实用方法,迄今现代医学对这一现象背后的机制的认识还很少。血管外膜不同或者是血管壁神经不同,或者神经分泌的递质不同或受体不同;或者血管旁/周细胞及数量不同,也可以是血管平滑肌细胞的受体类型不同;或者血管自律运动的节律不同等,也可以是内皮细胞的不同,但最终都表现为血管平滑肌细胞对不同刺激的不同反应。

刺灸处从血管内到血管外膜——从经脉到经隧;从脏腑到脏腑之府——肓膜、包膜、系膜,不约而同地在"膜"处集结,这也很难用"偶然"解释,各类膜中一定有现代医学还没有注意到的结构和功能,如果能从研究较多的"膜"——例如血管内外膜入手取得突破,再各个击破其他类"膜",将可能发现一个我们熟悉而又陌生的人体世界:今人千万次探寻而不得的输穴奥秘之门将向我们开启;刺法操作的针对性和效率也将大幅提高。

在揭示针灸作用机制的同时,也将有力推进现代医学在自主神经和enteric nervous system 领域的研究,为未来的生命科学的进展做出应有的贡献。

全书结语:知血气盛衰而调之——针道别论十一条

首先是对前面 6 章的"一言"提要:

第 1 章"身体观",论身形的虚实相偶,形神合一,生气通天;

第 2 章"分部理论",论纵向、横向、复合分部理论中经络学说一枝独

---

① 刘芳,陈尔瑜.血管周神经及其对血管舒缩功能的调节[J].神经解剖学杂志,2000(04):394-397.

秀，三焦膜-原学说虽整合诸说成一统，却因成熟太晚而未能发挥应有的作用；

第 3 章"诊法与辨病"，诊"病应"以知"受病处"尤重"脉应"，并与"病形"相参；

第 4 章"刺灸处与刺灸法"，论脉输气穴为"刺灸处"主体，毫针为九针的代表，毫针补泻调经法为调血气刺法的核心；

第 5 章"针方之道"，论针灸设方的基本原则及循分部设方的主流模式；

第 6 章"修身以治神"，论上工体道之路，阐释"刺法有全神养真之旨，亦法有修真之道，非治疾也，故要修养和神也"的命题。

不难看出，每一章故事的"起承转合"都由元命题"人之所有者，血与气耳"这个幕后导演一手操控。

什么是针灸？《黄帝内经》以及汉代非医籍都曾给出不同的定义，其中完整而又简明者见于《灵枢》第 1 篇第 1 句：

以微针通其经脉，调其血气，营其逆顺出入之会。

——"逆顺"言脉行方向；"出入之会"为"输"，此定义是说：针灸者，以微针调脉输，通经脉以和其血气也。一句话 19 个字对针灸的工具、刺灸处、作用机理，以及最终目的都一一点到，准确概括了针灸的要义。

为什么"血气"二字在《黄帝内经》作者眼中如此重要？ 因为"血气"是整个古典针灸学大树的根，其干、枝、叶的位置也是依据与血气关联的密切程度，或血气的多少决定的。他面对千头万绪的各家学说进行选择、修剪，最终构建出了一个内在逻辑严谨的包括身体观、疾病观、诊疗观、养生观在内的完整知识体系，"血气"正是这个体系的逻辑起点。凭借这个逻辑起点，在两千多年后的今天，仍可以一步步地再现古典针灸学创建过程，甚至可以知道那些被创建者当年省略或忽略的步骤，并在必要时增补进来，以使得理论体系更加完善，也使得从形式逻辑的层面欣赏古典针灸学的结构美成为可能。

《黄帝内经》作者在开篇和结语篇都为针灸写下了简明的定义，这里也试着用数学语言，给出针灸定义的数学表达式：

古典针灸学＝血气的度量＋血气的运行路径＋血气运行出入之会＋血气的调节

——如果把血气比作电源,则经络、三焦学说为线路,脉诊为电表,输穴为调节开关,"毫针补泻调经法"则是最经典的血气调节方式。

以下试以11条"别论"对此数学式作多角度的阐释。

论点1　脉输气穴是调血气的主开关

(1)脉输为脉之出入之会,气穴为卫气出入之道;

(2)输穴是由"关"和"机"组成的点面结构;

(3)输穴与刺法是不可分割的整体。

脉输作为最早发现的有固定位置和名称的刺灸处,是古人最早总结出的定式刺法"脉刺""输刺""远道刺"的刺灸处;作为卫气和天气出入之道的"气穴"不计其数,其中用作刺灸治病者因其所在部位和功用被命曰不同的专用名称,其总称仍曰"气穴"。在"募"穴、"髎"穴发现之前,有固定位置和名称的"经俞"的构成即为脉输、气穴;及至经俞形成完整的体系后,脉输、气穴依然是其中的主体,发挥着调血气"主开关"的作用。

输和穴,特别是"输",不是一个固定形状和大小的"点",而是一个有点有面的双重结构。古人借用秦弩的"关"和"机"形象地描述输穴的点面双重结构,输穴的区域曰"关","关"中能最有效触发血气应针反应的点曰"机"。在结构上,以弩之"机关"比喻输穴之"点面"非常恰当;在功能上,用刺肓和刺肓之原来比喻更恰当——病在肓刺肓即有效,而刺肓之原则疗效更快捷更明显,故可将"肓"理解为输穴的"关",将"肓之原"理解为输穴的"机"。输穴结构和功能这一特征,放低了学习针灸的门槛——粗工、众工刺不能中"机"也能有效,就好像射击一样,射中10环不易,射中靶子不难。任何事物,但凡是入门容易的,入室就难,针灸也一样,从粗工到上工的路非常漫长。

输穴结构有"关""机",功能有两面,一个优秀的针工必须自觉认识这一点,并精于刺法,才能最有效地发挥输穴调血气的正面作用。

论点 2　毫针补泻法原本针对脉和输

所谓"补泻"，针对的是"虚实"，而在《黄帝内经》及汉以前医籍所言之"虚实"是指脉和输，因此毫针补泻针对的是脉和输，相应的定式刺法曰"经刺""络刺""输刺"——在老官山出土扁鹊针方《刺数》中总名曰"脉刺"。

随着"气穴"的批量发现，作为《黄帝内经》刺法核心的"毫针补泻调经刺法"被移植于"刺气穴法"。从理论上说，这种移植的前提是，也像诊脉和输一样，找到诊"气穴"虚实的方法，只有这样补泻的操作才有依据，补泻的效应也才有评价的标准。其实诊脉之坚实与虚陷的方法完全可以移植于诊气穴之虚实，然而未见以此法诊气穴之虚实的应用。这样刺气穴言补泻要从理论上成立，只有赋予"虚实"新的外延。从《黄帝内经》已经可见病分虚实的情形，至《难经》则明言虚实有三——"有脉之虚实，有病之虚实，有诊之虚实"。既然病有虚实之分，则刺便有补泻之法，补泻的效果可以用病症的结局来评价。

气穴与脉输结构的不同，决定了二者的补泻操作不可能完全相同。随着"血气说"由"血"向"气"的偏移，刺气穴的应用越来越多，人们渐渐忘记了其补泻刺法实从刺脉输法移植而来，而以刺气穴之补泻作为刺法补泻的标准。这种情形很像以"气穴"作为输穴的统称后，人们忘记了输与穴概念和结构上的不同，而用"穴"的模板去改造"输"。

论点 3　脉输远达效应的前提是脉通无阻

输与穴在作用上的根本区别在于"输"有远达效应，可以治疗远隔部位的经脉、脏腑病症。从大量正反两方面的刺灸本输的临床实例中，古人深刻地认识到，"输"的远达效应通过脉的传输实现，因此脉通无阻是实现脉输远达效应的前提。对刺对灸皆如是，灸法要获得远达之效，也是要满足两个条件：其一，艾炷要"当脉"；其二，灸处与病处之间的脉要通行无阻。

基于这一认识，《黄帝内经》特制订一条优先级最高的刺灸原则——"凡治病必先去其血［脉］，乃去其所苦，伺之所欲，然后泻有余，补不足"（《血气形志》），在书中一遍遍反复强调，并从正反两方面给出应用的示范和禁则。

这一治则将"刺血通脉法"和"刺脉调经法"两大刺法连成一个整体，在这个整体中，"刺血通脉法"常常是为有效实施"刺脉调经法"创造必要的条件，而不是作为一个独立、完整的刺法应用。也就是说，刺血通脉后，如果脉未平，血气未和，治疗并没有结束，仍须以毫针刺本输，补虚泻实，以平为期。

论点 4　刺气穴信押手循刺道勿伤肉

"气穴"是一个有"口"有"边"有"底"的立体结构，故刺气穴须由"口"而入，触"底"而止。要想针"游行"于气道之内而不出"边"界，必须依赖于押手的辅助，以及保持取穴与针刺时体位的一致。

刺气穴欲得"气至"——"谷气至"，须触其"底"——分肉之间，所谓"针不陷肓，则气不行"（《胀论》），而其大要在于"触"底乃止，所谓"谷气至而止"。如果洞穿"底"而中肉，则卫气漏泄，邪气入里，所谓"上越中肉，则卫气相乱，阴阳相逐"（《胀论》）。

故"无得伤肉"成为《黄帝内经》一条重要刺则被反复强调，并阐述其理。正因为古典针刺法讲究"刺输不离脉，刺穴不离道"，重押手循刺道乃成为古典手法的一个重要标志。

刺"无得伤肉"，除了押手的辅助之外，针具的合理设计也是一个重要因素。《黄帝内经》刺分肉之间"分刺"法的员针的针尖要求"如卵形"，然而对于应用最广的毫针针尖却没有明确说明。后人苦苦摸索皆不得其要，直到明代、清代的针灸家经过反复实验，得到了毫针针尖的设计标准"毫针去锋""其尖务用磨圆，不可用尖刃"，目的在于"不伤肌肉"。

捅破了这层"窗户纸"，才能领悟宋以前毫针的进针法的正统——慢进针法。

论点5　缪刺乃经刺之外所有针方的总括

针方可分为两大类——经刺方和缪刺方。

病在脉者,治有经法,刺有常处,以经取之,故曰"经治",又曰"经刺";病在络者,其气无常处,不入于经俞,命曰"缪刺"。

病在脉者,诊有常规定则,而病在络者,常以反推法判定。基于疾病总病机"血气不和,百病乃变化而生",古人将所有疾病都定位于"脉",不在经脉便在络脉,即如王冰所言"经不病则邪在络,故缪刺之"(《缪刺论》注)。也就是说,凡能用常规诊法诊得,能以经络学说解释者为病在经;病变不合常规、变化无穷者为病在络。这里的"络"显然不是经脉之络——十五络,而是奇邪之络。

可见,"缪刺"的筐比"经刺"大,"奇邪之络"其要在"奇"。凡奇病、奇脉、五色之奇变都诊为"病在络",所见脉症不合者之急病、久病、微病等都归入奇邪之病,皆治以缪刺法。后世大方脉所谓"久病入络""怪病在络",实际上正是对针灸"经"与"络"以及"经刺"和"缪刺"的另一种表达,所指之"络"只能理解为"奇邪之络"。今针灸可仿其例曰"久病入络,急病入络,怪病入络,微病在络,诸病在奇邪之络者皆治以缪刺"。

"缪刺"方在《黄帝内经》论之甚少,非不重要,而是刺无常处,不胜枚举。正如孙脉作为缪刺方的主要刺所,治病有奇效,设方不可少,然著之于文,刻于玉版,署曰"气穴所在",藏之金兰之室者,只选经俞,而不录无定名无定处的"孙脉",其理一也。

论点6　《调经论》示毫针调经之用举针灸理论之纲

《调经论》是《黄帝内经》具有穿针引线、画龙点睛作用的特殊篇章,其要有八:

其一,明确提出了针灸学理论"血气说"的元命题"人之所有者,血与气耳";

其二,提出了疾病的总病机命题"血气不和,百病乃变化而生";

其三,基于总病机,提出"百病之生,皆有虚实""经脉之病,皆有虚实"命题;阐明作为毫针补泻的依据"虚实"概念有二:其一,不同的外邪入客经脉所致的"血气与邪并"的脉实,以及"血泣气去"的脉虚;其二,是指血气偏移所致虚实并见的一虚一实,而非外邪客于经脉所致的脉虚脉实;

其四,明确提出了血气属性命题"血气者,喜温而恶寒",确立了寒邪为引起血气不和的主病因;

其五,给出了毫针补泻刺法治疗血气不和乃生五脏虚实之病的临床应用示范;并在"气有余不足"刺法实例中赋予"经隧"一词特殊的意义——指经脉的隧道(用现代医学术语表达相当于"血管鞘")。这一重要的概念为实现血气说由"血"向"气"的转移提供了强有力的理论支撑;

——《甲乙经》作者显然理解了"经隧"的这一特殊用法,特意用"经渠"一词替换了此处的"经隧",与别处表达"经脉"之义的"经隧"相区别,以免后人误读。

其六,提出针灸总治则命题"守经隧",以及血气已并,虚实已成的治则"刺此者取之经隧,取血于营,取气于卫,用形哉,因四时多少高下"——百病之治皆取脉和输;

其七,明确了守经隧取脉和输以调百病之虚实,须"因四时多少高下",视病气因四时气之沉浮血气所在而刺,与前面的五脏虚实之补泻一一呼应,并与《本输》对"取以四时"之"输刺"法的诠释相发明;

——"春取 络脉诸荥 大经分肉之间,甚者深取之,间者浅取之。夏取 诸输 孙络肌肉皮肤之上。秋取诸合,余如春法。冬取诸井诸输之分,欲深而留之。此四时之序,气之所处,病之所舍,藏之所宜"(《本输》)。

其八,阐述毫针补泻法的具体操作,作为前述毫针补泻治疗五脏虚实范例的注解。

这一篇论述了病因、病机、虚实、补泻、治则、针方、四时刺,以及"血气说"的元命题,几乎包含了古典针灸学的全部要素,而且通过毫针补泻调经法将上述针灸学要素串连成一个环环相扣的整体,体现出很强的逻辑性。读懂了这一篇则可将《黄帝内经》各篇所论针灸之要串起来,构成一个完整的画面;读懂这一篇才能领悟《黄帝内经》作者为何将针灸理论的原点定位于"血气"；只有读懂这一篇才能顿悟在其他各篇一遍遍叙述的毫针补泻"输刺"法为何总强调"取以四时"，以及如何随四时脉气病气之沉浮而刺脉输之深浅；也只有读懂了这一篇，才能明白其他各篇所述的毫针补泻刺法如此谨小慎微的操作究竟是在刺什么，以及为何要如此操作，也才能真正懂得为什么古代针工在这一针法上倾注了最大的热情和最多的智慧，从而更加明白未来针灸学的道路选择。

论点 7　痹症诊疗经验为构建针灸学大厦提供了砖瓦和脚手架

古人对痹症的探索发现一方面为针灸技术规范的建立做出了巨大的贡献，而另一方面更大的贡献则体现在理论构建上——成为孕育"经络学说""经筋学说"和"三焦膜-原学说"的胞宫和摇篮。

古典针灸学所有的理论都是从不同角度关于"分部"的理论，而古人关于痹症诊疗的认识，则是理解"分部理论"的一个绝佳视角。

从诊疗原则的形成看，古典针灸诊疗理论有一个从特殊到一般的演化过程，在这个过程中痹症的诊疗经验常常成为理论推导的第一步。

《黄帝内经》所载针具规范九针中有五种原本为痹症而设，特别是在针灸学发展史上具有里程碑意义的重大事件——毫针的发明也与痹症的诊疗密切相关。针具和刺法标准专篇《官针》所载 26 种刺法规范中有 16 种为痹症的定式刺法。针灸在痹症的治疗中应用之广，影响之大，由此可见一斑。

论点 8　针灸联姻缘于脉

南方来的针和北方来的灸联姻是由血脉牵手。古人从行水穿地的实践中得到这样的经验——善行水者，不能往冰；善穿地者，不能凿冻；故行水者，必待天温冰释冻解，而水可行，地可穿也。

由此古人悟出"脉中之血，凝而留止，弗之火调，弗能取之"（《刺节真邪》）的道理，认识到微针虽可"通其经脉，调其血气"，然由寒凝引起的脉不通，则非汤熨火灸而不能通也。故确立了"陷下则徒灸之"的治则，所以然者，"陷下者，脉血结于中，中有著血，血寒，故宜灸之"（《禁服》）。只有先通过艾灸的温通作用令脉通血气流行,针刺才能通过脉的传输功能而发挥调血气以治病的"远达"效应。

针与灸便因此结缘作为整体用于血气的调节,"针灸学"的命名也由此而立。

论点9　筋脉离婚误会血气

筋与脉之间密切联系体现在:其一,从诊法看,诊脉"诸急者多寒,缓者多热",诊筋也是"筋急多寒,筋纵多热";从刺法上看,脉刺有刺"血脉""结络"的"解结"法,筋刺有刺"筋急""结筋"的"解结"法;从治疗上看,经脉病刺有过之脉,经筋病则刺有过之筋——筋急、结筋处;从病因上看,脉病筋病的主病因皆为"寒"邪。

《黄帝内经》大量论述"血脉""结络"作为血气不行的标志,实则"筋急""结筋"也是血气不行的非常重要的标志。经脉伏行于分肉间,筋急乃至结而成"结筋"则分肉不解利,脉不通血气不行,刺"筋急""结筋"以柔筋则分肉解利,脉通血行,痹乃除。故曰"骨正筋柔,气血以流"也。

作为针灸应用最广的病症痹症中的"众痹",从躯体之痹到内脏之痹和"积",皆归属于经筋病候,本身足以说明经筋学说在针灸诊疗上曾扮演了十分重要的角色,其重要程度甚至不亚于经络学说。然而,在《黄帝内经》结集时,经筋学说或由于与"血气"的关联度远不及经络学说而被淡化,此实为后人对"经筋"概念的误解。

"经筋"不仅是指"肉",还包括了包裹肉的外膜,准确的表述应作"筋膜"。"筋"本身虽"中无有空,不得通于阴阳之气,上下往来",但筋外之膜曰"肉肓"乃卫气所行之主干道,刺筋外之膜也是调卫气的重要路径。古人将行于"分肉之间"的脉名曰"经脉"本身就说明了经脉与经筋不可分割的关联——没有筋外之膜,就没有"分肉之间",也就没有"经隧",针刺调气也就无以着落。

由于人们没有意识到筋膜行气之属性,使得原本与经脉学说相辅相成的经筋学说渐渐"失宠",对于那些原本基于经筋学说诊疗的病症治疗,人们不会自觉应用"筋刺法"。

筋脉相连,一损两伤,失去经筋学说的强有力的支撑,经络学说举步维艰。今欲重振经筋学说及筋刺法,还须回到我们最初迷失的地方——正确解读筋病治则,找回诊筋法和筋刺法。

今天针灸临床以及针灸作用机制研究中的许多困惑都能在重读《经筋》的蓦然回首中冰释;现代许多针灸"新针法"也都可在此找到源头活水。

论点10　刺肿是针刺的初恋　血乃血气说的基点

古人以积块游走不定者为病在气,以积块坚着不移者为病在血。早期"血气说"注重于有形之"血",刺法多"以砭启脉""破痈排脓";中期"血气"并重,故同是痈疽一病,早期病在气治以气针,后期病在血治以血针,所谓"夫痈气之息者,宜以针开除去之,夫气盛血聚者,宜石而泻之"(《病能论》)。气针注重远道取穴,强调气至病所;血针则径刺痈肿积块处,强调针至病所。

积块大者,则须多针刺,常分别于块头、块中、块尾刺,针后可加灸,以增强散肿之功;对于坚硬之"肿积",唐以前也常以锋针为火针而刺。推而广之,刺结络的"解结"法,以及刺筋急、结筋的"筋刺"法,其特点皆为贯刺结上,与刺肿上无二,也可归属于刺肿法,这类定式刺法的共同特点是直接刺破、刺烂"结""积"之所在,出血、出脓、出气以"解"之、"除"之、"散"之。只是根据"结""积"之大小、深浅、软硬之别,在具体的操作上有不同的变化而已。对于刺肿法的特点,《黄帝内经》概括曰"刺肿摇针,经刺勿摇"。笔者在2004年编写《中国针灸刺灸法通鉴》时将此类刺法命名曰"散结法",以与脉刺法中刺"血脉""结络"的"解结法"相应。主要用于刺痈肿、刺积块、刺瘰疬。

顺着痈肿定式刺法延伸,我们看到的是一切直达病所消除疾病的针术皆属其应用域。在这个视域下,直捣听宫刺鼓膜治疗耳鸣眩晕的"发蒙"刺法,是几千前古人在"针至病所"这一观念引导下所达到的最高境界。同样今天"深刺哑门治聋哑""深刺球后治目疾"等刺法,都是朝向"针至病所"这一观念不自觉的回归。

随着"血气说"由"血"向"气"的偏转,毫针补泻的"气至病所"针法成为刺法的主流,但以刺肿刺积针法为代表"针至病所"针法在积肿类病症的治疗中依然有着不可替代的优势,不容忽视。

事实上,《黄帝内经》刺血法的出针操作明显受到刺肿法的"摇针慢出"的影响;现代不少针灸人毫针刺法大幅提插或捻转的操作实受明代以下刺肿刺积定式刺法的影响,只是日用而不自知罢了。

后世基于《黄帝内经》刺肿、刺积的刺法总结出一些专治肿积类的定式刺法如"留(瘤)气法""子午捣臼"等,其刺法特点便是用毫针于病变局部反复提插或长时间捻转。

随着"血气说"由"血"向"气"的偏移,气至病所的"气针法"成为针刺法的主流,但任何一种刺法都有其应用域,不能超出其边界。清代刺血放瘀的滥用几乎断送了两千多年来不间断传承的刺血疗法,这个惨痛的教训不能忘记。气至病所的毫针调经法如果超出它应有的应用域,同样也会走向反面——盛极而衰。

早在明代,有识之士汪机就自觉意识到世人在应用"气针法"上的偏倾,一针见血针砭时弊曰"邪在血分,则直求病之所在,而取之可也。今人泥而不用,良可笑耶"(《针灸问对》卷上)。

——"病在气分,游行不定;病在血分,沉着不移。以积块言之,腹中或上或下,或有或无者,是气分也;或在两胁,或在心下,或在脐上下左右,一定不移,以渐而长者,是血分也……凡病莫不皆然。须知在气分者,上有病,下取之;下有病,上取之。在左取右,在右取左。在血分者,随其血之所在,应病取之"(《针灸问对》卷上)。

论点11 针灸学以血气为本脉膜为输毫针一以贯之

两千年前《黄帝内经》作者借岐伯之口,对黄帝关于针灸之道的追问,直以"血气"二字作答。两千年后,对《黄帝内经》颇多非议的王清任却旗帜鲜明地喊出了"治病之要诀,在明白气血",坚定守护了中医针灸的根。

"人之所有者,血与气耳",针灸理论从"血气"这个起点出发,延伸的方向和推进的动力皆源于血气的度量和调节。

与血气关系最直接最密切者,脉也。血气的度量、传输和调节皆依乎脉,一句话,脉为血气之府,血气为脉之用,"血气"在《黄帝内经》中常用作"脉"的替代词。

脉,既是血气之府,又是神之舍;既运送正气,又传输邪气;既是诊病之处,也是治病之所。对"脉"的认识不断深化,引领着针灸理论和刺法的不断完善。

因为有脉,才有"输"的发现,古典针灸也才有了固定部位和名称的刺灸处——脉输。本输的远隔诊疗作用的发现则成为针灸理论核心经脉学说诞生的第一推力。

因为有脉,四肢百骸、五脏六腑才构成一个整体,并与形之上的神、气构成有生机的"身体"。

《黄帝内经》用一句话表达了"脉"的重要性——"以决死生,以处百病,以调虚实,而除邪疾"。

输穴、针具、刺法、治则,这些构成古典针灸学的诸要素所以能环环相扣,构成一个知识系统,皆凭一脉相连。认识了"脉"就抓住了古典针灸学的"根"。

血气之府在脉,脉行分肉之间,气行虚空。选择了"血气",就选择了虚空,"血气"的身体观决定了古人在"论理人形"时,较之于实体结构,更关注虚空结构,"气府""气穴""节""溪""谷""分""原""募""命门""丹田"这些针灸学特有的重要概念皆在于虚空。

作为躯体最大虚空——分肉之间曰"肉肓",既是经脉所行,也是卫气所行之处,成为继"脉"之后的第二个关注点,针对这一地带的刺法"分刺"也成为"脉刺"之后的第二大刺法,并演化出一个完整的定式刺法体系。

体内最大的虚空为三焦,由体内上下两个最大的膜"膈""肓"分为上中下三部。三焦有膜,膜有原;三焦之内脏腑亦有膜,其膜之原曰"募"。体肉之肓膜与躯体之肉肓连为整体,由刺肉肓的"分刺"法延伸而成"募刺"法,刺三焦之原、脏腑之募而治五脏六腑之病及周身之病。

脉刺、分刺、募刺，共同的目的在于调血气，而且最终这三种刺法在针刺对象上也统一于一点——膜：脉膜、肉肓、肓膜。实现这种统一的动力和理论支撑源于"血气说"由"血"向"气"的偏转，以及"脉刺"法中一个特定概念"经隧"的提出。

在三大刺法中，与"血气"最直接最密切关联者乃"脉刺"法中毫针补泻调经法，《黄帝内经》全书唯一详述操作过程的刺法正是毫针补泻调经法，不仅开篇讲，结语篇讲，其他篇也一遍遍从不同角度反复叙述，这种不合常理的写法令人费解。而在《调经论》中当作者再一次将毫针补泻技术置于针灸理论的宏大背景中，并给出具体的应用示范时，这一刺法连接血、气、神，贯通理、法、治的功用一下子得到充分而直观的体现。在这一刻，终于读懂了作者如此衷情倾心这一刺法的用心——此法可将脉诊、经脉、脉输、病机、治则串连成一个环环相扣的整体，而且也是针灸与治神关联，缘针入道的使者，是对"针石，道也"命题的注脚。

在《黄帝内经》作者眼中，"针灸"与"调血气"之间是可以用等号连接的。关于《黄帝内经》结集时的针灸学，的确可用一句话概括——诊血气之虚实，明补泻之所在，针灸以和之。

——这里有必要为"血气说"的构建加一个备注：在选择"血气"作为原点构建"血气说"以毫针刺脉输调血气之前，古人已经在"针至病所"这一路径上走了很远，并在达到巅峰时毅然转向——自觉而不是被迫的，转向"血气"重新起步。今天回过头来看，这是一条最具中国文化特质、最能体现中国人智慧、而最难以从技术层次被复制和超越的路。当年促使古人在辉煌时转身的是基于这样一种理论自觉——"治不能循理，弃术于市"。在《黄帝内经》随处可见理论的设计者对于"理"自觉而执着地追求，特别是对一言而终"极于一"的终极之理的不懈探索和智慧表达。

经验和技术早晚都会被现代医学所替代——在《黄帝内经》时代被视为代表"针至病所"最高水平、针术最高境界的刺法"发蒙"法，已被现代医学发现，为今天大多耳鼻科医生所掌握，不再有神秘的色彩——也许当年的理论设计者已经天才般地预见了这一结局。

古典针灸学难以被替代的在于：它提供了一副与现代医学不同的观

察生命现象的"眼镜"——阴阳对偶的观看方式，借助这副眼镜，看到了实体更看到了虚空；人由血和气构成，病由血气的不和造成，百病皆有虚实两种状态，治疗也有补泻两种对应。疾病的发生取决"正""邪"两个方面，治疗也有调正气和祛邪气两条路径，古典针灸设方理念以调正气为主，以祛邪为辅，即以调背景治人为主，合以调前景治病，标本兼顾。而基于阴阳关系"重阳"法则这一特定的视角，在所有观察到的对偶存在中，凡属于阳的"气""卫""虚空""正气"等都被投射更多的光亮，成为身形结构和生命活动中的一个个"焦点"。这一独特的看问题的视角、解决问题的思路和方式及其所构建的身体观、疾病观和治疗观，才是古典针灸学存在的根本价值和长久价值，才是作为东方文明对世界医学作出的独特贡献。

附：公理、命题、推论汇辑并索引

【公理】

公理 1　阴阳者，天地之道也，万物之纲纪。（S5）

公理 2-1　阳中有阴，阴中有阳。（S66）

公理 2-2　凡阴阳之要，阳密乃固。故阳强不能密，阴气乃绝，阴平阳秘，精神乃治，阴阳离决，精气乃绝。（S3）

公理 2-3　阴阳表里上下内外左右雌雄相输应也。（S4；S75）

公理 2-4　圣人南面而立，前曰广明，后曰太冲，太冲之地，名曰少阴，少阴之上，名曰太阳；中身而上，名曰广明，广明之下，名曰太阴，太阴之前，名曰阳明；厥阴之表，名曰少阳。（S6）

公理 3　重阴必阳，重阳必阴。（L74；S5）

公理 4　肝生筋，筋生心；心生血，血生脾；脾生肉，肉生肺；肺生皮毛，皮毛生肾；肾生骨髓，髓生肝。（S5；S67）

公理 5　木得金而伐，火得水而灭，土得木而达，金得火而缺，水得土而绝，万物尽然，不可胜竭。（S25）

公理6 声合五音,色合五行,脉合阴阳。(S17)

公理7 人之所有者,血与气耳。(S62)

公理8 血气者,喜温而恶寒。(S62)

公理9 气行虚空,正气不行则邪气客之。

公理9-1 肉分之间,溪谷之会,以行荣卫,以会大气。(S58)

公理9-2 卫者,循皮肤之中,分肉之间,熏于肓膜,散于胸腹。(S43)

公理9-3 卫气不营,邪气居之。(L68)

公理10-1 脉之盛衰者,所以候血气之虚实有余不足。(L55)

公理10-2 九候若一,命曰平人。(S62)

公理10-3 所谓平人者不病,不病者,脉口人迎应四时也。(L9)

公理11-1 夫人生于地,悬命于天,天地合气,命之曰人。(S25)

公理11-2 自古通天者生之本,本于阴阳。天地之间,六合之内,其气 九州 九窍、五藏、十二节,皆通乎天气。(S3)

公理11-3 人以天地之气生,四时之法成。(S25)

公理12-1 因病所在刺之。(老官山出土汉简643)

公理12-2 ［视］其病所居随而调之。(S62)

公理12-3 视有过者取之,损有余,益不足。(L21)

公理13 治病之法,视先发者而治之。数脉俱发病,则择其甚者而先治之。(张家山汉简《脉书》)

【命题】

命题1-1 六经调者,谓之不病,虽病谓之自已也。(L75)

命题1-2 阴阳和平之人,其阴阳之气和,血脉调。(L72)

命题1-3 阴阳匀平,以充其形,九候若一,命曰平人。(S62)

命题1-4 察九候独小者病,独大者病,独疾者病,独迟者病,独热者病,独寒者病,独陷下者病。(S20)

命题1-5 足阳明之上,血气盛则髯美长;血少气多则髯短;故气少血多则髯少;血气皆少则无髯,两吻多画。足阳明之下,血气盛则下毛美长至胸;血多气少则下毛美短至脐,行则善高举足,足指少肉,足善寒;血少气多则肉而善瘃;血气皆

少则无毛,有则稀枯悴,善痿厥足痹。(L64)

命题 1-6 美眉者,足太阳之脉,气血多;恶眉者,血气少;其肥而泽者,血气有余;肥而不泽者,气有余,血不足;瘦而无泽者,气血俱不足。(L64)

命题 1-7 众人皮肉脂膏不能相加也,血与气不能相多,故其形不小不大,各自称其身,命曰众人。(L59)

命题 1-8 气血正平,长有天命。(S74)

命题 1-9 数中风寒,血气虚,脉不通,真邪相攻,乱而相引,故中寿而尽也。(L54)

命题 1-10 人生有形,不离阴阳。(S25)

命题 1-11 论理人形,列别藏府,端络经脉,会通六合,各从其经,气穴所发,各有处名,溪谷属骨,皆有所起,分部逆从,各有条理,四时阴阳,尽有经纪,外内之应,皆有表里。(S5)

命题 1-12 气合而有形,得藏而有名。(L44)

命题 1-13 气合而有形,因变以正名。(S9)

命题 1-14 心者,五藏六府之大主也,精神之所舍也。(L71)

命题 1-15 心者,生之本,神之变也,其华在面,其充在血脉。(S9)

命题 1-16 心者,君主之官也,神明出焉。(S8)

命题 1-17 五藏者皆禀气于胃,胃者五藏之本也。(S19)

命题 1-18 胃为五藏六府之海。(L62)

命题 1-19 目者,五藏六府之精也,营卫魂魄之所常营也,神气之所生也。(L80)

命题 1-20 夫四末阴阳之会者,此气之大络也。四街者,气之径路也。故络绝则径通,四末解则气从合,相输如环。(L62)

命题 1-21 能知六经标本者,可以无惑于天下。(L52)

命题 1-22 夫十二经脉者,人之所以生,病之所以成,人之所以治,病之所以起,学之所始,工之所止也,粗之所易,上之所难也。(L11)

命题 1-23 经脉者,所以能决死生,处百病,调虚实,不可不通。(L10)

命题 1-24 阳明者,十二经脉之长也,其血气盛。(S31)

命题 1-25　冲脉者,五藏六府之海也,五藏六府皆禀焉。(L38)

命题 1-26　冲脉者,为十二经之海。(L33)

命题 1-27　膈肓之上,中有父母。(S52)

命题 1-28　腰脊者,身之大关节也。(L75)

命题 1-29　脐下肾间动气者,人之生命也,十二经之根本也,故名曰原。三焦者,原气之别使也,主通行三气,经历于五藏六府。(《难经》)

命题 1-30　诸十二经脉者,皆系于生气之原。所谓生气之原者,谓十二经之根本也,谓肾间动气也。(《难经》)

命题 1-31　卫气之在身也,常然并脉循分肉。(L35)

命题 1-32　卫气者,所以温分肉,充皮肤,肥腠理,司关合者也;卫气和则分肉解利,皮肤调柔,腠理致密矣。(L47)

命题 1-33　卫者,循皮肤之中,分肉之间,熏于肓膜,散于胸腹。(S43)

命题 1-34　故阳气者,一日而主外,平旦人气生,日中而阳气隆,日西而阳气已虚,气门乃闭。(S3)

命题 1-35　陷于肉肓,而中气穴者也。不中气穴,则气内闭;针不陷肓,则气不行;上越中肉,则卫气相乱,阴阳相逐。(L35)

命题 1-36　此八虚者,皆机关之室,真气之所过,血络之所游,邪气恶血,固不得住留。(L71)

命题 1-37　节之交,三百六十五会。(L1;L3)

命题 1-38　肉之大会为谷,肉之小会为溪,肉分之间,溪谷之会,以行荣卫,以会大气。(S58)

命题 1-39　人有大谷十二分,小溪三百五十四名,少十二输,此皆卫气之所留止,邪气之所客也,针石缘而去之。(S10)

命题 1-40　凡三百六十五穴,针之所由行也。(S58)

命题 1-41　其大气之抟而不行者,积于胸中,命曰气海。(L56)

命题 1-42　膻中者为气之海,其输上在于柱骨之上下,前在于人迎。(L33)

命题 1-43　天以候肺,地以候胸中之气,人以候心。(S20)

命题 1-44　三焦者,主五藏六府往还神道,周身贯体,可闻而不可见,和利精

气,决通水道,息气肠胃之间,不可不知也。(《删繁方》)

命题 1-45 在阳者主内,在阴者主出,以渗于内,诸经皆然。(S56)

命题 1-46 脉之屈折,离而入阴,别而入阳。(L71)

命题 1-47 阴者主藏,阳者主府,阳受气于四末,阴受气于五藏。(L9)

命题 1-48 藏真散于肝,肝藏筋膜之气也;藏真通于心,心藏血脉之气也;藏真濡于脾,脾藏肌肉之气也;藏真高于肺,以行荣卫阴阳也;藏真下于肾,肾藏骨髓之气也。(S18)

命题 1-49 足阳明太阴为表里,少阳厥阴为表里,太阳少阴为表里,是谓足之阴阳也。手阳明太阴为表里,少阳心主为表里,太阳少阴为表里,是谓手之阴阳也。(L78)

命题 1-50 五藏者,故得六府与为表里。(S62)

命题 1-51 五藏皆有合,病久而不去者,内舍于其合也。(S43)

命题 1-52 五藏有六府,六府有十二原,十二原出于四关,四关主治五藏。(L1)

命题 1-53 五藏五输,五五二十五输;六府六输,六六三十六输。经脉十二,络脉十五,凡二十七气以上下。(L1)

命题 1-54 胃者水谷之海,其输上在气街,下至三里。冲脉者为十二经之海,其输上在于大杼,下出于巨虚之上下廉。膻中者为气之海,其输上在于柱骨之上下,前在于人迎。脑为髓之海,其输上在于其盖,下在风府。(L33)

命题 1-55 胸气有街,腹气有街,头气有街,胫气有街。故气在头者,止之于脑。气在胸者,止之膺与背输。气在腹者,止之背输,与冲脉于脐左右之动脉者。气在胫者,止之于气街,与承山踝上以下。(L52)

推论 1-55 所有血气之汇或"府"皆有上输下输,或近输远输。

命题 1-56 五藏募皆在阴,而输在阳者。(《难经》)

命题 1-57 血气已调,形气乃持。(L81)

命题 1-58 形气相得者生。(S20)

命题 1-59 形气相得,谓之可治;形气相失,谓之难治。(S19)

命题 1-60 必先度其形之肥瘦,以调其气之虚实,实则泻之,虚则补之。

（S20）

命题 1-61　调阴与阳,精气乃光,合形与气,使神内藏。(L5)

命题 1-62　血气已和,荣卫已通,五藏已成,神气舍心,魂魄毕具,乃成为人。
(L54)

命题 1-63　失神者死,得神者生也。(L54)

命题 1-64　养神者,必知形之肥瘦,荣卫血气之盛衰。血气者,人之神,不可
不谨养。(S26)

命题 1-65　形弊血尽而功不立者,神不使也。(S14)

命题 1-66　夫人生于地,悬命于天,天地合气,命之曰人。(S25)

命题 1-67　夫自古通天者生之本,本于阴阳。天地之间,六合之内,其气 九州
九窍、五藏、十二节,皆通乎天气。(S3)

命题 1-68　人以天地之气生,四时之法成。(S25)

命题 1-69　真气者,所受于天,与谷气并而充身也。(L75)

命题 1-70　五藏者,所以参天地,副阴阳,而连四时,化五节者也。(L47)

命题 1-71　四时之气,各有所在,灸刺之道,得气穴为定(宝)。(L19)

命题 1-72　气出于脑,即不邪干。(S72)

命题 1-73　知其所在者,知诊三部九候之病脉处而治之,故曰守其门户焉,莫
知其情而见邪形也。(S26)

命题 1-74　无形无患。(S68)

命题 1-75　恬恢虚无,真气从之,精神内守,病安从来。(S1)

命题 1-76　圣人为无为之事,乐恬憺之能,从欲快志于虚无之守,故寿命无
穷,与天地终。(S5)

命题 1-77　夫阴阳之气,清静则生化治,动则苛疾起。(S74)

命题 1-78　苍天之气,清净(静)则志意治,顺之则阳气固,虽有贼邪,弗能害
也。(S3)

命题 1-79　风者,百病之始也。(L49;S3)

命题 1-80　经脉流行不止,环周不休,寒气入经而稽迟,泣而不行。(S39)

命题 1-81　寒气客于脉中,则血泣脉急。(S39)

命题 1-82 血气不和,百病乃变化而生。(S62)

命题 1-83 百病之生,皆有虚实。(S62)

命题 1-84 经脉之病,皆有虚实。(S62)

命题 1-85 正气存内,邪不可干。(S72)

命题 1-86 邪之所凑,其气必虚。(S33)

命题 1-87 邪之所在,皆为不足。(L28)

命题 1-88 卫气不营,邪气居之。(L68)

命题 1-89 真气稽留,邪气居之也。(L5)

命题 1-90 真气之所过,血络之所游,邪气恶血,固不得住留。(L71)

命题 1-91 正气横倾,淫邪泮衍,血脉传溜。(L42)

命题 1-92 血气不和,百病乃变化而生,是故守经隧焉。(S62)

命题 1-93 泻其有余,补其不足,阴阳平复,用针若此,疾于解惑。(L75)

命题 1-94 盛则泻之,虚则补之,不盛不虚,以经取之。(L72;S45)

命题 1-95 以微针通其经脉,调其血气,营其逆顺出入之会。(L1)

命题 1-96 凡病皆由血气壅滞,不得宣通,针以开导之,灸以温暖之。(《千金翼方》)

命题 1-97 阴阳者,天地之道也,万物之纲纪。(S5)

命题 1-98 知阳者知阴,知阴者知阳。(S7)

命题 1-99 闻病之阳,论得其阴;闻病之阴,论得其阳。(《扁鹊仓公列传》)

命题 1-100 夫大医之体,欲得澄神内视,望之俨然,宽裕汪汪,不皎不昧,省病诊疾,至意深心,详察形候,纤毫勿失,处判针药,无得参差。(《备急千金要方》)

命题 1-101 观于窈冥,通于无穷,粗之所不见,良工之所贵,莫知其形,若神髣髴。(L73)

命题 1-102 耳不闻,目明心开而志先;慧然独悟,口弗能言,俱视独见;适若昏,昭然独明,若风吹云。(S26)

命题 1-103 静意视义,观适之变,是谓冥冥。(S25)

命题 1-104 视其血脉,察其色,以知其寒热痛痹。(L71)

命题 2-1 腰以上者为阳,腰以下者为阴。(L41)

命题2-2　足之阳者,阴中之少阳也;足之阴者,阴中之太阴也。手之阳者,阳中之太阳也;手之阴者,阳中之少阴也。(L41)

命题2-3　圣人南面而立,前曰广明,后曰太冲,太冲之地,名曰少阴,少阴之上,名曰太阳;中身而上,名曰广明,广明之下,名曰太阴,太阴之前,名曰阳明;厥阴之表,名曰少阳。(S6)

命题2-4　气在头者,止之于脑。气在胸者,止之膺与背输。气在腹者,止之背输,与冲脉于脐左右之动脉者。(L52)

命题2-5　夫十二经脉者,皆络三百六十五节,节有病必被经脉,经脉之病皆有虚实。(S62)

命题2-6　[邪]中于面则下阳明,中于项则下太阳,中于颊则下少阳,其中于膺背两胁亦中其经。(L4)

命题2-7　皮有部,肉有柱,血气有输,[筋有结],骨有属。(L59)

命题2-8　皮有分部,脉有经纪,筋有结络,骨有度量,其所生病各异,别其分部。(S56)

命题2-9　形乐志苦,病生于脉,治之以灸刺;形苦志乐,病生于筋,治之以熨引。(L78;S24)

命题2-10　夫血脉营卫,周流不休,上应星宿,下应经数。(L81)

命题2-11　营气之道,内谷为宝。谷入于胃,乃传之肺,流溢于中,布散于外,精专者行于经隧,常营无已,终而复始,是谓天地之纪。(L16)

命题2-12　营在脉中,卫在脉外,营周不休,五十而复大会。阴阳相贯,如环无端。(L18)

命题2-13　阳者,卫外而为固也。(S3)

命题2-14　阳气者若天与日,失其所则折寿而不彰,故天运当以日光明。是故阳因而上,卫外者也。(S3)

命题2-15　卫气者,出其悍气之慓疾,而先行于四末分肉皮肤之间而不休者也。(L71)

命题2-16　审察卫气,为百病母。(L48)

命题2-17　卫气每至于风府,腠理乃发,发则邪入焉。(L79;S35)

命题 2-18　风府无常,卫气之所应,必开其腠理,气之所舍节,则其府也。(L79)

命题 2-19　疟气随经络沉以内搏,故卫气应乃作也。(L79)

命题 2-20　膏(膈)之原,出于鸠尾,鸠尾一。肓之原,出于脖胦,脖胦一。(L1)

推论 2-20　五藏之原有出于胸腹者,膈、肓之原亦当有出于四关者。

命题 2-21　肾间动气也,此五藏六府之本,十二经脉之根,呼吸之门,三焦之原。一名守邪之神。(《难经》)

命题 2-22　三焦者,水谷之道路,气之所终始也。(《难经》)

命题 2-23　三焦也,有原气之别焉,主持诸气,有名而无形。(《难经》)

命题 2-24　腠者,是三焦通会元真之处,为血气所注。(《金匮要略》)

命题 2-25　营出于中焦,卫出于下(上)焦。(L18)

命题 3-1　必先知经脉,然后知病脉。(S20)

命题 3-2　九候若一,命曰平人。(S62)

命题 3-3　脉口人迎应四时也,上下相应而俱往来也,六经之脉不结动也,本末之寒温之相守司也,形肉血气必相称也,是谓平人。(L9)

命题 3-4　内外相袭,若鼓之应桴,响之应声,影之似形。(L45)

命题 3-5　视其外应,以知其内藏,则知所病矣。(L47)

命题 3-6　察其所痛,以知其应,有余不足,当补则补,当泻则泻,毋逆天时,是谓至治。(L66)

命题 3-7　五藏有疾也,应出十二原,而原各有所出,明知其原,睹其应,而知五藏之害矣。(L1)

命题 3-8　审于分部,知病本始。(S77)

命题 3-9　面热者足阳明病;两跗之上脉竖(坚)[若]陷者足阳明病,此胃脉也。(L4)

命题 3-10　审按其本末,察其寒热,以验其藏府之病。(L48)

命题 3-11　五藏六府固尽有部,视其五色,黄赤为热,白为寒,青黑为痛,此所谓视而可见者也。(S39)

命题 3-12　脉之卒然动者,皆邪气居之,留于本末;不动则热,不坚则陷且空,不与众同,是以知其何脉之动也。(L10)

命题 3-13　是动则病。(L10)

命题 3-14　气口成寸,以决死生。(S21)

命题 3-15　别于阳者,知病处也;别于阴者,知死生之期。(S7)

命题 3-16　脉有阴阳,知阳者知阴,知阴者知阳。(S7)

命题 3-17　夫色脉与尺之相应也,如桴鼓影响之相应也,不得相失也,此亦本末根叶之出候也,故根死则叶枯矣。色脉形肉不得相失也,故知一则为工,知二则为神,知三则神且明矣。(L4)

命题 3-18　见其色而不得其脉,反得其相胜之脉,则死矣;得其相生之脉,则病已矣。(L4)

命题 3-19　能合脉色,可以万全。(S10)

命题 3-20　善调尺者,不待于寸,善调脉者,不待于色。(L4)

命题 3-21　凡人分部陷起者,必有病生。(《删繁方》)

命题 3-22　五色之见也,各出其色部,部骨陷者,必不免于病矣。(L49)

命题 3-23　人有三部,部有三候,以决死生,以处百病,以调虚实,而除邪疾。(S20)

命题 3-24　五藏有疾也,应出十二原,而原各有所出,明知其原,睹其应,而知五藏之害矣。凡此十二原者,主治五藏六府之有疾者也。(L1)

命题 3-25　邪气之所客也,针石缘而去之。(S10)

命题 3-26　焠刺者,刺寒急也。(L13)

命题 3-27　恢刺者,直刺傍之,举之前后,恢筋急,以治筋痹也。(L7)

命题 3-28　浮刺者,傍入而浮之,以治肌急而寒者也。(L7)

命题 3-29　治之要极,无失色脉,用之不惑,治之大则。(S13)

命题 3-30　审切循扪按,视其寒温盛衰而调之。(L12)

命题 3-31　视其主病之脉,坚而血及陷下者,皆可扪而得也。(S39)

命题 3-32　持针纵舍,必先明知十二经脉之本末,皮肤之寒热,脉之盛衰滑涩。(L71)

命题 3-33　血脉者,在输横居,视之独澄,切之独坚。(L1)

命题 3-34　血气之输,输于诸络,气血留居,则盛而起。(L59)

命题 3-35　诊血脉者,多赤多热,多青多痛,多黑为久痹,多赤、多黑、多青皆见者,寒热。(L74)

命题 3-36　凡诊络脉,脉色青则寒且痛,赤则有热。胃中寒,手鱼之络多青矣;胃中有热,鱼际络赤;其暴黑者,留久痹也;其有赤有黑有青者,寒热气也;其青短者,少气也。(L10)

命题 3-37　鱼上白肉有青血脉者,胃中有寒。(L74)

命题 3-38　当耳前热,若寒甚,若独肩上热甚,及手小指次指之间热,若脉陷者,此其候也,手太阳病也。(L4)

命题 3-39　审于本末,察其寒热,得邪所在,万刺不殆。(L73)

命题 3-40　胃中寒,手鱼之络多青矣;胃中有热,鱼际络赤。(L10)

命题 3-41　手太阴之别,名曰列缺,起于腕上分间,并太阴之经直入掌中,散入于鱼际。其病实则手锐掌热,虚则欠欬,小便遗数,取之去腕半寸(一寸半),别走阳明也。(L10)

命题 3-42　按脉动静,循尺滑涩,寒温之意,视其大小,合之病能,逆从以得,复知病名,诊可十全。(S80)

命题 3-43　治所以异而病皆愈者,得病之情,知治之大体也。(S12)

命题 3-44　合于明堂,各处色部,五藏六府,察其所痛,左右上下,知其寒温,何经所在。(L73)

命题 3-45　审皮肤之寒温滑涩,知其所苦,膈有上下,知其气所在。(L73)

命题 3-46　是故工之用针也,知气之所在,而守其门户,明于调气,补泻所在,徐疾之意,所取之处。(L73)

命题 3-47　察其病形,以知其何脉之病也。(S36)

命题 3-48　刺之大约者,必明知病之可刺,与其未可刺,与其已不可刺也。(L55)

命题 3-49　脉从阴阳,病易已;脉逆阴阳,病难已。脉得四时之顺,曰病无他。(S18)

命题 3-50　血气有余,肌肉坚致,故可苦已(以)针。(L37)

推论 3-50　血气不足,肌肉不坚,不耐针,刺之病难已。

命题 3-51　诸小者,阴阳形气俱不足,勿取以针,而调以甘药也。(L4)

命题 3-52　少气者,脉口人迎俱少而不称尺寸也。如是者,则阴阳俱不足,补阳则阴竭,泻阴则阳脱。如是者,可将以甘药,不可饮以至剂。(L9)

命题 3-53　明乎此立形定气,而后以临病人,决死生。(L6)

命题 3-54　形气相得,谓之可治;色泽以浮,谓之易已;脉从四时,谓之可治;脉弱以滑,是有胃气,命曰易治,取之以时。形气相失,谓之难治;色夭不泽,谓之难已;脉实以坚,谓之益甚;脉逆四时,为不可治。(S19)

命题 3-55　必先定五藏之脉,乃可言间甚之时,死生之期也。(S22)

命题 4-1　[脉之]所注为输。(L1)

命题 4-2　脉出于气口。(L37)

命题 4-3　凡刺之道,必通十二经络(脉)之所终始,络脉之所别处。(L2)

命题 4-4　水输在诸分,热输在气穴。(S58)

命题 4-5　所言节者,神气之所游行出入也,非皮肉筋骨也。(L1)

命题 4-6　粗守关,上守机,机之动,不离其空,空中之机,清静而微。(L1)

命题 4-7　伏如横弩,起如发机。(S25)

命题 4-8　卫气之所留止,邪气之所客也,针石缘而去之。(S10)

命题 4-9　气穴之处,游针之居。(S58)

命题 4-10　刺之有道乎? 岐伯答曰:刺此者,必中气穴,无中肉节,中气穴则针染(游)于巷,中肉节即皮肤痛。(L4)

命题 4-11　针不陷肓,则气不行;上越中肉,则卫气相乱,阴阳相逐。(L35)

命题 4-12　一刺则阳邪出,再刺则阴邪出,三刺则谷气至,谷气至而止。(L9)

命题 4-13　阴阳俱有余,若俱不足,则有寒有热。皆调于三里。(L20)

命题 4-14　[足]三焦者,足少阳太阴(一本作阳)之所将,[足]太阳之别也,上踝五寸,别入贯腨肠,出于委阳,并太阳之正,入络膀胱,约下焦,实则闭癃,虚则遗溺,遗溺则补之,闭癃则泻之。(L2)

命题 4-15　手少阳之别,名曰外关,去腕二寸,外绕臂,注胸中,合心主。病实

则肘挛,虚则不收,取之所别也。(L10)

命题 4-16 脾之大络,名曰大包,出渊腋下三寸,布胸胁。实则身尽痛,虚则百节尽皆纵,此脉若罗络之血者,皆取之脾之大络脉也。(L10)

命题 4-17 补泻反则病益笃。(L4)

命题 4-18 脉动而实且疾者疾泻之,虚而徐者则补之,反此者病益甚。(L9)

命题 4-19 无实无虚,损不足而益有余,是谓甚病,病益甚。(L1)

命题 4-20 无盛盛,无虚虚,而遗人夭殃。(S70)

命题 4-21 泻虚补实,神去其室,致邪失正,真不可定,粗之所败,谓之夭命。(L35)

命题 4-22 刺足少阴脉,重虚出血,为舌难以言。(S52)

命题 4-23 针各有所宜,各不同形,各任其所为。(L1)

命题 4-24 七者星也,星者人之七窍,邪之所客于经,而为痛痹,舍于经络者也。故为之治针,令尖如蚊虻喙,静以徐往,微以久留,正气因之,真邪俱往,出针而养者也。(L78)

命题 4-25 刺寒者用毫针也。(L75)

命题 4-26 黄帝曰:扞皮开腠理奈何? 岐伯曰:因其分肉,左别其肤,微内而徐端之,适神不散,邪气得去。(L71)

命题 4-27 二者地也,人之所以应土者肉也。故为之治针,必筒其身而员其末,令无得伤肉分,伤则气得竭。(L78)

命题 4-28 病在血,调之络(脉);病在气,调之卫;病在肉,调之分肉;病在筋,调之筋;病在骨,调之骨。(S62)

命题 4-29 春气在经脉,夏气在孙络,长夏气在肌肉,秋气在皮肤,冬气在骨髓中。春者,人气在脉;夏者,在孙络;长夏,在肌中;秋者,在皮肤;冬者,在骨髓。(S64)

命题 4-30 春取络脉,夏取分腠,秋取气口,冬取经俞,凡此四时,各以时为齐。络脉治皮肤,分腠治肌肉,气口治筋脉,经输治骨髓、五藏。(L21)

命题 4-31 病生于脉,治之以灸刺。(L78)

命题 4-32 五藏之道,皆出于经隧,以行血气;血气不和,百病乃变化而生,是

故守经隧焉。(S62)

命题 4-33 审视血脉,刺之无殆。(L1)

命题 4-34 孙络外溢,则经有留血,视其血络,刺出其血。(S62)

命题 4-35 孙络之脉别经者,其血盛而当泻者,亦三百六十五脉。(S58)

命题 4-36 豹文刺者,左右前后,针之中脉为故,以取经络之血者,此心之应也。(L7)

命题 4-37 神有余则笑不休,神不足则悲;神有余,则泻其小络之血,出血勿之深斥,无中其大经,神气乃平。神不足者,视其虚络,按而致之,刺而利之,无出其血,无泄其气,以通其经,神气乃平。(S62)

命题 4-38 邪在心,则病心痛喜悲,时眩仆,视有余不足而调之其输也。(L20)

命题 4-39 病在脉,气少当补之者,取以锓针于井荥分输。(L7)

命题 4-40 阳明藏独至,是阳气重并也,当泻阳补阴,取之下输。(S21)

命题 4-41 病在五藏固居者,取以锋针,泻于井荥分输,取以四时。(L7)

命题 4-42 刺营者出血,刺卫者出气,刺寒痹者内热。(L6)

命题 4-43 刺痹者,必先切循其下之六经,视其虚实,及大络之血结而不通,及虚而脉陷空者而调之,熨而通之。(L27)

命题 4-44 切循其经络之凝涩,结而不通者。此于身皆为痛痹,甚则不行,故凝涩。凝涩者,致气以温之,血和乃止。(L64)

命题 4-45 治厥者,必先熨调和其经,掌与腋、肘与脚、项与脊以调之,火气已通,血脉乃行,然后视其病,脉淖泽者刺而平之,坚紧者,破而散之,气下乃止,此所谓以解结者也。(L75)

命题 4-46 针所不为,灸之所宜。(L73)

命题 4-47 血气者,喜温而恶寒,寒则泣不能流,温则消而去之。(S62)

命题 4-48 厥在于足,宗气不下,脉中之血,凝而留止,弗之火调,弗能取之。(L75)

命题 4-49 视其脉之陷下者灸之。(L4)

命题 4-50 络满经虚,灸阴刺阳;经满络虚,刺阴灸阳。(S28)

推论 4-50 灸偏于温补针偏于泻。

命题 4-51 痹不仁肿痛,当是之时,可汤熨及火灸刺而去之。(S19)

推论 4-51 寒痹焠刺汤熨内热法,可以灸法代之。

命题 4-52 夫气盛血聚者,宜石而泻之。(S46)

命题 4-53 其结络者,脉结血不和,决之乃行。(L64)

命题 4-54 诸刺络脉者,必刺其结上,甚血者虽无结,急取之,以泻其邪而出其血,留之发为痹也。(L10)

推论 4-54 诸刺结筋者,必刺其结上,筋甚紧者虽无结,急取之,以柔其筋,以流血气,留之发为痹也。

命题 4-55 知解结,知补虚泻实,上下气门,明通于四海,审其所在。(L73)

命题 4-56 上实下虚,切而从之,索其结络脉,刺出其血,以见通之。(S20)

命题 4-57 一经上实下虚而不通者,此必有横络盛加于大经,令之不通,视而泻之,此所谓解结也。(L75)

命题 4-58 久痹不去身者,视其血络,尽出其血。(L6)

命题 4-59 凡刺寒热者皆多血络,必间日而一取之,血尽而止,乃调其虚实。(L10)

命题 4-60 久病者邪气入深,刺此病者,深内而久留之,间日而复刺之,必先调其左右,去其血脉。(L9)

命题 4-61 凡治病必先去其血[脉],乃去其所苦,伺之所欲,然后泻有余,补不足。(S24)

命题 4-62 实则泻之,虚则补之。必先去其血脉而后调之,无问其病,以平为期。(S20)

推论 4-62-1 取本输以致远必须脉通无阻始可。

推论 4-62-2 "刺血通脉法"不是一个完整的疗法。

推论 4-62-3 灸法若火气不能远达者,也须先去其"血脉",脉通血和则"火气远达"也。

命题 4-63 气之盛衰,左右倾移,以上调下,以左调右,有余不足,补泻于荥输。(S27)

命题 4-64 故本输者，皆因其气之虚实疾徐以取之，是谓因冲而泻，因衰而补，如是者，邪气得去，真气坚固，是谓因天之序。(L71)

命题 4-65 明于五输，徐疾所在。(L73)

命题 4-66 粗守关者，守四肢而不知血气正邪之往来也。(L3)

推论 4-66 针刺补泻调血气最常见的部位在"四关"经脉本输。

命题 4-67 血实宜决之，气虚宜掣引之。(S5)

命题 4-68 石(实)者绝而止之，虚者引而起之。(L52)

命题 4-69 寒留于分肉之间，聚沫则为痛。(L36)

命题 4-70 风寒湿气客于外分肉之间，迫切而为沫，沫得寒则聚，聚则排分肉而分裂也，分裂则痛。(L27)

命题 4-71 紧则为痛痹；紧痛则取之分肉。(L48)

命题 4-72 邪在胃脘，在上脘则刺抑而下之，在下脘则散而去之。(L19)

命题 4-73 邪在大肠，刺肓之原、巨虚上廉、三里。(L19)

命题 4-74 邪在小肠者，取之肓原以散之，刺太阴以予之，取厥阴以下之，取巨虚下廉以去之，按其所过之经以调之。(L19)

命题 4-75 审察卫气，为百病母；调其虚实，虚实乃止。(L48)

命题 4-76 取分肉间，无中其经，无伤其络，卫气得复，邪气乃索。(S62)

命题 5-1 ［脉］盛则为热，虚则为寒，紧则为痛痹，代则乍甚乍间。盛则泻之，虚则补之，紧痛则取之分肉，代则取血络且饮药，陷下则灸之，不盛不虚，以经取之，名曰经刺。(L48)

命题 5-2 身形有痛，九候莫病，则缪刺之。(S62)

命题 5-3 凡刺之数，先视其经脉，切而从之，审其虚实而调之，不调者经刺之，有痛而经不病者缪刺之，因视其皮部有血络者尽取之，此缪刺之数也。(S63)

命题 5-4 夫邪客大络者，左注右，右注左，上下左右与经相干，而布于四末，其气无常处，不入于经俞，命曰缪刺。(S63)

命题 5-5 治诸经，刺之所过者；不病则缪刺之。(S63)

命题 5-6 其奇邪而不在经者，血络是也。(L39)

命题 5-7 其病者在奇邪，奇邪之脉则缪刺之。(S20)

命题 5-8 孙络三百六十五穴会,亦以应一岁,以溢奇邪,以通荣卫。(S58)

命题 5-9 凡用针者,虚则实之,满则泄之;宛陈则除之,邪胜则虚之。(L1)

命题 5-10 盛则泻之,虚则补之,热则疾之,寒则留之,陷下则灸之,不盛不虚,以经取之。(L10)

命题 5-11 经筋之病,寒则反折筋急,热则筋弛纵不收,阴痿不用。阳急则反折,阴急则俯不伸。焠刺者,刺寒急也,热则筋纵不收,无用燔针。(L13)

命题 5-12 头痛不可取于输者,有所击堕,恶血在于内;若肉(内)伤,痛未已,可则(即)刺,不可远取也。(L24)

命题 5-13 心痛不可刺者,中有盛聚,不可取于[下]输。(L24)

推论 5-13-1 若积在心腹肠胃,则汤药胜于针也。

推论 5-13-2 选穴设方无误而诸治不效者,当察诸“积”也。

命题 5-14 治病之法,视先发者而治之。数脉俱发病,则择其甚者而先治之。(张家山汉简《脉书》)

命题 5-15 治病者,先刺其病所从生者也;病先起阴者,先治其阴而后治其阳;病先起阳者,先治其阳而后治其阴。(L9)

命题 5-16 视前痛者,常先取之。(L73)

命题 5-17 病始手臂者,先取手阳明,太阴而汗出;病始头首者,先取项太阳而汗出;病始足胫者,先取足阳明而汗出。(L21)

命题 5-18 上工之取气,乃救其萌芽;下工守其已成,因败其形。(L73)

命题 5-19 阴未并阳,阳未并阴,因而调之,真气得安,邪气乃亡。(S35)

命题 5-20 邪之新客来也,未有定处,推之则前,引之则止,逢而泻之,其病立已。(S27)

命题 5-21 经陷下者,火则当之,结络坚紧,火所治之。(L73)

命题 5-22 (脉)紧则灸刺且饮药,陷下则徒灸之。(L48)

命题 5-23 藏寒生满病,其治宜灸熨。(S12)

命题 5-24 刺之要,气至而有效。(L1)

命题 5-25 刺之而气不至,无问其数;刺之而气至,乃去之,勿复针。(L1)

命题 5-26 刺实须其虚者,留针阴气隆至,乃去针也。刺虚须其实者,阳气隆

至,针下热乃去针也。(S54)

命题 5-27 视分尽热病已止。(S55)

命题 5-28 灸而过此者得恶火,则骨枯脉涩;刺而过此者,则脱气。(L12)

命题 5-29 大积大聚,其可犯也,衰其太半而止,过者死。(S71)

命题 5-30 夫经络以通,血气以从,复其不足,与众齐同,养之和之,静以待时,谨守其气,无使倾移,其形乃彰,生气以长,命曰圣王。故大要曰:无代化,无违时,必养必和,待其来复。此之谓也。(S70)

命题 5-31 皮之部,输于四末。肉之柱,在臂胫诸阳分肉之间,与足少阴分间。血气之输,输于诸络,气血留居,则盛而起。(L59)

命题 5-32 荥输治外经,合治内府。(L4)

命题 5-33 治藏者治其输,治府者治其合。(S38)

命题 5-34 五藏有疾,当取之十二原,十二原者,五藏之所以禀三百六十五节气味也。(L1)

命题 5-35 太阳藏独至,厥喘虚气逆,是阴不足阳有余也,表里当俱泻,取之下输。阳明藏独至,是阳气重并也,当泻阳补阴,取之下输。少阳藏独至,是厥气也,蹻前卒大,取之下输;太阴藏搏者,宜治其下输,补阳泻阴。一阳(二阴)独啸,少阳(阴)厥也,宜治其经络,泻阳补阴。一阴至,厥阴之治也,治在下输。(S21)

命题 5-36 三焦者,原气之别使也,主通行三气,经历于五藏六府。原者,三焦之尊号也,故所止辄为原。五藏六府之有病者,皆取其原也。(《难经》)

推论 5-36 病在五脏六腑者,调三焦。

命题 5-37 三焦者,水谷之道路,气之所终始也。上焦治在膻中,中焦治在脐傍,下焦治在脐下一寸,故名曰三焦,其府在气街。(《难经》)

命题 5-38 寸主射上焦,出头及皮毛竟手;关主射中焦,腹及腰。尺主射下焦,少腹至足。(《脉经》)

命题 5-39 从腰以上者,手太阴阳明皆主之;从腰以下者,足太阴阳明皆主之。(L9)

命题 5-40 上部天,两额之动脉;上部地,两颊之动脉;上部人,耳前之动脉。中部天,手太阴也;中部地,手阳明也;中部人,手少阴也。下部天,足厥阴也;下部地,足少阴也;下部人,足太阴也。故下部之天以候肝,地以候肾,人以候脾胃之气;(中部)天以候肺,地以候胸中之气,人以候心;(上部)天以候头角之气,地以候口齿之气,人以候耳目之气。(S20)

推论 5-40　三部九候各诊脉处皆为主治各部之通用方。

命题 5-41　气口候阴,人迎候阳也。(L19)

推论 5-41　气口主治六阴脉之疾,人迎主治六阳经之病,气口、人迎合用主治十二经脉之病也。

命题 6-1　骨正筋柔,气血以流。(S3)

命题 6-2　缓节柔筋而心和调者,可使导引行气。(L73)

命题 6-3　凡欲胎息服气,导引为先,开舒筋骨。调理血脉,引气臻圆,使气存至极,力后见焉。(《灵剑子》)

命题 6-4　病肠之始也,必前胀。当胀之时,属意少腹而精吹之,百而已。(张家山汉简《引书》)

命题 6-5　随疾所在,行气导引,以意排除去之。(《太清导引养生经》)

命题 6-6　凡行气欲治百病,随所在作念之,头痛念头,足痛念足,和气往攻之。(《养性延命录》)

命题 6-7　头之一者,顶也。七正之一者,目也。腹之一者,脐也。脉之一者,气也。五藏之一者,心也。四肢之一者,手足心也。骨之一者,脊也。肉之一者,肠胃也。(《太平经》)

命题 6-8　导引于外而病愈,于内亦如针艾,攻其荥输之源,而众患自除于流末也。(《玄鉴导引法》)

命题 6-9　伸所病者,以意推之,想气行至上,温热即愈。(《诸病源候论》)

命题 6-10　凡刺之真,必先治神。(S25)

命题 6-11　夫九针者,小之则无内,大之则无外,深不可为下,高不可为盖,恍惚无穷,流溢无极。(L45)

命题 6-12　灵气在心,一来一逝,其细无内,其大无外,所以失之,以躁为害。(《管子》)

命题 6-13　人皆欲知而莫索之,其所以知彼也,其所以知此也。不修之此,焉

能知彼,修之此,莫能虚矣。(《管子》)

命题 6-14 病为本,工为标,标本不得,邪气不服。(S14)

命题 6-15 善用针者,从阴引阳,从阳引阴,以右治左,以左治右,以我知彼,以表知里。(S5)

命题 6-16 所以不十全者,精神不专,志意不理,外内相失,故时疑殆。(S78)

命题 6-17 若夫法天则地,随应而动,和之者若响,随之者若影,道无鬼神,独来独往。(S25)

命题 6-18 为无为之事,乐恬憺之能,从欲快志于虚无之守,故寿命无穷,与天地终,此圣人之治身也。(S5)

命题 6-19 六律具存,而莫能听者,无师旷之耳也。(《淮南子》)

命题 6-20 治身欲与天地相求。(张家山汉简《引书》)

命题 6-21 针石,道也。(S14)

命题 6-22 人何以知道? 曰心。心何以知? 曰虚壹而静。(《荀子》)

命题 6-23 致虚极,守静笃。(《道德经》)

命题 6-24 虚无者道之舍,平易者道之素。(《淮南子》)

命题 6-25 平易恬澹,则忧患不能入,邪气不能袭。(《庄子》)

命题 6-26 恬憺无为,乃能行气。(L68)

命题 6-27 道甚易知,但莫能行。(《备急千金要方》)

命题 6-28 徐而安静,手巧而心审谛者,可使行针艾。(L73)

命题 6-29 调气在于终始一者,持心也。(L3)

命题 6-30 粗守形,工守神;粗守关,上守机。(L1)

命题 6-31 良工皆得其法,守其数。(S14)

命题 6-32 夫圣人之治病,循法守度,援物比类,化之冥冥,循上及下,何必守经。(S76)

命题 6-33 持脉有道,虚静为保(宝)。(S17)

命题 6-34 诊脉是精妙之术,非不博者所能解,不至辨之士所能究。(《小品方》)

命题 6-35 必一其神,令志在针。(L9)

命题 6-36　用志不分,乃凝于神。(《庄子》)

命题 6-37　病不许治者,病必不治,治之无功矣。(S11)

命题 6-38　夫为针者,不离乎心,口如衔索,目欲内视,消息气血,不得妄行。(《备急千金要方》)

命题 6-39　夫十二经脉者,人之所以生,病之所以成,人之所以治。(L11)

命题 6-40　针法存身和性,即道德者也。(《太素》)

命题 6-41　刺法有全神养真之旨,亦法有修真之道,非治疾也,故要修养和神也。(S72)

命题 6-42　至道在微,变化无穷,孰知其原。(S8)

命题 6-43　其非圣帝,孰能穷其道焉。(S58)

命题 6-44　执古之道以御今之有。能知古始,是谓道纪。(《老子》)

后记：梦成真时真似梦

一

虽然在写《中国古典针灸学大纲》的大部分时间内，不断尝试不同的表达方式和书写风格，但未曾想过改变20多年前写《中国针灸学术史大纲》时"先繁后简"的写作模式，即先写一本内容、数据、论证等皆详而完整的版本，再编一本简本。而就在编写接近尾声时忽然醒悟：写一本简本其实更难，何不趁着身体和大脑还没明显退化时完成这一更艰难的挑战呢？皇甫谧当年没能实现他继全本之后再编一部"精要"简本以为"教经"的愿望，今天我不能再留下同样的遗憾。想到此，做出了痛并快然的决定：先完成"简本"的写作，哪怕最终不能成为"教经"，我也想走一次"先难后易"的路。

深知基于全本写简本，绝非删节文字这么简单，经过几番权衡决定：完全抛开原有的书稿，从头写一本新书。放下已经修改了近20遍的书稿我又回到了起点，面对一张白纸，心静如水，似乎有一种预感：最佳呈现方案就在不远处等我。

不久后的一天，两个看似不相关的场景差不多同时浮现——贝聿铭设计的苏州博物馆和牛顿创作的《自然哲学的数学原理》，二者堪称人类历史上两座精美绝伦的伟大建筑。作为现代主义最后一个建筑大师，贝聿铭的苏州博物馆给我内心带来强烈震撼的是，在那样一个极具现代感的建筑中呈现出的却是中国民族建筑艺术的精华，现代与传统融为一体，整个建筑又与四周山水共为一色，宛若天设地造。2007年在英国剑桥大学李约瑟研究所做访问学者期间，一天我参观牛顿当年就读三一学院住过的校舍后，去图书馆随手翻看牛顿《自然哲学的数学原理》，开卷首先打动我的是此书的结构美，回国后又读过不同的中译本，渐渐心中生出这样一个梦想：仿照

《自然哲学的数学原理》的结构写一本中医的书。我不止一次跟我的学生透露过这个心愿,只是不能确定:能不能,以及何时能使这个梦想成真。

二

当我确认传世本《灵枢》《素问》原本是一部完整的经典,作者已经完成了一次大的理论整合,便断定他一定有一个设计总纲,只要我能把这个总纲找出来,就一定能从公理化角度解读古典针灸学。特别是当我读到《自然哲学的数学原理》定本之前,牛顿用自然语言写成的部分初稿《论宇宙的体系》后,对于理论表达形式对理论未来发展命运的巨大影响看得更清,也更坚定了我用公理化方法写作《中国古典针灸学大纲》简本的决心。

在科学理论的大厦中,最美的结构无疑是欧几里得几何,牛顿的《自然哲学的数学原理》在体例上极力模仿欧几里得《几何原本》,但并不是简单的模仿,而是有所变通有所超越,凡读过《自然哲学的数学原理》的人,无不为他严谨而精巧的数学论证和简单优美的数学方程所倾倒。我要接着模仿牛顿的做法,也想在模仿的同时有所突破——实在是不得不变通,因为牛顿当年要呈现的只是物理学的理论体系,而如今我要呈现的不仅是远比物理运动更复杂的关于生命运动的理论,而且还必须处理与之相关的诊疗技术,这部分内容用公理化方法表达难度很大,故不得不插入一些变通的表现手段如图表、"附篇""示例"等,力求与公理化表达的理论部分自然连接,形成一个逻辑整体。

书中所有的论述都以命题的形式给出,命题几乎都出自传世本《灵枢》《素问》,我只是发现这些命题并摆放在理论推导的逻辑链上合适位置,必要时增补一些推论,使隐含的理论浮出水面,并为部分缺少证明的命题给出相应的证明,这些证明大多也是隐含于《灵枢》《素问》,或是作者看来是"众人所共知",无须再费笔墨证明,而我从结构美的角度,补齐了这些在原作者眼中或许是"多此一举"的证明。

我曾问自己:用公理化方法重现古典针灸学,一定要用这样的方式吗——所有的命题都直接取自《黄帝内经》经文？完全不是,命题如用自己的文字表述要方便很多。之所以坚定地采用这种自己不擅长方式呈现,是因为一遍遍与《黄帝内经》对话使我坚信:构建古典针灸学理论之链的所有"珍珠"——命题,在《黄帝内经》中几乎都已经备齐,只是串连命题的逻辑链是隐含的,只要能将这条"链"发掘呈现出来,就能清楚地按照逻辑序列将这些命题"对号入座"。

《黄帝内经》作者借黄帝之口喊出的"治不能循理,弃术于市"的警言令我深思:在现代医学飞速发展的今天,曾经辉煌的古典针灸学如何才能在未来灿烂,而卓立于世？我越来越清醒地意识到:天然珍珠是没有知识产权的,于是才以"挖山不止"的精神将《黄帝内经》隐含于各命题间的逻辑之链一点点发掘出来,并尽最大努力确定提取出的各命题在该链上的逻辑序列,最大限度呈现这一隐含理论之链的结构美,释放出其固有而不为人知的功能,让两千多年前中国针灸人的伟大发现得到应有的尊重和最有效的保护,也让今天的针灸人能据理而治永不被弃于世。

三

"全本"中的许多内容,在这个简本中没有体现,然而在写简本最后一稿时我却增加了一章在全本中也没有的内容,即第6章"特写:修身以治神——道不可道之道"。从书籍设计的结构美来考虑,这一章如果放在"全本"中展开更自然,处理起来也更从容。然而我此刻不能确定先写定的"全本"能不能,以及何时能出版,于是决定先写上这一章。

我也曾想过,加上这一章不仅可能会影响全书的和谐美,而且很可能也会让喜欢我的读者失望,可不写这一章我会让写《黄帝内经》的作者失望,让领我入针灸之门的两位恩师郑魁山先生和贺普仁先生失望。我的这两位针灸老师身上都有功,生前都嘱我平日练功,可惜我当时不懂也不信,故一直没放在心上,落在身上,后来我慢慢懂了练了有点体验了,尽管有点太晚,但是如果我不把体验到的粗浅体会写出来,针道后学还会走我的弯路。我曾千百度对话《黄帝内经》,不能领悟作者为何那样强调"治身""治神"，现在我渐渐悟到几分，如果不把悟到的写出来，哪怕是很粗浅的体会，后来人也会重复我千百度无功而返的苦旅。可见，这次探索之旅并非自始至终的"公理化路径"，而是根据实际需要插入了"写意"的视角。换言之，是为古典针灸学量身定制了一套突出其特质美的呈现方案。

四

我也曾怀着"成一家之言"的梦想构思这本小书的多种设计方案，后来在写的过程中随着一步步深入到古典针灸学大厦的内核，从支撑整座大厦的支点向上回看，当目光触及她那浑然天成的"拙美"中流淌而出的智慧之光的那一刻，内心的震撼更胜过我第一次目睹贝聿铭苏州博物馆的神来之作，在那一刻我几乎忘记了呼吸，停止了意识，一切都放下了——包括我那"成一家言"的存念，眼前只有这座拙美的建筑，越来越近，越来越清晰，越来越美，一个无法抗拒的声音在心中久久回荡——用全部精力和智慧将这座两千多年前中国针灸人发现的生命构成及运化模型再次呈现出来——哪怕不能完美呈现，哪怕只是呈现出一个"断臂维纳斯"，也能让更多的人能首先被她的外表美所吸引，进而领略其内在深邃的思想，从而爱上她，研究她，应用她，更真更完整地呈现其内在的大美，到那时也许人们对古典针灸学的理解和评价会与今天大不一样。

我也曾听前人说"诗不是写出来的，正如画不是画出来的一样"，西方艺术家也曾有同样的表达——有人问米开朗基罗（Michelangelo Buonarroti）是如何雕出"大卫像"的，他回答道："大卫就在那大理石里，我只要把多余的部分去掉就行了"，我也想呈现给懂我爱我的读者一本"不是写出来的"的书，眼前的文字没有雕刻的痕迹。但此刻我必须坦白：虽然整个呈现过程中也有一次次的"忘情""忘我"，书成之后也没有像以往那样再以编辑之眼剪辑文字——我也会提醒这本小书的责任编辑不要戴着编辑的"眼镜"修剪，但还是"醒"的时候多，忘不掉这本小书的初衷就是回答一直萦绕在心间的问——问针道何方？做不到"齐（斋）以静心""忘四肢形体""以天合天"，因而做不出梓庆那样的天成之鐻；呈现不出柯勒律治笔下

《忽必烈汗》那样自然流淌的文字。如果你从书中能读出一些看不出"书写"痕迹的感动,我必须承认:那应当是出自另一人——我一直有一种感觉:在"黄龙祥"身后,有一个不知名的真正意义上的作者,虽不曾见到,但真切感受到他/她一直就在那里,不来不去。

五

这本小书,只是想给自己和学界提出将思考引向深处的问题,并提供了一种别样的解题思路,实称不上"大纲",至多是一份关于"大纲"的构想吧。不是不想说更多,而是说不出来,或者说不清楚——尽管心里清楚。在这一刻,我对《黄帝内经》作者有了更多更深的同情之理解,正是在这种读者与作者的角色不断转换中,《黄帝内经》文字背后的图像一点点在眼前慢慢地若隐若现。

12年前的一个梦,如今当它变成可以触摸的实在时,我又不敢相信,不敢触摸。直到现在仍有一种不知是在梦中还是现实中的恍惚,耳边似乎又闻《黄帝内经》借黄帝之口发出的终极之问——"恍惚无穷,流溢无极,余知其合于天道人事四时之变也,然余愿杂之毫毛,浑束为一,可乎?"梦是美妙的,似梦似醒中犹在自问:离这个"一"还有多远?

黄龙祥 己亥正月于阿那亚

附记:原设计曾将先期写就的"全本"中有关技术操作、理论内涵、学术演变的考证等内容以附篇形式附于书后。如此编排一是想提升这本小书的学术重量,一是为读者的理解和研究提供方便。当想起我的初衷是为读者,提供一个简本,便在最后一刻抬手按下了"删除"键,只提供一个名副其实的简本。日后如有机会出这本简本参考书的话,再不惜笔墨吧。

黄龙祥 己亥三月于日月潭

又记:在删去的文字中唯一让我有几分纠结的是关于刺法操作及其临床应用的古今实例,因为这部分文字可能临床医生的关注度更高。然而就在书成后不久读到弟子晓辉的针经实验笔记,起初读到的只是通过微信发来的十几页一半模糊一半清楚的笔记图片,连读带猜大致明白图片的意思之后真是又惊又喜:笔记中关于《黄帝内经》针法的实验和体验竟然与我书中所述如出一辙。随即,我在给弟子的微信中写下这样一句话:"如果早知你做了这么大量的针法实验,我大可不必投入那么多时间和精力在技术环节上,这本《古典大纲》早就出生了。"不过很快我就意识到,两个人分别独立完成了相同的实验,得到了相同的结果,这样的结局更好。也许就是上帝的安排!

如果让晓辉用手书的方式将其关于古典针法的实验、体验及相关验案附注于我这本书稿的空白处,理论与临床无缝对接,师徒二人共同完成一件"援术入道"的作品,岂不更妙!第一时间将这一想法告诉责编陈东枢先生,得到明确答复——目前的排版技术完全能实现。

还沉浸在兴奋中,故事又发展了:晓辉将笔记全文扫描后发过来了,300多页还不包括完整的验案。他对《内》《难》针法实验的量比我多很多,而且除了自身的实验,还有大量病人的治验。可以这样说,他这本笔记的临床价值应当比我这本书稿高——至少不低于。这个世界上没有谁比我更懂得这本笔记的分量和意义。于是我打消了前面的想法,鼓励晓辉独立出书,并愿尽最大努力促成此事。

一波三折后内心又恢复了平静,不由得想起我不知读过多少遍的《黄帝内经》第一篇第一句论《针经》的文字——"异其[篇]章,别其表里",是啊,早在《黄帝内经》动笔之前,作者已有"书分内外"的设计,而今我的这本小书与弟子的笔记表里相合,经纬相连,巧与最古的针灸学原典——《针经》的形制契合,难道真是上帝的安排?

——对《灵枢》《素问》的性质、结构、年代、作者、命名、传承、价值等感兴趣的读者,可读笔者为弟子《针经知行录》写的长篇导读"针经是怎样炼成的"。

这些年师徒二人不约而先后从相向的方向上路——一个从理论走向

临床,一个从临床走向理论,当两人在山峰会合时,彼此都走进了对方,理论也流进了临床。但愿印在两本小书中师徒针道求真的脚印,能够成为你寻觅古典针灸的路标。

黄龙祥　己亥四月于知竹斋

内容提要

　　本书融会经典文献,通过严密的逻辑论证,探明了中国古典针灸学的理论原点、理论构建范式、检验规则和基本原理,对根于脉归于血气的针灸分部理论、明血气知病所定可治的诊病方法、以调控血气为核心义涵的针方之道等进行了深入剖析,使凝聚先贤理论思维智慧的身体观、疾病观和治疗观清晰重现,困惑当前针灸学界的诸多难题豁然冰释,对复兴古典针灸学理论、引领针灸发展、促进临床水平提高有重要意义。